Manie in Dosen

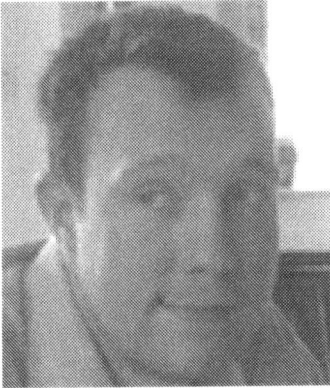

By Jason Pegler
Translated by Monika Kandler

Published by
Chipmunkapublishing
PO Box 6872
Brentwood
Essex
CM13 1ZT
United Kingdom

www.chipmunkapublishing.com

Copyright © 2007 Jason Pegler

A record of this book is in the British Library

ISBN 978-1-84747-436-0

In Liebe für meine Familie, meine Freunde und für all Jene, denen Menschen mit psychischen Problemen am Herzen liegen.

Manie in Dosen

Manie in Dosen

Dieses Buch ist Tom Robertson gewidmet.

Manie in Dosen

Chipmunkapublishing

Im Jahre 2002 gründete Jason Pegler das Verlagswesen „Chipmunkapublishing", welches rasch zu einer bemerkenswerten Anlaufstelle für Tausende von Menschen mit psychischen Problemen Weltweit wurde. Eine Generation von Betroffenen kann nun die öffentliche Aufmerksamkeit auf ihr Elend und ihre Probleme richten und somit den Rest der Welt zu mehr Verständnis für ihre Situation und einem menschlicheren Umgang führen. Das in einer Art und Weise, wie Martin Luther King in den Vereinigten Staaten von Amerika schwarze Amerikaner zu Gleichberechtigung geführt hat.
Während Chipmunkapublishing immer weiter wächst, erreicht es die Aufmerksamkeit von Betroffenen, Angehörigen, den Medien, der Politik, prominenten Persönlichkeiten, der Medizin und der Gesellschaft. Die Chipmunka – Vision zeigt, dass wir uns in einer Zeit des Umschwungs in der Geschichte der psychischen Gesundheit befinden. Tabus werden gebrochen und durch mehr Information ändert sich der Umgang mit den Betroffenen. Ein unvermeidlich wichtiger Prozess in Zeiten in denen die Zahl derer ständig wächst. Die globale Vernetzung im 21. Jahrhundert ermöglicht durch umfassendere Information eine größere Sensibilität gegenüber Menschen mit psychischen Erkrankungen. Chipmunkapublishing ist eine soziale Initiative, die ihr Wissen und erworbene Mittel und Kenntnisse wieder an Betroffene und Interessierte zurückfließen lässt.

Manie in Dosen

Der Autor

Jason Pegler ist freier Journalist, inspirierter Redner und Berater. Er ist Vorstandsvorsitzender von Chipmunkapublishing und einer der Begründer und vorantreibende Kraft der Chipmunka Stiftung. Die Chipmunka Stiftung wurde im August 2004 gegründet, um die Umsetzung weiterer Chipmunka –Visionen zu ermöglichen und wuchs rasch zur weltweit größten Stiftung für psychische Gesundheit heran.
Mehr Details unter www.chipmunkapublishing.com.
A can of Madness ist Jason's Autobiographie bis zu seinem 27. Lebensjahr. Er wurde 1975 in Gloucester, England geboren und lebt nun in London. Er beabsichtigt seine Lebensgeschichte in Hollywood als Kinofilm zu verfassen, um das Denken der Welt in Bezug auf Menschen mit psychischen Erkrankungen zu verändern. Auf diese Art und Weise lässt sich anschaulich darstellen, welchen Qualen, Demütigungen und Schmerzen Betroffene täglich ausgesetzt sind. Nachfolgend veröffentlichte Bücher: „Curing Madness", und „The Ultimate Guide to Well Being."

Manie in Dosen

Vorwort

Dieses Buch ist ein starkes Buch, vor allem gefüllt mit starker Sprache. Allerdings sind diese harten Worte keineswegs aus der Luft gegriffene, am Gangster - Rap orientierte Füllwörter, um den Leser betroffen zu machen. Sie sind Ausdruck eines jungen Mannes der seine tiefsten Erlebnisse teilt, und sich der Sprache seiner Emotionen bedient. Er spricht von Wut, manchmal Verwirrung aber immer von Wissen und Verständnis. Indem er seine Beschreibung von „psychisch Krank" auf seiner Lebensgeschichte begründet, macht Jason Pegler seine Geschichte jedem zugänglich, der offen ist für Hoffnung, Ängste und Mitgefühl.

Jasons Geschichte erzählt ohne Umschweife über seine Erlebnisse in der Kindheit, der Zeit des Erwachsenwerdens und Erfahrungen in der Schule; er berichtet bereitwillig über seine intellektuellen und körperlichen Entwicklungen und eröffnet Zugang zu seinen größten Wünschen und Leidenschaften. Ebenso wie für viele andere junge und talentierte Menschen, mischt Jasons Geschichte die konventionellen, gesellschaftlich erwünschten Erfolge – wie Schulabschlüsse, Rugby- oder Fußballspiele, Universitätsbesuch – mit den risikobehaftetem und kühnen Heldentaten der Jugendzeit: Alkohol, Schlägereien und Sex. Das zentrale Thema dieses Buches aber handelt vom Kampf gegen seinen ganz persönlichen „Wahnsinn" und den Demütigungen, denen er durch diesen Umstand immer wieder ausgesetzt war. Für all jene unter uns, die im Gesundheitssystem tätig sind, sollten viele von Jasons Beschreibungen als Warnung dienen: Professionelle Betreuung sollte anders aussehen. Seine wiederkehrenden Erfahrungen an Fehlen von Zeit, Therapie und – am schlimmsten – das fehlende Einfühlungsvermögen vom Betreuungspersonal widerspiegeln eine Situation, die hoffentlich mittlerweile der Vergangenheit angehört.

Dieses Buch ist voller Hoffnung für Menschen, die manche von Jasons Erfahrungen teilen. Vor allem aber zeigt diese Lebensgeschichte, dass scheinbar verheerende Schicksale überwunden werden können. Dieses Buch zeigt Stärke. Lesen sie es und sie werden wachsen.

Teifion Davies
Leitender Dozent, Herausgeber des „ABC der psychischen Gesundheit" und beratender Psychiater des St. Thomas Hospital, Lambeth, London, United Kingdom.

Einleitung

Die folgende Geschichte soll verstehen helfen, wie sich jemand während einer Manisch – depressiven Phase oder in ähnlichen psychischen Krankheitssituationen fühlt. Ich wünsche mir, dass Betroffene und ihre Familien und Freunde, indem sie meine Geschichte lesen, stärker und zuversichtlicher werden. Meine eigenen Erfahrungen haben mir gezeigt, dass es durchaus möglich ist, aus dieser Not herauszukommen und ein anständiges Leben zu führen.Zugegeben, sie werden einige Veränderungen durchführen und ein gewisses Verhalten ablegen müssen, aber das sind kleine Opfer verglichen mit den Alternativen.

Der erste Schritt verlangt die Akzeptanz der Tatsache, dass ein Problem besteht, deren eigentliche Ursache wahrscheinlich nie erforscht werden wird. Zweitens sollte man mit dieser Realität leben lernen, je früher desto besser.

Während ich dieses Buch geschrieben habe, wurde mir bewusst, wie lange ich selbst gebraucht hatte, meine eigene Krankheit als solche zu akzeptieren. Mir wurde klar, dass ich durch diesen Schritt anderen Betroffenen besser helfen konnte, als damals mir selbst.

Allein diese Tatsache macht den schmerzlichen Prozess der Erinnerungen an diese harten Zeiten, die durch das Schreiben und viele Gespräche zweifelsohne wieder geweckt wurden, so wertvoll.

Die Ehrlichkeit, mit der ich über meine Krankheit berichte, ist einmalig und wird sie möglicherweise an ihre Grenzen bringen. All jene unter ihnen die von meinem Buch gefesselt werden, bitte ich, ermutigen sie andere Menschen offener für psychische Erkrankungen zu werden. Bei all jenen, die meine Beschreibungen abstoßend finden, entschuldige ich mich im Vorhinein und bitte sie, weiter zu lesen.

Meine Geschichte niederzuschreiben hat einen besseren Menschen aus mir gemacht; auf diese Weise konnte ich all meine Schmerzen nach außen tragen und verarbeiten. Tatsächlich kann ich von meinem jetzigen Standpunkt aus ohne Übertreibung sagen: "Über mein Leben zu schreiben, hat mich gerettet."

Kapitel 1 – Wie alles begann…

Während ich am Rücksitz des Polizeiwagens, einen weißen Raumanzug tragend abgeführt wurde, war ich völlig überzeugt davon, ich sei Donovan Bad Boy Smith auf dem Weg zu meinem nächsten Rave. Mein Kopf war voller Musik und den Erinnerungen an eine Nacht in den „Brunel Rooms" in Swindon. *Die „Brunel Rooms"* sind das Mekka der Drogenjunkies aus Gloucester und Umgebung der frühen und mittleren Neunziger Jahre. Als ich Donovan dort sah, war er dermaßen voll gedröhnt, dass er sich weigerte, um drei Uhr nachts Schluss zu machen. Er spielte weiter, bis schließlich jemand um halb vier Uhr den Stecker aus der Dose zog und dem ganzen Spektakel ein Ende setzte.

Wenn wir schon von „Ende setzen" sprechen, wie zur Hölle soll man mit einer psychischen Erkrankung leben? Fragen sie nicht mich, ich bin noch immer dabei, genau das herauszufinden. Schließlich plant man ja nicht, sich so etwas zuzulegen oder erwartet, sich jemals mit diesen Erfahrungen auseinander setzen zu müssen. Wie wir immer zu sagen pflegen: Das kann mir nicht passieren. Aber es kann. Und in meinem Fall ist es passiert.

Und nachdem Herkules und Ajax nicht damit umgehen konnten, wie zur Hölle sollte ich es dann schaffen? Wenig überraschend konnte ich es nicht und genau aus diesem Grund habe ich mich so lange in Selbstmitleid gewälzt.

Möchten sie wissen wie es ist verrückt, bekloppt und ständig wütend zu sein? Sie stehen kurz davor, mehr darüber zu erfahren. Ich werde ihnen auch darüber erzählen, wie es sich anfühlt über Monate Selbstmordgedanken zu haben – das Schicksal der Depressiven. Eines aber ist sicher: je früher sie ihre Manie bewältigen, desto sicherer wird ihr Leben. Die größte Gefahr für sich selbst und andere in diesen Phasen sind sie selbst. Sie handeln nicht mit voller Bewusstheit und haben keine Ahnung, was sie so alles anstellen. Je länger eine manische Phase dauert, desto schwerwiegender fällt die unvermeidlich depressive Phase aus.

Das Problem der manischen Phase sind die wunderschönen und einmaligen Erlebnisse, aus denen man so rasch als möglich wieder aussteigen muss, obwohl es dafür keinen Grund seitens des Betroffenen gibt. Ironischerweise wächst die Faszination an diesem Zustand aufgrund seiner Unvollkommenheiten. Denken sie an die Mona Lisa, die keine Augenbrauen hat. Das Bild zieht an, denn irgendetwas stimmt nicht. Sie hebt sich ab von der Norm, und das fasziniert den Betrachter. Auch die Lebensgeschichte von Van Gogh hat mich immer wieder bestärkt; er wohnte nur ein paar Straßen entfernt von mir in Stockwell. Auch er war zu Lebzeiten von seiner eigenen „Verrücktheit" befangen. Außerdem fand ich immer wieder Trost in den Worten des Dichters und Komponisten Ivor Gurney. Auch er war Manisch, wuchs in Gloucester auf und lebte schließlich im Süden Londons. Anscheinend war er ein Wanderer und Straßensänger und hat immer wieder in Scheunen am Wegesrand übernachtet.

…

Hucclecote, eine angenehmere Gegend rund um Gloucester (obwohl der Anteil an Betrunkenen und Herumlungernden vergleichsmäßig hoch ist), befindet sich etwa eineinhalb Meilen vom Stadtzentrum der nahen Stadt *Cheltenham* entfernt. Wir übersiedelten in diese Gegend, da es für meine Eltern von größter Bedeutung war, dass mein Bruder Harvey und ich in der

Schule erfolgreich waren. Von Hucclecote aus erreicht man die berühmte *Sir Thomas Rich's* Schule in *Longlevens* mit dem Fahrrad. Wir sollten uns einer Prüfung unterziehen, um in einer der besten Schulen aufgenommen zu werden.

Unsere Straße, die *Green Lane,* war sehr ruhig, (untere) Mittelklasse und hatte eine große Grünanlage in der Umgebung. Viel mehr gibt's darüber nicht zu erzählen. Kommen wir lieber zu meiner Familie. Mein Vater, leitender Feuerwehrmann, verständlicherweise oft großem Stress ausgesetzt, hat sein ganzes Leben lang sehr hart gearbeitet (er rettete während seiner aktiven Zeit zwei Menschenleben). Er war der beste Snooker Spieler des Bezirks und ist heue noch ein starker Golfspieler. Meine Mutter war mütterlicher als wahrscheinlich üblich. Sie war gerne zuhause (obwohl sie immer einem Halbtagsjob nachging), kümmerte sich um alles und liebte es, Tee zu trinken. Außerdem hatte sie einen Hang für Teddybären.

Dann war da noch mein Bruder Harvey. Ein etwas komplizierter Fall. Auf ihn komme ihn später noch genauer zu sprechen.

…

Als ich sieben war, wurden meine Eltern aufgefordert mich eine Klasse nach oben versetzen zu lassen, da ich den anderen weit voraus war. Ich wollte erst nicht, denn ich fürchtete von den anderen Kindern tyrannisiert zu werden. Andererseits gab es in meiner Klasse schon zwei Jungs, die mich ständig ärgerten, also was gab es zu verlieren? Sie hackten auf mir herum während die anderen im Musikunterricht waren und beleidigten mich, indem sie mich *Streber* nannten. Sie schlugen mich und als ich mich bei einen mit einem Tritt zur Wehr setzte,

ging ich eine Woche nicht zum Mittagessen aus Angst,
der Lehrerin erzählen zu müssen, dass ich provoziert
worden war.

Der Zeitpunkt war etwas ironisch gewählt, denn noch am
gleichen Morgen tadelte sie mich. In der Morgenrunde
verkündete sie, dass Treten und Schlagen anderer
Schüler strenge Konsequenzen hätten. Als dann die
ganze Sache herauskam, waren meine Eltern sehr
unschlüssig, wie es nun weitergehen sollte (rationales
Denken war ohnehin nicht ihre Stärke), also blieb ich
erstmal, wo ich war.

Im Alter von neun Jahren, gewann ich aus 243
Teilnehmern den *Gloucester Schach Wettbewerb.* Ich
gewann alle acht Spiele, damals - und soweit ich
informiert bin bis heute - absoluter Rekord, vor allem
waren alle anderen mindestens ein Jahr älter als ich.
Außerdem war ich in der ganzen Schule bekannt für
meine außerordentlichen Leseleistungen. Ich hatte meine
Übungskarten des Mathematik - Jahresstoffes in vier
Wochen durchgenommen. Die restliche Zeit verbrachte
ich damit, extra für mich angefertigte Aufgaben zu
lösen. Damit war ich allerdings auch schneller als
erwartet durch. Rückblickend gesehen war es schwierig,
mein ständig schwirrendes Gehirn zu beschäftigen.
Schade, denn ich liebte das Lernen. Nicht nur in der
Schule.

Als ich klein war, liebte ich es mit meinem Vater unser
„Landkartenspiel" zu spielen. Er legte eine riesige
Weltkarte auf den Boden und ich lernte jede einzelne
Hauptstadt auswendig. Dann zeichnete ich ihm noch
sämtliche Landesflaggen auf. Außerdem konnte ich alle
amerikanischen Staaten in alphabetischer Reihenfolge
aufsagen.

Wenn es im Fernsehen Sport zu sehen gab, oder er mich

sportlich herausforderte gab er vor, der beste Sportler auf
diesem Planeten zu sein und für die meisten war er das
auch: er besaß hunderte Trophäen aus sportlichen
Wettkämpfen. Er platzierte sie allerdings nicht im
Wohnzimmer, gut sichtbar für Jeden. Nein, er war kein
Angeber, eher reserviert, ein Mann der Tat, der immer
da war, um seine Familie zu verteidigen. So ist mein
Vater, und ich war immer stolz auf ihn. Er machte
ständig Überstunden oder spielte Golf, Volleyball oder
Snooker. Er liebte den Wettbewerb und war ein
Perfektionist in all seinen Handlungen. Diese natürliche
Beharrlichkeit in Wettkämpfen hatte ich von ihm und
somit viele Erfolge mit Football, Rugby und Schach.
Meine größten Erfolge waren die Siege des
Bezirkswettbewerbs im Schachspiel der Unter
elf -, fünfzehn – und achtzehn Jährigen und im gesamten
Südwesten Englands der Unter Sechzehnjährigen. Das
war mein Leben und für mich war es einmalig. Es würde
noch viel einmaliger werden, allerdings nicht in einer
Art und Weise, wie ich mir das damals noch vorgestellt
hatte.
Für mich gab es einige sehr unglückliche Momente in
der Grundschule. Unglücklich deshalb, weil einige
meiner Mitschüler sehr eifersüchtig auf meine
Intelligenz waren. Ich kam mir nicht besonders
interessant für Mädchen vor. Allerdings schien eine der
Hübschesten der Schule mich offensichtlich zu mögen.
Ich machte auf mich aufmerksam, indem ich eine
Valentinstagkarte vor ihrer Türe ablegte. Meine Mutter
fuhr mich hin, ich platzierte sie sehr behutsam und
schoss dann, wie vom Hund gejagt, davon. Schließlich
landete ich knutschend mit ihr in der Kinderdisco, leider
nicht ohne einen der anderen Jungs zu schlagen. Er
wollte sich dazwischen drängen. Diese Vorgehensweise
war von der am meisten populären Schulbande,

angeführt durch Cheryl Long, nicht toleriert und nachdem ich mit meinen Schlägen alles verbockt hatte, war diese Liebe Geschichte. .

Als ich neun Jahre alt war, fuhr unsere Klasse auf Zeltlager. Ich gewann einen „Zeig deinen Hintern – Wettbewerb" gegen zwei andere Jungen aus meiner Klasse. Wir wollten die Mädchen schockieren und ich siegte mühelos. Ich schätze, dass der Schritt, den ich noch draufsetzte sein Übriges tat: Ich präsentierte den vier Hübschesten in ganz privater Atmosphäre meinen Penis. Als Gegenleistung verlangte ich, ihre nackten Hintern bewundern zu dürfen – und ich wurde erfreulicherweise nicht abgewiesen. Kein schlechter Tag für mich. Vor allem nachdem ich mir sicher war, dass niemand vor mir Privilegien dieser Art genossen hatte. Soweit ich informiert war jedenfalls nicht. Allerdings verglich eines der Mädchen meinen Schwanz mit einem Wiener Würstchen und in der restlichen Zeit entstanden einige nicht sonderlich nette Lieder über mich.

Ich verbrachte die letzten zwei Nächte dieses Aufenthaltes damit, eine neue Erfahrung zu machen: meinen ersten "Zusammenbruch".

Ich richtete mich an eine der uns begleitenden Lehrerin, die ich allerdings vom Unterricht her nicht kannte. Mrs. Knight war eine ängstlich aussehende Frau mit schwarzen Locken. Sie trug ständig lustige Schals, die sie noch älter wirken ließen, als sie ohnehin war. Sie hatte den Ruf, streng zu sein, allerdings zeigte sie sich meinem Problem gegenüber sehr mitfühlend. Ich fühlte mich sehr traurig und alleine und erzählte ihr von meinem Kummer darüber, dass meine Eltern in Trennung lebten. Meine Mutter war bereits zu meiner Großmutter übersiedelt und eine Scheidung war offensichtlich nicht mehr abzuwenden. Sehr zum Leidwesen meines Bruders und mir, verstrickten unsere

Eltern uns ordentlich in die Streitereien, vor allem vor
Gericht. Sie verstand und versuchte mich mit Worten
wie:" Leider passieren solche schrecklichen Dinge
jedem, aber ich bin sicher wenn das Schlimmste
überstanden ist … Bleibe stark und alles wird gut
werden. Du wirst schon sehen, mein Liebes." Ich
erzählte ihr, dass es mich einen feuchten Dreck
kümmern würde, wenn die zwei sich scheiden ließen.
Eigentlich wollte ich es. Ich hatte die Streitereien und
Anschuldigungen satt. Ich hatte genug davon, ständig
zwischen zwei Fronten stehen zu müssen. Sie hatten
mich lange genug durch ihre Scheiße geschliffen.

Ich machte einige traumatische Erfahrungen in meiner
Schule. Die anderen Jungs konnten mich nicht
ausstehen. Ich machte mehr Tore beim „Football" als sie
alle zusammen. Ich schlug sie außerdem beim Schach,
Buchstabieren, Lesen, Schreiben und Zahlen merken –
ich hatte ein photographisches Gedächtnis für Zahlen
und Nummern.
Eines Tages zahlten sie mir alles zurück. Nachdem ich
ein bekennender *Manchester United* Fan war,
marschierten sie in den Mittagspausen um die Schule
und sangen:" *Wir hassen Manchester United, sie werden
die Meisterschaft verlieren, und wir werden feiern, wenn
sie aus dem Cup geworfen werden, denn sie sind das
schlechteste Team!"* Sie verfolgten mich am Spielplatz
und einer von ihnen schubste mich herum. Manchmal
weinte ich, manchmal wurde ich richtig wütend.
Trotzdem, das Singen nahm kein Ende.
Diese Erfahrungen erinnerten mich an meinen ersten Tag
in der Grundschule als ein paar Jungs aus den oberen
Klassen auf mir herum hackten. Sie waren zuvor von
meinem Bruder und seinen Freunden traktiert worden,
als diese einige Klassen über ihnen waren. Mittlerweile

war er an einer anderen Schule und konnte mich nicht
beschützen. Gegen die Tyrannen meiner Klasse konnte
ich an – ich war für mein Alter sehr stark, jedoch gegen
eine ganze Gruppe war ich chancenlos. Einem von ihnen
allerdings konnte ich an: ein Junge aus Kanada, der
ständig seine eigenen Texte verfasste. Er war ein Fan
von „Norwich City". Seine Dummheit war bezeichnend.
Ich wurde so wütend auf seine Gesänge, dass ich ihn bei
den Lehrern meldete, und sie wurden dann auf den Rest
der Gruppe aufmerksam. Im folgenden Jahr gab es
immer wieder Gespräche, in denen sie aufgefordert
wurden, sich zu entschuldigen. Nach einer Weile kamen
sie auch an, jedoch im Unterbewusstsein blieben Narben.
Eine Lehrerin ordnete mir immer an, früher in die
Mittagspause zu gehen, da ich sehr viel schwitzte.
Verdammte Hure. Wenn ich sie erwische, schlitze ich ihr
den Hals auf. Was denkt sie überhaupt, wer sie ist? Hält
sie sich für eine Domina? Das wäre wenigstens was!
Ein Trost für all die unglücklichen Momente in meiner
Kindheit war mein Hund Ben. Ich bat meine Eltern um
einen Hund als ich neun war und mein Vater ließ sich
erweichen. Als wir ihn nach Hause brachten stank er
entsetzlich, also wurde er erst einmal gebadet. In seiner
ersten Nacht in unserem Haus schiss er überall hin und
winselte ununterbrochen. Mein Vater wollte ihn am
nächsten Morgen wieder zurückbringen, also schlief ich
bei Ben und versuchte ihn ruhig zu halten. Er blieb, und
jeder begann ihn zu lieben. Als Welpe war er
unglaublich niedlich, mit seinem großen Kopf und den
großen Tatzen. Wir gingen mit ihm spazieren und er
hatte seine Freude, Stöckchen und Bälle zu apportieren
und mit seinem Schwanz zu wackeln. Er wurde sehr
zutraulich und meine Mutter und ich gingen zur
Hundeschule mit ihm. Schließlich wurde er stubenrein
und obendrein ein guter Wachhund. Er gehörte zur

Familie und blieb bei Dad, Harvey und mir als meine
Mutter auszog.

Aus verschiedenen Gründen, endete er 1995 schließlich
doch wieder bei ihr und sie widmete sich mit all ihrer
verfügbaren Liebe dem Hund. Aber, er war mein Hund
und bestätigte dies immer wieder durch Blicke, die er
mir hin und wieder zuwarf. Als ich ihn zum letzten Mal
sah, war ich in einer manischen Phase und ich ernannte
ihn zum obersten Polizeihund der Welt. Gleichzeitig
wurde er befähigt, der gesamten Kriminalität dieses
Planeten ein Ende zu setzen. Als er alt wurde, lähmten
seine Hinterbeine und sein Kopf ergraute langsam. Das
Interesse an Ben schwand mit meinem fünfzehnten
Lebensjahr. Nachdem meine Mutter bei ihrer Mutter
ausgezogen war, lebte sie mit Michael, meinem jetzigem
Stiefvater. Ich konnte ihn wirklich gut leiden und hielt
eine Rede bei ihrer Hochzeit. Michael war immer lustig
und ein guter Rugbyspieler. Einmal sah er mir beim
Spielen zu und ich schaffte ein brillantes Tor. Er zog mit
meiner Mutter nach Wales und es machte mir nichts aus,
denn sie war glücklich.

Mein Großvater starb als ich vierzehn war. Seiner war
der erste tote Körper, den ich in meinem Leben gesehen
hatte. Er starb an einer Angina im Jahr 1989. Ich küsste
seine kalte Stirn auf Wunsch meiner Großmutter, und
beobachtete meinen Bruder als er dasselbe tat. Es war
ein seltsamer Augenblick. Ich versuchte mich selbst mit
dem Gedanken an ein Leben nach dem Tod zu
beruhigen, aber es gelang mir nicht: vor mir lag mein
toter, regungsloser Großvater. Bedrückend aber war die
Verfassung meiner Großmutter: „Sieht er nicht
ungemein schlau und schön aus, in diesem Anzug? Er
war immer gepflegt, mein Colin, seine Haare und seine
Kleidung stets makellos."

Meine Großmutter begann zu weinen und ich hielt sie
fest, als sie zusammenbrach.

Aus Mitleid weinte ich ebenfalls. Sie hatten 52 glücklich
verheiratete Jahre hinter sich und nun war sie auf sich
allein gestellt. Niemand mehr, den sie bekochen oder mit
dem sie es sich vor dem Kamin gemütlich machen
konnte und – am allerschlimmsten – niemand, der sich
abends zu ihr ins Bett kuschelte. Allerdings weigerte
sich meine Großmutter, ihr Schlafzimmer zu betreten.
Sechs Monate nach seinem Tod schlief sie immer noch
im Wohnzimmer, aus Angst davor, dass im
gemeinsamen Zimmer zu viele alte Erinnerungen
geweckt würden. Sie lebte nun in diesem großen Haus
völlig alleine. Er hatte ihrem Leben einen Sinn gegeben.
Er hatte ihr alles gegeben, sie beschützt, die Rechnungen
bezahlt. Er war ihre große Liebe.

Alles was geblieben war, sind gemeinsame
Erinnerungen, Gegenstände und Fotografien, die sie
voneinander aufgenommen hatten. Heute steht ein Foto
meines Großvaters, als er noch jung war, im
Wohnzimmer. Meine Großmutter zeigt es neuen
Besuchern und hat mir bereits tausendmal versichert,
dass ich seine Augen und sein freundliches Gemüt
geerbt hätte. Ich freue mich für meine Großmutter, dass
sie eine Ähnlichkeit zwischen meinem Großvater und
mir festgestellt hat, allerdings weiß ich mit Sicherheit,
dass ich keineswegs mit seiner freundlichen Art
mithalten kann.

Er war eine Art Heiliger. Jeder mochte ihn. 25 Jahre
arbeitete er für Morses und war *der* Verkäufer der
Region. Wenn Kunden ihre bestellte Ware nicht
bezahlen konnten, streckte er ihnen das Geld aus eigener
Tasche vor, um sie nicht in Schwierigkeiten zu bringen.
Darüber hinaus, verlangte er das Geld nie zurück. Wie
der Priester bei seiner Beerdigung erwähnte:

"Ich kannte Colin nicht persönlich, aber von den Erzählungen über ihn, die ich heute gehört habe, bin ich noch immer berührt."

Ich habe ihn immer nur dann wütend erlebt, wenn es um meinen Vater ging. Sagen wir, die beiden konnten nicht miteinander. Abgesehen davon, sah er meinem Vater einfach dabei zu, wie er meine Mutter herum kommandierte. An seiner Stelle wäre ich eingeschritten. Aber er war immer passiv, ein wahrer Gentleman. Er war von der Sorte Mann, die beim Abendessen kein Wort von sich gaben, denn das wäre unhöflich gewesen. Er war kein Feigling, aber er lebte streng nach Regeln. Er wuchs als Jüngster von dreizehn Kindern auf und die Zeiten damals waren sehr hart. Trotz allem schaffte er es, sich sein Leben aufzubauen. Er fand sichere Arbeit, bezahlte seine Hypothek ab. Alles entwickelte sich zu seinem Besten und er hatte ein sicheres Leben. Traurig für ihn stimmte mich immer, dass sein größter Wunsch, einmal zu verreisen, unerfüllt bleiben musste. Meine Großmutter hatte große Flugangst und so blieb auch er im eigenen Land, denn er wollte sie nie unnötig aufregen.

Ich hatte nie Gelegenheit, mich richtig lange mit ihm zu unterhalten. Er war stets krank. Entweder litt er an einer chronischen Bronchitis oder einem entzündeten Hals. Er war kein intellektueller Mensch, aber jeden Abend las er Kriminalgeschichten vor dem Kamin. Seine Lebensweisheiten beschränkten sich auf zwei Grundsätze: Man esse nie Bratensoße an einem Sonntag zu Mittag und rauche nicht in den Ausmaßen, wie er es getan hatte. Tatsächlich aber lehrte er mir eine wirklich wichtige Eigenschaft: Es ist völlig in Ordnung, wenn ein Mann seine sensiblen Seiten zeigt. Vor allem dann, wenn er mit einer Frau zusammen ist. Frauen werden das bestätigen.

Ich hatte in meinem bisherigen Leben schon
Erfahrungen mit Gewalt gemacht, mich selbst jedoch nie
als eine gewaltbereite Person gesehen. Ausgenommen
davon sind Situationen, in denen ich zuviel Alkohol
getrunken hatte. Zusätzlich gab es am Rugby – Feld
immer wieder Auseinandersetzungen und mit 16 wurde
ich zwei Monate für alle Spiele gesperrt. Auch wenn
dies eine Art von Aggression war, es passierte immer in
einem kontrollierten Umfeld. Bei all den
Auseinandersetzungen, die ich auf der Strasse hatte, war
ich nie derjenige, der anfing. Ich schien mich immer zur
falschen Zeit am falschen Ort aufzuhalten. Ich war auch
kein Tyrann, sondern setzte mich immer für Außenseiter
in meinem Umfeld ein. In meiner Klasse etwa wurde ein
Junge von den anderen gequält, weil er immer in die
Hosen machte und ich ging einige Male dazwischen, als
er verprügelt und verspottet wurde. Zur allgemeinen
Verwunderung – oder möglicherweise doch alles andere
als überraschend – ging er später nach Oxford und
studierte dort Biochemie.
Wie auch immer, zurück zum Rugby. Ich bekam einen
Platz im U – 16 Team von Gloucester, dem einer von
Englands bedeutendsten Spielern Phil Greening
angehörte. Heute weiß ich, dass ich durch eine
intensivere Betreuung sehr viel weiter hätte kommen
können. Einer unserer Lehrer und Trainer der Berry Hill
Mannschaft, Mr. Goddard wollte mich als Kapitän seines
Teams. Kurz gesagt, mehr Gewichte stemmen und kein
Alkohol und ich wäre ganz oben mit dabei gewesen.
Diese Chance habe ich mir allerdings ohne jeden
Zweifel selbst vermasselt. Mit 15 spielte ich für „Old
Richian's Colts", eine der besten Unter - 19 Teams des
ganzen Landes. Während der drei Saisonen, die ich im
Team war, gewannen wir 58 Spiele, spielten Eines
unentschieden und verloren Eins. Ich erzielte viele der

Tore und es gab unzählige Artikel in „The citizen", der Tageszeitung von Gloucester.

…

Trotz meiner Sommersprossen und einer ziemlich starken Akne, schien ich immer interessant zu sein für Mädchen. Als ich 16 war, hatte ich einige Monate lang eine Freundin, jedoch keinen Sex. Ich versuchte es einmal im Haus meiner Mutter, aber ich war zu betrunken, hatte einiges an „Speed" und „Magic Mushrooms" in mir und bekam meinen Schwanz nicht hoch. Unsere Beziehung war eigentlich absurd, sie sagte nie ein Wort. Wir betrogen einander und trennten uns schließlich. Einige Wochen später aber erfuhr ich, dass sie mich immer noch wollte, also bat ich sie wieder um eine Verabredung. Zugegeben mit der einzigen Absicht, sie aus Rache wieder zu verlassen. Mein Plan ging auf, allerdings schaffte ich es wieder nicht, sie zu ficken, was soll's.

Ich erinnere mich außerdem, eine starke Erregung zwischen meinen Schenkeln beim Anblick nackter Mädchen verspürt zu haben. Leider ließ mich Keine ran. Sie hatten entweder Angst davor, schwanger zu werden oder wollten nicht als Schlampe dastehen. Dann war ich bei einer knapp davor, aber sie schaffte es, sich raus zu winden. Auf einer Party machte ich mich an ein bewusstloses Mädchen heran. Mitten im Geschehen aber wachte sie auf und kotzte mir auf meinen Schuh. Ihre Freunde zogen sie weg und steckten sie unter die Dusche, um sie wieder nüchtern zu bekommen.

Ich war frustriert. Mit 14 war es noch einfacher gewesen. Ich begann zu trinken und mit Mädchen zu kuscheln. Schwierig wurde es später. Ich denke, ich hatte einen schlechten Ruf wegen meiner Trinkerei – vielleicht hatte

es sich auch herumgesprochen, dass ich noch nicht
sonderlich erfahren war; vielleicht aber wurde ich immer
hässlicher, unglücklicher und auf dem besten Weg,
schwul zu werden. Mit fünfzehn schaffte ich es zum
ersten Mal in eine Vagina einzudringen. Es passierte mit
einer wirklich hübschen französischen Brünetten. Sie
schrie die ganze Zeit und bestätigte mich immer wieder
mit einem „Oui!". Offensichtlich genoss sie es, was
eigentlich ermutigend war, doch irgendwie war es ein
leeres Erlebnis. Mein Problem war mein Stolz. Etwa mit
14 traf ich ein älteres Mädchen das mich fragte, ob ich
noch Jungfrau wäre. Ich wollte besonders cool sein und
verneinte. Sie hatte mich schnell durchschaut und
meinte, dass sie mir nun nicht mehr vertrauen könnte
und ließ mich deshalb nicht ran. Ich hatte mich falsch
entschieden und kam so um mein erstes Mal.
Mit 14 ging ich auf meine erste Rave Party. Danach
allerdings nicht mehr regelmäßig bis 16 oder 17.
Fantasia war der erfolgreichste offizielle Rave 1993 und
ich fuhr zu einem auf Schloss Donnington. 28 000
Menschen waren dort und ich hatte „drei Rhabarber mit
Vanillesauce" aber keinen Tee. Eigentlich kam ich ohne
Eintrittskarte und erzählte den Türstehern, dass mir ein
paar Schläger meine Karte abgenommen hatten, während
ich in der Schlange wartete. Der zweite Security – Typ
kaufte mir die Geschichte ab und ließ mich rein. Zwei
Freundinnen meines Bruders hatten mich mitgenommen
und ich sah sie, bis um sieben Uhr früh am nächsten
Morgen, nicht wieder. Elf Stunden ging ich nur herum
und hatte Angst davor zu tanzen. Ich war überzeugt
davon, mich zur Musik schlecht zu bewegen. Tatsächlich
jedoch war ich eigentlich ein toller Tänzer. So paranoid
machen einen diese Scheiß – Pillen. Jede Stunde hatte
ich verabredet, mich mit meinen Freund Peach am
Eingang zu treffen. Aber er war nicht da. Später erzählte

er mir, dass ihn eine ganze Gruppe Verrückter überfallen und ihm sein Geld genommen hatten. Den einzigen Leuten die ich kannte ging ich aus dem Weg. MC Al'n und seine Herde verkauften falsches LSD und nahmen dabei die Leute aus. Allerdings muss ich sagen, dass er zu mir immer sehr fair gewesen war. Ich sah auch DJ Spider, einer der größten Drogendealer der Gegend. Mein erstes Speed hatte ich mit 15 während einer Party in seinem Haus genommen. Außerdem traf ich auf den großen Typen Steve, den ich mit seiner Clique schon öfter verprügelt hatte. Das waren etwa sieben Monate bevor sich meine erste Manische Depression zeigte. Steve verkörperte, was ich an Gloucester so hasste. Es war voll mit engstirnigen Menschen die einen ohne bestimmten Grund ständig verurteilten. Es gab keinen Grund für ihn, sich ständig zu prügeln, außer seinem verfaulten Ego. Ich war an der Fifth Avenue mit meinem Bruder, Dom und dessen Schwester Tara als Steve sich mit seinen Komplizen näherte. „Was macht ihr hier? Schert euch von meiner Strasse ihr Penner. Ich werde jetzt diese Gasse runtergehen und wenn ich euch dann immer noch hier sehe, prügle ich eure Scheiße aus euch raus – aus jedem Einzelnen! Noch Fragen?".

Mein Bruder und Dom meinten, sie hätten keine Lust auf Probleme und wollten lieber gehen. Nicht ich, nun war endgültig Schluss. Ständig wurden wir herumkommandiert. Erst waren es meine Eltern, als ich noch jünger war, später einige Kinder in der Schule und andere stärkere Schlägertypen. Diese Zeiten aber gehörten der Vergangenheit an. Ich hatte mir genug gefallen lassen. Steve kam gerade wieder zurück und ich konnte alle überreden, zu bleiben wo wir waren.

"Wie, ihr seid immer noch hier?"

„Was denkst du, wer du bist?", fragte ich ihn ruhig.

Mein Magen rebellierte, dieser Typ war mir körperlich mehr als überlegen. Wir standen einander gegenüber und ich konnte nicht widerstehen, als er ausholte. Ich wich ihm aus und schlug ihm mit meinem Fuß genau an seine Schläfe. Er krachte auf den Boden. Ich schlug ihm noch mehrere Male auf den Kopf und Dom hielt seine Freunde davor ab, dazwischen zu gehen. Tara schrie mich an, ich sollte aufhören. Schließlich schaffte es das fette Schwein, wieder aufzustehen. Er legte einen Arm um mich herum und gratulierte mir. Er meinte, dass er seit er mich bei einer Party vor einigen Jahren gesehen hatte, sich mit mir hatte prügeln wollen. Er versicherte mir noch, dass er ein Messer trug und mich hätte umbringen können. Ich blieb ruhig, während er auf der Suche nach mehr Action weiter zog. Wofür? Das war nur eine kleine Auseinandersetzung im Vergleich zu denen die ich bereits hinter mir hatte und denen, die noch vor mir lagen. Sie können mir glauben, die große Prügelszene in *Scorsese's Mean Streets* war eine schlechte Vorstellung im Gegensatz zu den wöchentlichen Vorfällen in Gloucester. Es war eine Stadt des Rugby, wo jeder dachte er sei größer und besser als er es tatsächlich war. Arrogante und engstirnige Einwohner ließen sich nach einem langweiligen und harten Arbeitstag die Birne vollaufen. In diesem abgefüllten Zustand gingen sie dann auf alle los, die ihrer Meinung nach noch dümmer waren, als sie selbst. Am schlimmsten aber war, dass niemand je zur Verantwortung gezogen wurde. Die Polizei hatte oft zuviel Angst, bei Auseinandersetzungen dazwischen zu gehen. In der Zwischenzeit - nur einen Kilometer von der Straße in der ich Steve verprügelt hatte entfernt – fügte Fred West eine weitere Leiche zu seiner Sammlung hinzu. Ich war nicht überrascht, als diese Geschichte herauskam. Gloucester hatte für mich immer

schon etwas Eigenartiges und Perverses an sich. Finstere
Strömungen würde ich das nennen.

…

Nachdem wir eben über Eigenartiges gesprochen haben
… Verrückte aus Gloucester wurden zur Erholung in das
Coney Hill Krankenhaus geschickt – zur Belustigung der
lokalen Bevölkerung natürlich. Ich hatte bisher noch
keinen Betroffenen persönlich gekannt, wusste aber,
dass es in meiner Familie psychisch labile Mitglieder
gegeben hatte. Der Bruder meiner Großmutter hatte
Selbstmord begannen, nachdem er aus dem Zweiten
Weltkrieg zurückgekehrt war. Er dachte, von den
Deutschen immer noch verfolgt zu werden. Ich wusste
auch, dass meine Großmutter einmal eingewiesen
worden war. Sie versuchte sich umzubringen, indem sie
das Haus mit Gas gefüllt und ihren Kopf in das Backrohr
gesteckt hatte. Ihr Ex-Ehemann, Onkel Tom, kam nach
Hause, fand sie bewusstlos vor und brachte sie ins
Krankenhaus.
Meine Großmutter erzählte mir immer wieder davon,
wie sie ihre psychische Erkrankung besiegt hatte. Sie
verglich es immer mit ihrem erfolgreichen Kampf, das
Rauchen aufzugeben. Der Haken an diesem Erfolg war,
dass sie nach Jahren wieder damit angefangen hatte. So
beständig war ihr Sieg über ihre Krankheit.
„Ich habe zweimal versucht, mich umzubringen - nicht
einmal, zweimal. Beim ersten Versuch, war ich
deprimiert, weil mein Ex – Mann Tom mich verlassen
hatte. Er hatte eine Affäre. Wie auch immer, ich möchte
nicht darüber reden. Das ist keine schöne Geschichte.
Aber hör mir jetzt gut zu...(dabei klopfte sie mit ihren
Fingern auf meinen Unterarm und nahm einen Schluck
Gin) ich habe meine Küche mit Gas gefüllt und dann

meinen Kopf ins Backrohr gesteckt. Irgendjemand hat
den Notarzt gerufen und ich war kaum bei Bewusstsein.
Ich kann froh sein, noch zu leben. Also so hat es die
Schwester im Krankenhaus jedenfalls formuliert (sie
lacht, nimmt einen größeren Schluck, um dann ihre
Erzählung fort zu führen). Sie brachten mich in eine
psychiatrische Klinik - die Hölle auf Erden. Du musst
wissen, Selbstmord war damals verboten und man hätte
mich verhaften können. Wie auch immer, kommen wir
wieder zu meiner Geschichte zurück. Als ich die
Patienten dort sah …. die armen Seelen … wusste ich
sofort, dass ich dort auf keinen Fall auch nur eine Nacht
verbringen würde und ich verlangte sofort nach dem
zuständigen Arzt. Ich kann mich noch gut an ihn
erinnern, er war ein wunderbarer Mann. Ich erklärte ihm,
dass ich, im Gegensatz zu diesen Menschen dort, nicht
verrückt war und keinesfalls dort bleiben konnte. Diese
Menschen waren nicht gesund und ich würde es an
diesem Platz sicher auch nicht werden. Der Arzt nahm
meine Hand und meinte: 'Was sie getan hatten, war kein
Hilfeschrei, Mrs. Best, sie wollten es wirklich
durchziehen, nicht wahr?' – ,Darauf können sie wetten.
Bei Gott, ich wollte es wirklich. Ich wollte mein Leben
beenden.' – , Das war sehr mutig, Mrs. Best', stimmte er
mir dann zu. Jason, mein Liebling (sie drückte meine
Hand), dieser Mann, der Arzt meinte, ich wäre eine der
intelligentesten Personen gewesen, die er jemals
getroffen hatte. Du siehst, daher kommt deine
Intelligenz. Nicht von deinem Vater oder deine Mutter.
Du hast all das von mir, deiner Nana."
„Also Jason, das war das erste und einzige Mal, das ich
in einer psychiatrischen Klinik untergebracht war. Nach
diesem Moment entschied ich mich dafür, niemals mehr
dorthin zurück zu gehen. So einfach war das. Ich litt
einige Jahre an Depressionen, aber dorthin zurück werde

ich nie wieder gehen. Außer um dich zu besuchen,
Jason, aber ich möchte, dass du nie wieder dorthin
zurück musst, mein Junge."
Einer von uns oder alle beide mussten immer weinen,
wenn sie diese Geschichte erzählte. Je älter und seniler
sie wurde, desto öfter erzählte sie und ich wurde immer
desillusionierter. Wenn ich wirklich deprimiert war,
hatte ich immer das Gefühl, ich wäre viel schwächer als
sie … Unter besseren Umständen meinte ich immer, sie
verkannte meine Situation völlig. Ich meine aber, dass
mein Krankheitsverlauf um vieles schwerwiegender war,
als der ihre. Ich hatte eine Diagnose und sie kannte keine
manischen Phasen und die dazugehörigen Erfahrungen.
Obwohl sie es immer gut mit mir meinte, konnte ich
ihren Rat nur am tiefsten Punkt meiner depressiven
Phase annehmen. Ich war so deprimiert, dass ich alles
glaubte, was sie mir in diesen Momenten riet. Allerdings
hätte ich dann sogar jedem Priester blind vertraut.

Das war jene Version der psychischen Erkrankung
meiner Großmutter die sie mir erzählte, wenn sie
betrunken war. Im nüchternen Zustand war die
Geschichte weniger dramatisch und detailreicher. Sie
war deprimiert, wenn sie nüchtern war, außer beim
Scrabble – Spiel mit ihren Freundinnen. Die nüchterne
Version klang in etwa so:
„1953 oder 1954 (ich kann mich nicht mehr genau
erinnern) wurde ich in Lancaster Moor Krankenhaus
aufgenommen. Ich hieß damals noch Mrs. Crichton. Der
Arzt rief mich auf und bot mir Kaffee an. Das war
ungewöhnlich damals. Er forderte mich auf, niemanden
jemals behaupten zu lassen, dass ich psychisch krank sei
und dass ich nicht unbedingt betroffen wäre, nur weil ich
für einen 17 Tage Aufenthalt einberufen worden war.
Wie auch immer, wünschte ich mir nichts mehr als den

Tod. Ich liebte einen verheirateten Mann namens Bobby, der sich aber von seiner Frau nicht scheiden lassen wollte. Er war ein Landwirt. Er besaß vierzehn Farmen und drei Schlachthöfe. Landwirte wollten sich damals nicht scheiden lassen, denn sie hätten ihr gesamtes Land aufteilen müssen. Scheidung war ein schmutziges Wort damals, das kann ich dir sagen. Ich wurde sehr depressiv, holte mir ein Messer aus meiner Küche in meinem Haus in Barrow und atmete das Gas ein, das aus dem Loch der Leitung austrat. Danach kann mich an nichts mehr erinnern. Alle Türen waren verschlossen. Als nächstes erinnere ich mich an deine Urgroßmutter, die auf mir saß und meine Arme bewegte. Ich wollte nicht gerettet werden, sondern sterben. Heute wünsche ich noch, man hätte mich nicht gefunden. Ein Krankenwagen und ein Arzt kamen und brachten mich in die Lancaster Moore Psychiatrische Klinik. Die Fahrt dauerte 40 Minuten. Ich kam um neun Uhr dort an und dieser Morgen war unendlich wie eine Wüste der Zeit. Sie gaben mir einige Aspirins, gegen die ich allerdings allergisch bin, und irgendwelche anderen Medikamente. Ich wollte nur alleine sein. Den ganzen Tag saß ich am Fenster und wollte nur nach draußen sehen. Bobby kam, um mich zu besuchen und hatte ein sichtlich schlechtes Gewissen. Er brachte mir 200 Player Zigaretten. Ich war fünf Jahre mit ihm zusammen gewesen.

Meine Mutter war sehr böse zu mir. Sie hatte meinen Vater, Joseph Henry, aus dem Haus geworfen, als ich neun und mein Bruder Jack acht Jahre alt waren. Ich hasse sie dafür. Er war ein Mann der seine Kinder liebte und sein Spitzname war „*Snowy*" aufgrund seiner silbrigweißen Haare. Er arbeitete für *Vickers*, eine Firma in Barrow die Kriegsschiffe, U – Boote und Kreuzer bauten. Er war im Ersten Weltkrieg dabei, Grund genug einen Menschen verrückt zu machen. Zum letzen Mal sah ich ihn am Gericht. Meine Mutter hatte ihn angezeigt, weil er keinen Unterhalt und keine Miete bezahlen konnte. Allerdings tat sie das nur aus Rache. Den Großteil unserer Kosten bezahlte ohnehin ich. Deine Urgroßmutter war immer eifersüchtig auf meine Freunde. Sie war während meiner Kindheit und Jugend immer unterwegs. Ich lebte bei Tante Nellie im Alter von elf bis sechzehn oder siebzehn, ich weiß nicht mehr so genau. Ich habe meine Urgroßmutter nicht oft gesehen, aber es regte mich auf, wenn ich sie so eifersüchtig erlebte. Sie war sogar eifersüchtig auf Tante Nellie. Ich liebte Tante Nellie aber das war eigentlich nichts im Vergleich für die Gefühle, die ich für meine Mutter verspürte. Schwer zu verstehen, es war einfach eine andere Art von Liebe. Jeder kennt das. Noch eine Sache, Jason: Einfache Menschen werden nicht verrückt. Intelligente Menschen schon. Vergiss das nie, mein Liebling. Jetzt komm und umarme deine alte Nana. Komm her. Komm zu mir."

Ich befragte meine Großmutter noch über zwei andere Familienmitglieder die an einer psychischen Erkrankung litten und ihre Erzählungen beunruhigten mich. Ich wusste, dass ihr Bruder betroffen war und wollte mir das für später aufheben. Erst wollte ich etwas über Tante Ethel Thomson hören. Meine Großmutter konnte hervorragend Geschichten erzählen.

"Meine Tante, Ethel Thomson, beging 1932 Selbstmord. Sie war depressiv. Sie war unheimlich traurig. Ich wurde in Barrow-in-Furness am 29. Dezember 1919 geboren, also war ich etwa vierzehn, als es passierte. Arme Frau. Allerdings war das immer noch besser so, das kann ich dir sagen. Sie führte zusammen mit ihrer Mutter ein kleines Geschäft und weinte ständig. Krankenhäuser waren damals sehr streng. Sie war Mutter eines unehelichen Kindes - damals eine große Schande. Man wollte sie nicht mehr entlassen und doch schaffte sie es irgendwie, zu entkommen. Sie rannte aus dem Krankenhaus und warf sich vor den nächsten Zug. Man fand sie etwa einen Kilometer vom Krankenhaus entfernt, ihr Kopf steckte am letzten Wagon. Damals ließ man Patienten für Jahre in den Krankenhäusern. Manche verbrachten gar den Rest ihres Lebens dort. Man wusste nicht, wie man mit ihnen vorgehen und wie sie behandeln sollte.

Mein Jack überbrachte mir die Nachricht, dass Ethel sich umgebracht hatte. Ich hatte sie immer im Lancaster Moor besucht. Das gleiche Krankenhaus, in dem auch Jack und ich untergebracht waren. Vorbeigehende Passanten verhöhnten die Patienten und lachten sie aus, obwohl keiner aus eigener Schuld dort war. Das ist falsch. Sie sind trotzdem Menschen wie du und ich."

Ich habe es immer hinausgezögert über Jack zu reden, bis vor kurzem, denn ich wusste, dass seine Geschichte meiner Nana am meisten zusetzte. ,, Jack Crichton Thompson, mein Bruder, Gott schütze ihn, wurde am 17.Oktober 1917 geboren. Er arbeitete bei Vickers in Barrow an einer Maschine. Er war dort Hilfsarbeiter. Er war schwerwiegend depressiv und weinte immer. Angefangen hatte es in seinen späten Zwanzigerjahren oder Anfang dreißig, ich kann mich nicht mehr genau erinnern. Vorher hatten wir immer unseren Spaß, nicht wie all diese bedauernswerten Seelen, die man heute herumlaufen sieht. 1936 hat König Edward der Siebte auf seinen Thron verzichtet. Deine Urgroßmutter und ich hatten ein ,,Fish und Chips" – Geschäft.

Jack war sehr beliebt. Er war mit einigen jungen Damen am Plaza unterwegs, 1936. Sie gingen tanzen. Damals gab es noch viel weniger Kriminalität, die Welt war noch nicht voller Gewalt. Die Menschen kämpften gegen den Feind, nicht gegeneinander. Im Alter von 22 Jahren,

heiratete er Renee und sie bekamen drei gemeinsame
Kinder. Er arbeitete, ging dann zur Armee und war bei
der Okkupation Belgiens dabei.

Ich zog nach Gloucester und bald danach schrieb mir
Renee einen Brief, dass es Jack nicht gut ginge. Sie
beschrieb, wie er in Cavendish Square auf einer Mauer
gesessen und mit sich selbst gelacht hatte. Danach hatte
Renee ihn rausgeworfen. Die Trennung war irgendwann
zwischen 1960 und 1964. Außer Jack wusste
wahrscheinlich niemand, dass sie eine Affäre hatte. Er
hat noch einige Monate gearbeitet, wurde aber
schließlich endgültig im Lancaster Moore Krankenhaus
aufgenommen. Ich fuhr hin und sprach mit dem
behandelnden Psychiater. Jack war sehr traurig. Ich gab
ihm ein Sandwich und er würgte es hinunter. Ich brachte
ihn für ein paar Tage nach Gloucester zurück. Ich kann
mich noch an sein Gesicht erinnern, als ich ihm erzählte,
ich würde ihn für ein paar Tage von diesem
schrecklichen Ort wegbringen. Er strahlte plötzlich. Bald
danach entschied ich mich, ihn für immer mit zu mir zu
nehmen und mich um ihn zu kümmern.

Tom war wunderbar zu Jack. Wenn er davon ging,
suchte Tom ihn. Dann veränderte er seine
Gewohnheiten. Jack aß nicht mehr. Er konnte nicht
gehen. Er brauchte dringend eine Behandlung und wir
wussten sicht, was wir mit ihm tun sollten. Schließlich
brachten wir ihn an einem Sonntag nach Gloucester ins
Krankenhaus. Jack lief davon und ging zu unserer Nana
in die Stanley Road. Ich hatte mein eigenes großes
Geschäft, dort wo jetzt der große Debenhams ist. Es war
ein Weingeschäft auf der St. Aldgate Strasse 15. Ich
bezahlte für die Miete, für das Geschäft und den Kredit
meiner Mutter. Von Tom konnte ich in Sachen Geld
nichts erwarten. Wenn es um dieses Thema ging, wurde
er zu einem Widerling. Jack lebte an der Stanley Road

für ein Jahr. Er ging zu Ärzten und hatte seine Medikamente.

Eine Woche nach seinem Tod kam ein Mann zu mir ins Geschäft. Ich war damals schon Mrs. Pegler. Der Arzt meinte, er wäre nie darum herumgekommen, sich umzubringen und diese Worte gaben und geben mir immer noch etwas Trost. Jack nahm Medikamente und starb schließlich an einer Überdosis. An diesem bestimmten Tag, ich erinnere mich genau, war ich besonders besorgt. Ich war allein im Geschäft und konnte nicht weg, aber ich fühlte ständig, dass ich weg musste. Bei Gott, Ich wünschte ich wäre gegangen. Deine Urgroßmutter und ich waren bei ihm, als er im Krankenhaus verstarb. Es war eine Erleichterung. Er konnte einfach nicht länger leiden. Er hatte genug gelitten, verstehst du?

Er war schizophren, nicht manisch – depressiv wie du. Er war an seinem schlimmsten Punkt. Er halluzinierte. Er öffnete das Fenster einen Spalt, sah tausende Soldaten in den Strassen und geriet in Panik. Er dachte, sie kämen um ihn zu holen. Er war hysterisch. Meistens spielte ich mit und bestätigte ihn. Ich wollte nicht dass er dachte, er wäre verrückt. ‚Keine Angst, die kommen nicht wegen uns, die kommen wegen der Stadträte' versuchte ich ihn zu beruhigen. Er war außerdem sehr misstrauisch. Ich habe immer vermieden, ihm zu widersprechen. Ach, mein armer Bruder! Er hat seine Kinder so fürchterlich vermisst!"

Die Worte meiner Großmutter über Familienmitglieder haben mich immer sehr berührt. Es tat mir sehr weh, dass sie in ihrem Leben so viel Leid mit ansehen musste. Ich bin mir sicher, sie hätte sehr gut mit Betroffenen arbeiten können. Sie verstand diese Menschen und war sehr einfühlsam mit ihnen. Ich weiß, dass auch meine Mutter sehr gut mit diesen Menschen umgehen kann –

vor allem jetzt wo sie mit mir durch diese schwierigen Zeiten gegangen ist. Man braucht besondere Menschen, die mit psychisch Kranken arbeiten und man sollte gewisse Fähigkeiten bei der Ausbildung des Betreuungspersonals voraussetzen. Zum Beispiel sind Einfühlungsvermögen, Verständnis, psychiatrisches Fachwissen und soziale Kompetenz unablässig.

Ich befragte meine Großmutter nach einer schönen Erinnerung mit ihrem Bruder und ihr fiel sofort der Moment ein, als er von der Armee nach Hause kam. ,, Er hatte an Gewicht zugelegt, sah sehr sportlich aus – ein richtiger Soldat eben – und meinte, dass er am liebsten für den Rest seines Lebens bei der Armee geblieben wäre!" Das Lächeln, das ihr bei dieser Erinnerung über das Gesicht huschte, erfüllte mich mit Erleichterung. Wenigstens konnten wir all diesen traurigen Geschichten einen schönen Schlusspunkt setzen.

Ich verspürte Kopfschmerzen, hatte etwas Angst und dachte an meine Großmutter. Sie erzählte mir, dass sie nichts mehr liebte, als am Strand von Walney entlang zu schlendern und den Wind im Gesicht zu spüren. Sie liebte den Wind und die Freiheit des Meeres. Trotz ihrer Depressionen, ihren Eigenheiten und der Unbeliebtheit innerhalb ihrer eigenen Familie war sie eine bemerkenswerte Frau. Ich wünschte mir immer, sie als diese Person in Erinnerung zu behalten. Eine bemerkenswerte Frau die bis zu ihrem siebzigsten Lebensjahr gearbeitet, ein interessantes Leben geführt und viele Länder bereist hatte. Tatsache ist, dass es in meiner Familie sehr viele Probleme gegeben hatte und alle versuchten, meiner Großmutter dafür die Schuld zu geben.

Sie half meinen Eltern aus, als sie in jungen Jahren große Schulden hatten. Sie bezahlte meinem Vater eine Reise

nach Amerika, wo er meine Stiefmutter Claire kennen
lernte. Allerdings verlangte sie nie eine Gegenleistung
oder das Geld zurück. Sie hat sich ständig überall
eingemischt, jedoch bekochte sie mich oftmals und als
meine Mutter uns verlassen hatte, gab sie mir immer
Taschengeld. Als ich an der Universität zu studieren
begann, regte ich mich immer auf, wenn ich sie sah. Sie
hatte altersbedingte Demenz und ich konnte mit ihren
Stimmungsschwankungen nicht umgehen. Vielleicht war
sie manisch – depressiv, ich weiß es bis heute nicht, vor
allem hatte ich keine Lust darüber nachzudenken. Wenn
nicht, dann war sie ein Jammerer. Immer stöhnte sie
darüber, dass sie soviel gegeben und nie etwas
zurückbekommen hatte. Sie war nie ein zufriedener
Mensch gewesen und das war das Tragische an ihrem
Leben. Sie konnte sich nicht damit abfinden, dass sie
einen Selbstmordversuch hinter sich hatte, Bobby seine
Frau nie verlassen wollte oder dass sie von niemandem
wirklich gemocht wurde. Hätte sie all das hinter sich
lassen können, wäre sie vielleicht etwas zufriedener
gewesen und hätte das an die Menschen weitergegeben,
auf die sie getroffen war. Diese ständigen Launen haben
es allen Mitgliedern unserer Familie nicht gerade leicht
gemacht, mit ihr auszukommen.
Trotzdem bin ich ihr für Vieles dankbar und werde es
immer sein. Sie hatte mich emotional unterstützt, als
meine Mutter ausgezogen war und mit ihr stieg ich zum
ersten Mal in ein Flugzeug. Ich war zwölf und Harvey
sechzehn. Wir flogen nach Griechenland und besuchten
alle geschichtsträchtigen Schauplätze. Wir sahen Athen,
Korinth, Olympia und Delphi und ich bekam einen
einmaligen Einblick in die Welt der Klassik. Ich stand
mitten im Amphitheater und dachte an die Teilnehmer
der ersten Olympiade. Ich fühlte zum ersten Mal in
meinem Leben so etwas wie Nostalgie, als ich in der

Akropolis stand und ich werde nie den einmaligen Blick am Golf von Korinth vergessen. Die Welt der Klassik war mir näher als je zuvor und aufgrund dieser Erlebnisse, studierte ich „Die Zivilisation der Klassik" mit großem Erfolg.

Kapitel 2 – Es geht mit mir durch

Meine ersten Episode hatte ich mit Siebzehn – vermutlich ein Resultat meines Drogenkonsums – ich verbrachte sechs Monate im Krankenhaus. Es gab keine Anzeichen bevor eine Lawine psychischer Attacken mich regelrecht verschlang. Lediglich einige Faktoren dürften mit Auslöser gewesen sein: Unglücklich verheiratet und somit geschiedene Eltern, wiederkehrende Gewaltakte, übermäßiger Alkoholkonsum und natürlich LSD, Cannabis, Speed und Extasy.

Eigentlich war nichts davon für jemanden der in den Jahren um 1990 aufgewachsen war, ungewöhnlich. Zum Beispiel mein Bruder, ein Philosophiestudent, der Drogen aus „intellektuellen Gründen" nahm. So rechtfertigte er sich jedenfalls. Seine Experimente zum Beispiel bezogen sich auf die Musikszene. So wollte er wissen, wie es ist, Sgt. Pepper auf LSD zu hören. Er versuchte es und war stolz über seine Erfahrungen. Ich war genauso neugierig auf Drogen wie er, darum habe ich LSD früher probiert. Allerdings schluckte jeder dieses Zeug und wir eben auch. In der Zwischenzeit war ich richtig besessen von der Rave – Szene. Ich bestahl meinen Vater und verkaufte in der Schule Drogen, um meine Sucht nach Amphitaminen und Alkohol finanzieren zu können. Die ländliche Gegend, in der ich wohnte war voll mit hirnlosen Typen, die alles dafür gaben, um zu Drogen zu kommen. Alle liebten es, richtig aufzukochen und während ich das innerlich immer irgendwie abwehrte, beeindruckten sie mich alle. Heute tun sie mir alle leid.

Ein Teil von mir bedauert es, dass ich bereits so früh erkrankt bin, da ich nie gleich viele Erfahrungen wie meine Freunde machen konnte. Ich liebte Rave – Partys. Ich liebte es, bis zum Exzess zu tanzen. Ich liebte den Rausch und den Mädchen beim Tanzen zuzusehen. Es hat mich richtig angemacht. Diese Erlebnisse gaben mir eine Identität während meiner Zeit als junger Erwachsener.

Zum ersten Mal „offiziell" klickte ich aus – also die erste bewusste Erfahrung mit dem Phänomen einer Manischen Phase – in Gloucester im November 1993. Eigentlich ist es unmöglich zu sagen, wann es das erste Mal passierte. Zu diesem Zeitpunkt zeigte sich meine Krankheit offensichtlich für Jedermann, aber niemand kann wirklich behaupten, dass die Symptome bis dahin nicht schon immer in mir waren. Nur weil es erst zum damaligen Zeitpunkt diagnostiziert wurde heißt nicht, dass die Krankheit nicht vorher schon in mir geschlummert hatte. Soweit ich mich erinnern kann, war ich bei meinem besten Freund, Dominic, an der Universität in Swansea und wir klapperten einige Clubs ab. Er ist durchschnittlich groß, stämmig, hat schwarzes Haar, ist sehr intelligent, hat einen ziemlich kranken Humor – wie ich – und sieht immer etwas besorgt aus, außer er lacht.

Ich nahm „White Calais" und einen „Pink New Yorker" in einem schrägen Club namens „Martha's" am Kingsway. In dieser Nacht legte DJ Lomas ein spezielles Programm auf. Ich stampfte herum bis zehn Uhr

Vormittag, allerdings schien ich in den folgenden zwei Wochen immer überdrehter zu werden. Einen Moment lang war ich ein angepasster, cooler Clubber, der mit seinen Freunden herumzog, dann wieder schien ich völlig außer Kontrolle zu geraten.

Ich erinnere mich, den Faden während einer Unterrichtsstunde völlig verloren zu haben. Wir hatten eine Doppelstunde über Ursula Fanthorpe und ihrer Lyrik. Diese Lesbe hatte unsere Lehrerin darin bestätigt, ihr feministisches Gedankengut zu verbreiten. Mein Gehirn arbeitete schneller, als es das unter normalen Umständen tat. Ich ließ niemanden aussprechen. Ich wurde von einem Gedicht, in dem Lechlade erwähnt wurde, völlig angezogen. Ein paar Wochen vorher ging dort ein illegaler Rave ab und es war der Polizei völlig unmöglich gewesen, das Treiben zu stoppen. 25 000 Menschen zogen an mir vorüber und in meinem konfusen Zustand dachte ich, wir stehen am Beginn einer neuen Revolution. Nachdem Lechlade nicht weit von Gloucester entfernt war, waren sie möglicherweise auf der Suche nach einem Anführer? Bei einem „Irren" spielen sich genau diese Gedankengänge ab und in der ersten Phase einer Manie ist man besonders überzeugt von Schlussfolgerungen wie dieser.

Nachdem ich der Klasse von meinen Erlebnissen in Lechlade berichtet hatte, wies ich einige Male darauf hin, dass alles etwas Paradox war. Niemand, nach außen hin jedenfalls, widersprach mir. Entweder waren sie alle zu schockiert oder es wollte sich keiner mit einem Psychopathen anlegen. Nachdem ich aufgefordert wurde das Wort *Paradox* zu definieren, antwortete ich sofort, dass diese Frage an sich schon sehr paradox sei. Leider, eine Manie folgt ihrer eigenen Logik. Nur einige wenige Klassenkollegen, nämlich jene, die ebenfalls befähigt waren nach Oxford zu gehen, unterbrachen meinen

Virginia Woolf – ähnlichen Monolog und ich reagierte mit einem knappen: "Halten sie die Klappe, Mr.Lockwood", was auch sogleich geschah.

Mein Gehirn hatte die Grenze zum Absurden einige Wochen vorher, während einer Klassenfahrt mitten in den *Yorkshire Moors*, erreicht. Die Nacht davor ging ich zu einem Rave Club und war die ganze Nacht auf einigen paranoiden Trips unterwegs. Ich schlief nicht und war in den nächsten vier Tagen völlig durcheinander. Ich sprach während der vierstündigen Fahrt kaum ein Wort und verhielt mich meinen Kollegen gegenüber genauso paranoid wie im Club. Ich kann mich sehr gut an diesen Ausflug erinnern. Wir nahmen gerade die Novellen *Wuthering Heights* und *Trushcross Grange* durch. Das Wochenende stellte sich als Reise in die Vergangenheit der *Brontes* heraus und jeder führte ein Tagebuch über das Geschehene. Wir gingen in das Bronte Museum, suchten den *Penistone* auf, einen Felsen an dem Heathcliff und Cathy sich ihre Liebe gestanden hatten und wanderten sogar zum dem Friedhof, an dem Emily Bronte begraben ist. Letzteres fand ich etwas makaber und erinnere mich noch, dass es sehr neblig gewesen war.

Nachdem ich einen heftigen Joint geraucht hatte, erzählte ich Chris, einem meiner Mitschüler, meine gesamte Lebensgeschichte. Er war ein Schwarzer, sehr nett, intelligent und sein Vater ein Anwalt. Er kannte sich in der Rave – Szene gut aus, also hatte ich Respekt vor ihm. Einmal schickte er mir eine Weihnachtskarte mit einem Gedicht über Mciing und wie dieser seinen Kopf verloren hatte – und der Mann war frei von Drogen. Das war ein klares Anzeichen für einen zähen Typen. Ich bewunderte das. Alle seine Freunde nahmen und verkauften Drogen, nur er war sauber.

Manie in Dosen

Ich war völlig neben mir, als wir auf dem Zaun saßen und über alles sprachen, das in meinem Leben schief gelaufen war. Er hörte zu und gab mir während der merkwürdigsten Stellen einen Rat. Manchmal sei es im Leben besser „drei Schritte nach vor und dann wieder einen zurück zu gehen". Ich dachte über seine interessanten Worte nach, leider zu spät. Ich war schon zu weit nach vorne gegangen, meine Füße würden bald dem großen Druck nachgeben und für immer Narben tragen.

Im Club waren zwei meiner Freunde, Dom und Tim, genauso paranoid wie ich. Wir saßen mit gekreuzten Beinen im Chillout Bereich, zu ängstlich um tanzen zu gehen oder auch nur ein Wort miteinander zu wechseln. Ich unterbrach die Stille und fragte nach einem Vick - Bonbon. Einer nahm sein Nasenspray aus der Tasche und rieb mir damit um meine Augen. Ich war völlig blind vor Schmerzen und befürchtete, niemals wieder sehen zu können. Einer meiner Freunde fragte mich, worüber ich denn gerade gesprochen hätte und ich antwortete, dass es einen Typen in Swindon gäbe, der in diesem Jahr bereits 500 Ecstasy Tabletten geschluckt hätte. Mein Herz begann zu rasen. Ich fühlte mich psychisch gesehen völlig schwach, denn es gab da eine Philosophie im Leben aller Club – Mitglieder: je mehr Ecstasy, Cola und Ketamine man zu sich genommen hatte, desto cooler und angesehener war man. Es war eine irre Woche, in der ich mich mit einem Haufen Zeugs voll gestopft hatte. Allerdings in keiner Weise vergleichbar mit meinem Zustand während dieser Englisch Stunde. Einzig überraschend für mich war, dass ich nicht verrückt wurde, als wir über die Stücke von Sylvia Plath, die ebenfalls manisch – depressiv war, sprachen. Ihre Stücke hatte ich während dieser Zeit gelesen.

Meine Gedankengänge wurden immer komplexer. Meine Englisch – Lehrerin bat mich, sie nach dieser Stunde, in der ich endgültig irr geworden war, zu treffen. Als ich ihr entgegentrat, fühlte ich mich bereits völlig abgehoben. Die Welt lag mir zu Füßen und alles lief nach meinen Regeln. Aus irgendeinem Grund, wahrscheinlich weil ich dachte, ich wäre ohnehin Klassenbester, erzählte ich ihr alles über meinen ausschweifenden Drogenkonsum. Ich war außerordentlich zufrieden damit, dass sie offensichtlich eine sexuelle Beziehung mit mir beginnen wollte, wobei ich mir erwartete, den Part des Unterwürfigen übernehmen zu dürfen.

„Jason, bevor du noch irgendetwas von dir gibst, setz dich zu mir und erzähle, was mit dir los ist." Ich lenkte bereitwillig ein und erzählte von all den offensichtlichen Umständen: „Es wird einen Atomkrieg geben und ich bin dazu befähigt, diese Katastrophe zu verhindern. Sehen sie sich diese Bücher an …. Alles ergibt einen Sinn …"

„Hast du Drogen genommen?"

Ich war stolz, ihr meine gesamte Latte an Erfahrungen mitteilen zu können:" Ich rauche Haschisch, seit ich vierzehn bin und habe Speed, LSD, und Ecstasy unzählige Male genommen. Ich habe Opium probiert, allerdings noch nie irgendwas in mich hinein gespritzt. Einige meiner Freunde tun es." (Mrs. Barnes brach in Kübeln von Tränen aus):

„Oh mein armes Kind, Drogen sind sehr schlecht für dich! Verstehst du das nicht? Du musst damit aufhören! Versprichst du mir, damit aufzuhören?"

„Ja, Miss."

„Das ist ein braver Junge! Nimmt noch jemand an der Schule Drogen?"

„Einige aus dem vierten Jahrgang, 40 aus meinem Jahr haben schon LSD probiert. Einige andere auch noch. Chris, Nick, Ali, Paul, Mark, Gary und Emma, aber keiner von ihnen hat so viele wie ich genommen. Einige aus der Vierten sind auf LSD, z.B. Hanks, und sie sind mir eine große Hilfe dabei, den Atomkrieg zu stoppen …. Ich habe bereits einen Plan erstellt …. Wir müssen das einfach schaffen …

„Keine weiteren Ausbrüche während des Unterrichts, alles klar? Jetzt geh' nach Hause und ruh dich etwas aus. Schlaf ein bisschen. Versprichst du mir das?"

„Versprochen."

Währenddessen habe ich mich selbst zum Obersten Chef des *Europäischen Hard Core Komitees* ernannt. Was zum Teufel war los? Meine Absicht war, eine Welt des Friedens zu gestalten, in der jeder Drogen nahm und alle wie „eine große Familie" zusammen tanzten.

Was für ein Scheiß. Ich hatte einen bekannten Rave - Hymne hergenommen und die Worte durch meinen eigenen grandiosen Text ersetzt. So einen Mist hätte jeder dahergelaufene, vollgedröhnte Wichser schreiben können. Ich habe die Welt keineswegs verändert. Ich habe mich durch nichts von der Menge abgehoben. Ja, ich hätte aus einem Baumfenster starren können, stundenlang ohne einen Muskel zu rühren und von niemandem entdeckt zu werden. Ich habe erst einige Monate später realisiert, dass meine Gedanken sich in einem völlig anderen Bewusstsein abspielten. In diesem Zustand erwartet man immer, dass man sich irgendwann den Kopf stößt. Meine Gedanken schwirrten ständig in eine andere Welt ab.

Ich war fasziniert von meiner Theorie, dass ein Atomkrieg unmittelbar bevorstand und ging davon aus, dass es an mir lag, die nötigen Informationen an meine Freunde weiterzugeben. Zuallererst informierte ich Brad (er war ein ziemlicher Dummkopf der ebenfalls ständig am Level kratzte). Wir kannten einander so gut, er würde mich verstehen. Er versicherte mir, ausreichend Lesematerial zu diesem Thema für mich zu organisieren, wenn es zur Kriegsvermeidung beitragen würde. In meinem manischen Zustand positionierte ich sämtliche Gegenstände in meinem Zimmer so, dass ich ständig an einem genauen Angriffsplan feilen konnte. Ich hatte außerdem vor, einen Ausflug zu *Macbeth* nach Cheltenham zu organisieren … Ich wollte zwölf Sitze vorbestellen, und die Leute präzise zu positionieren, um so geheim an einer Rollenverteilung für mein Anti – Atomkrieg Bündnis zu arbeiten. Ständig fuhr ich durch die Gegend, um interessierte Freunden abzuklappern. Das war allerdings vor meinem paranoiden Höhepunkt. Mein engster Freund war gleichzeitig mein schlimmster Feind … Jeder Einwohner von Gloucester nahm an einem Komplott gegen mich teil und ich musste dazu sehen, schnellstens von hier weg zu kommen … Die einzige Möglichkeit die ich für mich noch sah, war bei einem Freund in Littledean im Wald unterzutauchen …. Claire, die Freundin meines Vaters, brachte mich zur Bushaltestelle nach Gloucester – ich war mir sicher, in einem Spaceshuttle zu reisen …. Dort stieg ich in den Bus. Die Busreise war lächerlich. 25 Minuten saß ich am Oberdeck des Doppeldeckers und erzählte einem Vierzehnjährigen von meiner Mission. *In meinem Rucksack hatte ich mehr als dreißig Bücher, die alle voll mit Informationen waren, Buntstifte strategisch geordnet und einige Kassetten, die mit prophetischen Informationen gefüllt waren.* … Ich erzählte dem Jungen, das ich gerade dabei wäre, einen Atomkrieg zu verhindern und er sich bei mir bedanken sollte … Ich sprach über die Rave - Kultur und wie diese die Weltherrschaft übernehmen würde. Während der

gesamten Reise sah er mich forschend an, sagte aber
kein Wort. Rückblickend gesehen denke ich, er hatte
höllische Angst vor mir und dachte bestimmt, ich wäre
völlig durchgeknallt. Mein Eindruck von ihm war
entscheidend besser. Ich war mir sicher, dass er genau
der Mann war, der mir bisher noch gefehlt hatte. Ich war
mir sicher, dass er meine Mission völlig verstehen
konnte und mich bei meinem Plan unterstützen würde.
Vielleicht hätte ich mehr auf meinen Bruder hören
sollen, der immer behauptete, dass sich wiederholende
Musik das Gehirn schrumpfen lässt, während klassische
Musik das Denken fördert. Eine faszinierende
Behauptung, die auch wissenschaftlich belegt ist. Leider
war jeglicher gut gemeinte Rat zu spät, meine Manie war
schon zu weit fortgeschritten.

….

In Littledean angekommen, wurde ich mit einer Tasse
Tee und einem Joint empfangen und von meinem Hippie
– und Magic Mushroom dealendem - Freund Ashley erst
mal zum Schweigen verdonnert. Er war es, der mich
schon einige Male zuvor panisch angerufen hatte, weil er
ernsthaft annahm, in ein anderes Universum
übergewechselt zu sein. Möglicherweise hatte er
tatsächlich eine außerkörperliche Erfahrung gemacht.
Höchstwahrscheinlich aber zuviel LSD erwischt. Er
schlief eine Runde, während ich nach unten ging. Das
alte Haus war dunkel und still. Seine Hippie – Eltern und
seine 13 – jährige Schwester schliefen.
Ich vollzog ein manisches Ritual in der Küche. Ich zog
mich nackt aus und drehte mein Handgelenk ein paar
Mal um, während mein Daumen immer nach oben
zeigte. Diese Eigenheit hab ich mir in dem Club *Brunel
rooms* in *Swindon,* unter dem Einfluss von vier Gramm

Speed und Hardcore Rhythmen angewohnt. Ich fixierte die Digitalanzeige der Mikrowelle und wartete intelligenterweise bis 4.44 Uhr … Dann konnte ich mich in die Zukunft versetzen …. Meine Paranoia hatte sich in Ekstase verwandelt, so dachte ich jedenfalls.

In meinen Augen waren Ashleys Mutter, die Heilerin dieses Planeten, und ich auserwählt, stoische Liebe zu machen … Dann hätte ich den Weltuntergang verhindert und wäre von ihrem Ehemann zum Leiter des *Europäischen Hard Core Komitees* ernannt worden … ich dachte an jene Zeiten zurück, als er mich meine Magic Mushrooms aus seinem Garten ernten ließ und Stolz erfüllte mich. Zurück in seiner Küche fragte er mich, wie viele Pilze ich wohl gefunden hätte. Er hatte einen liebenswürdigen Gesichtsausdruck und strahlte Natürlichkeit, Ehrgefühl und Integrität aus.

Jetzt war es aber an der Zeit, meinen manischen Impulsen nachzugeben und meiner Bestimmung nach zu gehen … Ich stolzierte durch das Haus zum Zimmer der Tochter. Sie sah mich nackt und riss ihren Mund auf – für mich ein Zeichen ihrer Bewunderung. Ich verließ den Raum mit einem Gefühl, als hätte ich soeben die Welt erobert und der Jungfrau Maria das geschenkt, worauf sie immer schon gewartet hatte … Im Wohnzimmer legte ich mich auf die Couch und fühlte mich wie eine Mischung aus Rotkäppchen und dem König … ich öffnete das Fenster um den Wolf mit einigen Fausthieben empfangen zu können … Danach würden mir meine Dienerinnen endlich die sexuelle Genugtuung bereiten, die ihr Meister sich jetzt wirklich verdient hatte …

Ausschweifende Gedanken wie diese sind Kennzeichen einer manischen Phase und können nur schwer nachvollzogen werden, wenn man selbst nicht betroffen ist. Es gibt viele unterschiedliche Ausformungen, von

denen ich nur einige anführen kann. Vom dominanten
Meister konzentrierte ich mich nun darauf, zum Sklaven
zu werden. Ich orientierte mich an dem Wissen aus
meinen Englischstunden. Die ersten Kulturen waren
Matriarchate und ich opferte mein Wissen, meinen
Körper und meine Seele den Frauen und daher der
Menschheit.

Ich erinnere mich, meiner Herrin ein neues Ritual
vorgestellt zu haben. Ich nahm eine Stange aus Metall
aus der heißen Glut und zentrierte diese auf dem kleinen
Finger meiner rechten Hand. Es hatte ein langes,
metallenes Band angeknüpft, welches ich mehrere Male
um meine Hand wickelte. Während ich damit beschäftigt
war, gab ich meinem starken Sehnen nach und mich
meiner dominanten Herrin hin.

Am Morgen war ich immer noch nackt und ihr Ehemann
sah mich, während er draußen die Pferde fütterte, im
Wohnzimmer liegen. Höflich forderte er mich auf, mich
anzukleiden. Mein Freund sah die Metallstange in
meiner Hand und meinte, ich sollte sie besser
zurücklegen, oder seine Mutter würde sich furchtbar
darüber aufregen. Ich tat wie mir befohlen und legte
mich vor den Fernseher. Nach einer Weile kam meine
Herrin und fragte mich, ob ich Honig aufs Brot nehmen
würde. Ich fühlte mich geehrt – all die letzten Male, die
ich in diesem Haus zu Gast war, hatte sie mir nie etwas
angeboten. Ich dachte an *Jacques Lacan* - lebe die
Sprache deiner Träume. Dafür durfte ich sie - in meinen
Gedanken - befriedigen. In diesem Moment konnte ich
meine Taten natürlich niemandem erzählen, fürchtete ich
doch, dass meine Bestrafung durch den Ehemann zu
saftig ausfallen könnte. Meine Vorstellungskraft
entschied sich dafür, dass ihr
Sohn und ich wie Könige behandelt werden würden und
jeden Abend ein schönes Mädchen zu unseren Gunsten

zur Verfügung stehen würde … Von diesem Haus aus
würde der Friede über die gesamte Erde strömen.
Ihr Ehemann brachte mich sicher und rasch nach Hause.
Keiner von uns sprach ein Wort. Bei meinem Vater
angekommen, sprach er mit ihm und hinterließ eine
dicke Schicht Schmutz auf unserem Teppich. Ich dachte,
das wäre ein Kompliment…. Heute weiß ich, es war ein
Zeichen seiner Verachtung.
Bald danach fragten mich zwei meiner Freunde, ob ich
mit ihnen draußen einen Joint rauchen wollte. Ich fragte
meinen Vater um Erlaubnis. Tief in mir drinnen wusste
ich, dass mit mir etwas nicht in Ordnung war,
normalerweise ignorierte ich meinen Vater völlig. Bis
heute weiß ich nicht, was der alte Hippie ihm erzählt
hatte – und ich schäme mich, danach zu fragen.
Ich zerriss Zeitschriften und verteilte sie auf beiden
Betten in meinem Zimmer. Ein paar davon waren Pornos
und ich ordnete sie in der Überzeugung, ein Sex – Guru
zu sein … Die Schwester meines Freundes in Swansea
hatte ich bereits zu meiner nächsten Eroberung erwählt
… Ich würde ihr eine Ode an die Liebe von Horaz übers
Telefon vortragen. Sie würde natürlich ohne es
zuzugeben davon völlig angetörnt sein … Ich war stolz
auf mich. Sie war eine Frau und nach meiner Auslegung
Lacans, hatte ich sie bereits, zusammen mit allen
anderen Frauen auf diesem Planeten, geliebt. Der einzige
Unterschied zu allen anderen war, dieses Gedicht am
Telefon. Ich ging ins Badezimmer und realisierte einen
weiteren Teil meiner Bestimmung. Unglücklicherweise
war ich nicht Äneas, der Troja ins Leben gerufen hatte,
aber ich würde mich mit der Rolle als Direktor des
englischen Faches am Balliol College, Oxford zufrieden
geben. Ich war dazu bestimmt, einer der bedeutendsten
Poeten Großbritanniens zu werden. Der Name des
Gedichtes lautete: "Der Absolvent". Ich sah mich schon

mit wehenden Fahnen meinen Universitätsabschluss entgegen nehmen, dabei hatte ich mich zu diesem Zeitpunkt noch nicht einmal für eine Uni beworben. Dieses Hochgefühl war ähnlich einem Zustand, den ich während eines Erscheinungsfestes eine Woche davor, voll gepumpt mit Ecstasy verspürt hatte. Das Zitronenmixgetränk war geputscht mit Ketaminen und LSD. Ich war in einem Nachtclub mit meinen besten Kumpel Brad und Dominic, die beide völlig auf Speed waren. Wir hatten die ganze Zeit einen Typen im Nacken der nur davon erzählte, wie wenig er von dem vielen Zeug, das er verschluckt hatte, spürte. Ich war innerhalb weniger Minuten völlig abgehoben und nach fünf Minuten irrem Tanzen entschied ich mich dafür mich hinzusetzen und unterbreitete Dom, dass ich bald der bedeutendste Schriftsteller der Welt sein werde. Er war so völlig neben sich, dass er immerfort nickte und seine Augenbrauen ständig nach oben zog. Wir drei gingen zu Fuß nach Hause und ich fühlte mich wie ein Fünfjähriger. Was immer auch in diesem Mixgetränk gewesen war, es hatte mir mein Hirn aufgeschüttelt. Dom ging direkt nach Hause. Er erzählte mir später, zu meiner Verwunderung, dass er direkt ins Bett gefallen war. Brad und ich haben uns bis 9.00 Uhr morgens über das Leben, die Menschen und Beziehungen, das Universum und wie wir im nächsten Joint mehr Stoff als im vorigen unterbringen könnten, unterhalten. Wir standen in der öffentlichen WC – Anlage. Klingt verrückt, war jedoch kein ungewöhnlicher Treffpunkt für Idioten wie uns. Wir teilten uns eine Zelle und wechselten uns beim Hinsetzen auf die Toilette ab. Eine verrückte Nacht und ich hatte wahrscheinlich das härteste Zeug in meinem Leben geschluckt. So gesehen eine süße Erfahrung, im Gegensatz zu einer verschissenen manischen Phase.

Langsam wurde alles verschwommener. Irgendwo
zwischen meinem Bewusstsein und Unterbewusstsein
hatte ich den Aufnahmetest der Oxford University
bestanden, ohne überhaupt anwesend zu sein. Der Test
wurde am Tag meiner Einweisung ins Krankenhaus
abgehalten.
Ich begann eine Reise, die weit weg vom Bereich des
normalen Bewusstseins unternommen wurde. Die
unbeschreibbaren und außergewöhnlichen
Verbindungen, die mein Gehirn mir unterbreitete,
tauchten in kürzeren Abständen auf und wurden immer
intensiver. Am Morgen hatte ich mein Zimmer
demoliert, indem ich alles von den Regalen geschleudert
und im Raum verteilt hatte. Mein Vater war im Garten
und hörte mich schreien. Er sah mich, als ich mit meiner
E – Gitarre am Balkon stand und sie auf den Boden
schmettern wollte und schrie mich an, es sein zu lassen.
In einem kurzen Geistesblitz wurde ich eifersüchtig auf
Hendrix und seine Gitarrenkünste und warf sie aus dem
Fenster. Mein Vater stieß ein verzweifeltes „Nein!" aus.
Was war los? Drogen, daran bestand kein Zweifel.
Besonders gut erinnere ich mich an einen Vorfall mit
meinem Bruder, der nur wenige Tage vorher passiert
war. Ich unterbrach ihn bei der Überarbeitung seiner
Vorbereitungen für einen Test. Ich las *Wide Saragossa
Sea* von *Jean Rhys* und erlitt einen Zusammenbruch.
Vielleicht kümmerte ich mich zu sehr um das Wohl der
Menschheit und duldete zu sehr das Leiden der
Anderen? Vielleicht war ich hyperintelligent? War ich
anderen genetisch bedingt weit voraus? Die Antwort war
möglicherweise eine Kombination aller drei Faktoren.
Ich erzählte meinem Bruder, wie unfair es war, dass
Schwarze soviel Leid ertragen mussten, aber wenigstens,
so fuhr ich fort, war das Problem so gut wie gelöst. Er
stimmte mir zu und ich dachte an diesen gut gelaunten,

schwarzen Raver Chris aus meiner Klasse. Er nahm
keine Drogen, war cool drauf und hatte mir einige tolle
Moves beigebracht.

Nachdem ich meine Gitarre aus dem Fenster geworfen
hatte, kam meine Großmutter ins Zimmer und versuchte
mich, zu beruhigen. Sie bot mir an, etwas Toast mit
Honig zu essen und ich nahm fröhlich an, als hätte sie
mir soeben die Auszeichnung zum „besten Enkel"
offeriert. Als sie zurückkam, meinte sie, dass mein
Bruder mich sehen wollte. Ich spielte ihm meine
Lieblingsmusik „Fantasia Summertime 1992" vor.
Absoluter Hammer.
Anstatt zu reagieren und mich zu beruhigen, mir den
Arm um die Schultern zu legen, sprang mein Bruder – in
seiner Art und Weise ein Exzentriker – auf mein Bett
und fing wie wild an zu tanzen. Ich schrie ihn an, da
runter zu gehen. Mein Vater hörte den Lärm und kam
ins Zimmer. Er beorderte ihn ebenfalls vom Bett. Als
mein Bruder dem nachkam, schlug ich ihm ins Gesicht.
Das war ein Fehler, denn mein Bruder warf mich auf den
Boden und brachte mich in dieselbe aussichtslose
Position, in die er meinen Vater schon oft gebracht hatte,
nachdem dieser unsere Mutter verprügeln wollte. Mein
Vater überzeugte ihn schließlich, mich in Ruhe zu
lassen. Immerhin seien wir Brüder und sollten uns das
nicht antun. Innerhalb von fünf Minuten, waren Polizei
und Krankenwagen im Haus. Mein Vater hatte sie
alarmiert. Nachdem mein Bruder nicht für die Kosten
aufkommen wollte meinten sie, es wäre ohnehin meine
Sache, ob ich mit dem Krankenwagen mitkommen
wollte oder nicht. Ich war immer noch überzeugt davon,
dass dies ein Teil des Tests für Oxford und ich dazu
bestimmt war, ein Leben in psychologischer,
emotionaler und physischer Ekstase zu führen. Aber

erstmal entschied ich mich für den Rettungswagen und phantasierte gleich weiter. Diesmal ging es um den Schwarm meiner Kindheit, Alena Campbell. Wir waren im Alter zwischen 14 und 16 unzertrennlich. Ihr Bruder war in meiner Schule und tragischerweise wurde er auf dem Fahrrad von einem Auto überfahren. In all den Jahren waren wir gute Freunde. Ich war überzeugt, dass ich bald auf sie treffen und als einziger Mann mit vielen anderen Frauen eine ewig dauernde Massenorgie feiern würde. In meiner Fantasie führte sie das gesamte Geschehen. Ich war dazu bestimmt aus meinem Alltag auszubrechen, der immer am Abgrund zu unendlicher Traurigkeit kratzte.

Im Rettungswagen war ich allein, allerdings völlig aufgeregt über diese abenteuerliche Zukunft, die da auf mich wartete …. Man brachte mich ins Krankenhaus und legte mich ins Bett. Sie fragten mich nach meinem Namen und einige andere Sachen und machten ein EEG. Ich war sicher, dass diese 20 Personen oder mehr um mich herum standen, fasziniert von diesem meinen außergewöhnlichen Gehirn, welches diesen herausragenden Überlegungen zum Weltfrieden nachhing …. (Sie waren alle verkleidet, als hätten sie eine Operation vor sich.) Ich dachte, ich wäre bestimmt die Welt zu regieren und dies war ein historischer Moment … Ich war Gott und somit war Jesus mein Sohn … (Kein Scheiß.) … Ich war das Oberhaupt der Welt… Dann brachte mich der Krankenwagen zur Polizei. Ich dachte, man würde mich erstmal in einen sicheren Hafen bringen, da die Welt noch nicht bereit war für meine Neuigkeiten. Alles schien Sinn zu machen. Sogar der Polizist, der mir am Parkplatz der Polizeistation eine Zigarette anbot, schien seine Kamee – Rolle perfekt zu spielen. Er war ein Klon meines Stiefbruders Paul … Sein Geist gehörte zu einer Familie die meiner Mutter zu

einem glücklicherem Leben verholfen hatte. Er war
Mitglied einer Familie, die einen der Leidenden geheilt
hatte. Im Empfang am *Bearland 1* war ich überzeugt, das
Computerspiel am Commodore 64 *Fußballer des Jahres*
zu verkörpern. Jemand auf einem Herointrip kann nicht
einmal annähernd derart beschissene Gedankengänge
haben. Wenn ja, kann ich nur mein Beileid aussprechen,
aber kein Mitleid. Du siehst also, ich brauchte nicht mal
eine Nadel in meinen Arm stecken, um verrückt und
danach Selbstmord gefährdet zu werden. Ich hatte keine
Wahl. Das ist der Unterschied zwischen denen und mir.
Sie gehen auf Rehabilitation und sind weg von dem
Zeug. Welche Pillen ich schlucke, was ich auch
unternehme um davon weg zu kommen, es bleibt ein
Teil von mir, darin liegt der Unterschied. Natürlich
haben widrige Umstände, großes Pech oder
unvorhergesehene Umstände diese Menschen zum
Drogenkonsum getrieben. Allerdings kennt jeder von
uns beschissene Phasen und die meisten machen
trotzdem weiter. Meistens kommt es auf die Kraft des
Wollens an. Das macht den Unterschied zwischen
Menschen aus – das, eine Portion Glück und die sich
ergebenden Möglichkeiten. Letztlich wählt man ein
Leben als Drogenkonsument oder anderen
Abhängigkeiten. Ich allerdings nicht. Ich konnte nie
wählen und kann es bis heute nicht. Ich kämpfe jeden
Tag, um mein Trübsal zu besiegen und im besten Fall
gelingt es mir, das Unvermeidliche abzuschwächen.
Nicht jene Erfahrungen, die am allermeisten zerstörten
haben mich am meisten mitgenommen. Es waren die
fürchterlichen Resultate danach.
Auf der Polizeistation wurde ich in eine Zelle gesperrt.
Alles war voll geschmiert mit Graffitis. Ich habe sofort
den Rapper *Ice Cube,* dessen Name in die Tür geritzt
war, herausgelesen. In dem Augenblick dachte ich

schon, ich wäre Ice Cube und ich wäre der beliebteste
Amerikaner … Ich begann vier Stunden lang um mich
zu schlagen. Ich trat gegen die Tür und Wände. Ich
hämmerte gegen das Fenster. Ich krachte immer wieder
mit meiner Stirn gegen die Stahltür, langsam verspürte
ich wirklich große Schmerzen.

Einmal wurde ich unterbrochen. Ein Polizist servierte
mir eine Tasse Tee und stellte sie auf meinem Bett ab.
Ich realisierte ihn nicht. Er hätte mir die Tasse über
meinen Kopf gießen können. Er hatte bestimmt meine
Wunde gesehen, allerdings hat er sich nicht darum
geschert. Ist das nicht unmenschlich? Als ich einen
zweiten Bullen sah, hatte ich bereits einen Wunde in der
Größe einer Melone. Ich hörte nicht auf, meinen Kopf
gegen die Stahltür zu schlagen und schrie
AAAAAAAAAAHHHHHHGGGGGGGGGGGGGGGH
HHHHHHH eine gute halbe Stunde lang. Eines dieser
Schweine kam herein und brachte mich in einen großen
Raum. Er meinte, ich sollte mich ausziehen und machte
die Dusche an. Er nahm meine Kleider mit, drückte mir
einen weißen Anzug in die Hand und verließ den Raum
wieder. Ich war froh über die Dusche und dachte, dass
nun alles Leiden und die Schmerzen ein Ende haben
würden. Ich war mir sicher, ich musste doppelt soviel
Schmerzen als Jesus erdulden, immerhin war ich Gott
…

Nach meiner Dusche wurde ich im Raum eingeschlossen
und plante meine Flucht. Ich saß am Boden in
Breakdance Position, bereit für eine Drehung und – in
diversen Yoga Posen – malte ich mir aus, wie ich an den
Wänden hochklettern würde. Ich dachte an DJ Spider
und wie ich mein erstes Ecstasy in seinem Haus hatte –
eine Weiße Calais. Ich fühlte mich großartig. Meine
Augen sahen viele Dinge, alles funkelte und glitzerte. Ich
erinnerte mich, ihn in Fantasia gesehen zu haben. Ich

erinnerte mich, wie ich vor einem Jahr mit Brad im
‚Universe' getanzt hatte. Ich versuchte zehn Sekunden
lang mich zu bewegen, fühlte mich jedoch derart
unkoordiniert wegen des LSD, dass ich mich in einem
noch paranoideren Zustand fühlte, als vorher. Brad
tanzte die ganze Zeit, während ich kettenrauchend
herumlungerte und mich ärgerte, dass ich die Ribena –
Rave – Schar nicht zusammenbringen konnte, wie ich
das zuvor in den Brunel rooms geschafft hatte.
Während ich mich selbst positionierte, um an den
Wänden hochzuklettern, genoss ich meinen Erfolg, dass
die ganze Welt nur darauf wartete, um mich tanzen zu
sehen ... Alle DJ's warteten auf den Einen, der wusste,
wo es lang ging ... Ein Messias, ein Prophet, der
Überbringer des Friedens – das alles war ich, einer der
davon überzeugt war, ein Siebzehnjähriger aus
Gloucester.

Ich bin mir heute noch nicht sicher, wie hoch ich
geklettert bin. Ich wurde während eines Versuches von
meinem Vater und meiner Stiefmutter unterbrochen, als
sie durch die Glastür in meinen Raum sahen. Nackt wie
ich war, fühlte ich mich sehr stolz und präsentierte den
weißen Anzug, den ich auch gleich vorführte.

Der französische Psychoanalytiker Jacques Lacan hatte
mir also beigebracht, wie ich meine Stiefmutter erobern
konnte. Zu diesem Zeitpunkt war sie die einzige Frau auf
dieser Welt, die ich noch nicht drangenommen hatte. Sie
sah mich nackt, das musste genügen. Ich erinnerte mich,
wie ich sie in der Nacht zuvor aufgeweckt hatte,
während mein Vater eine Nachtschicht arbeitete. Ich trat
ins Schlafzimmer und trug die Feuerwehruniform
meines Vaters – vollständig ausgerüstet mit Stiefeln,
Jacke, Helm und Gasmaske. Sie schrie, als ich das Licht
anmachte. Was danach passierte, hab ich vergessen.
Vielleicht werde ich sie eines Tages, sollte sich unsere

Beziehung zueinander etwas verbessern, einfach danach fragen.

Mein Vater erklärte mir, er wollte mich nun an einen Platz bringen, wo man sich um mich kümmern werde. Wunderbar, und alles passierte genau nach meinem Plan. Seine Tränen beruhigten mich. Seine emotionale Reaktion war für mich völlig verständlich. Es war bestimmt bewegend zu realisieren, Vater von Gott zu sein … Meiner Meinung nach ist das eine einmalig wichtige Rolle. Ich fühlte mich in diesem Raumanzug sehr einzigartig.

Als er ging versicherte er mir, dass er mich liebte. Zum ersten Mal in meinem Leben hörte ich einen Vater, der immer für seine Arbeit und sportlichen Erfolge angesehen war, diese Worte sagen.

Während ich am Rücksitz des Polizeiwagens, einen weißen Raumanzug tragend abgeführt wurde, war ich völlig überzeugt davon, Donovan Bad Boy Smith, auf dem Weg zu meinem nächsten Rave, zu sein. Mein Kopf war voller Musik und den Erinnerungen an eine Nacht in den „Brunel Rooms" in Swindon. *Die „Brunel Rooms"* sind das Mekka der Drogenjunkies aus Gloucester und Umgebung der frühen und mittleren Neunziger Jahre. Als ich Donovan dort sah, war er dermaßen vollgedröhnt, dass er sich weigerte, um drei Uhr nachts Schluss zu machen. Er spielte weiter, bis schließlich jemand um halb vier Uhr den Stecker aus der Dose zog und dem ganzen Spektakel ein Ende setzte.

….

Ich erreichte das Coney Hill Krankenhaus erst spät abends. Eine Schwester empfing mich mit – meiner Meinung nach – offenen Armen. Ich dachte, sie wäre eine unterwürfige Hexe die an der oben genannten Orgie

teilnehmen wollte. Sie gab mir einige Pillen. Rasch
fühlte ich mich benebelt. Ich ging in meinem Pyjama auf
die Toilette und begann, während ich versuchte zu
urinieren, zu weinen. Die Schmerzen waren qualvoll –
kein Wunder, Satan selbst fügte meinem Penis dieses
große Leid zu.

Im Bett las ich weiter an Ursula Fanthorpe's Gedichten
und kritzelte das ganze Buch voll. Ich war immer noch
überzeugt, Berühmtheit erlangt zu haben und wurde
ruhig während ich dem – meiner Überzeugung nach –
Schulfreund gegenüber beim Schnarchen lauschte. Sein
Name war Adam Rimmer, der Einzige aus meinem Jahr
der mich durchschaut hatte. Wir hatten uns gut
verstanden, bis seine Freundin aus mir rausquetschte,
dass er sie betrog. Unweigerlich folgte ein Kampf und
wir waren quitt. Allerdings drohte er mir noch an, seinen
allseits bekannten Freund Linden auf mich zu hetzen.
Linden war einige Jahre älter und war klar von einer
härteren Sorte als wir beide, als ich jedoch in diesem
Bett lag konnte ich fühlen, dass Adam mir vergeben
hatte.

Alles in allem waren wir in etwa 20 Patienten. Ich ging
herum und benannte Personal, Patienten und Besucher
nach verschiedenen Dj's. Mein Stock bestand aus einer
großen Halle mit Essbereich, einer kleineren Halle mit
Telefon, einem Ruheraum für Patienten und deren
Besucher und einem Personalzimmer, absolut
Patientenfrei. Es gab auch zwei Räume mit
Schließfächern am Ende des Ganges.

Es schien, als würde meine Manie wieder schwinden.
Kein Wunder, ich bekam auch genug Medikamente, vor
allem die Analinjektion mit Haliperidol die ich gleich
nach meiner Ankunft erhalten hatte, trug wesentlich zu
diesem Eindruck bei. Jahrelang hab ich es gehasst, wenn
mir diese magischen Momente weggenommen wurden.

Manie hat mir Eindrücke geschenkt, für die andere vieles geben würden, um sie zu erleben. Ich war einfach nur glücklich. Es war unwichtig, dass diese Situationen keinen Sinn ergaben, auch wusste ich genau, dass der Zustand nicht ewig anhalten und eine Depression unweigerlich folgen würde. Ich sehnte mich nach diesen manischen Zuständen, anstelle dessen aber musste ich einsehen, dass ich mich in mentalem Asyl befand. Ich lebte an einem Ort, der wohl für andere geschaffen sein musste, nicht für einen Meister des Schachspiels und einen Vertreter des Gloucester Rugby Sports. Vor allem nicht für einen Menschen, der von sich dachte, der beste Schüler der gesamten Schule zu sein. Das war nicht das Leben, das ein begabter aber relativ normaler Mensch leben sollte.

Ich war von wesentlich älteren Patienten umgeben. Ich konnte genau erkennen, warum sie hier waren, für mich aber schien dieser Ort mehr als unpassend zu sein. Ich spekulierte herum, was ich wohl falsch gemacht hatte. Wenn ich es nur herausfände, ich würde es nie wieder anstellen. Es gab zu viele Dinge, mit denen ich zurechtkommen musste: meine Gedanken waren nicht zusammenhängend, ich musste mit der peinlichen Lage zurechtkommen, in einem Krankenhaus für psychisch Kranke zu sitzen, zusehen, wie meine Nahestehenden Verwandten betroffen waren und am allermeisten damit, dass ich immer wieder Anfälle von Aggression und Wut hatte.

Nach einem Monat entließ man mich aus der Sektion 1. Ich hatte mich beruhigt und war so etwas wie depressiv, obwohl es einen kleinen Vorfall gab. Meine Mutter holte mich am Weihnachtsabend zu ihr nach Hause. Ich konnte nicht schlafen und schrieb die ganze Nacht mit ihr an meinen Gedichten. Am Weihnachtstag versuchten sich meine Mutter, mein Stiefvater und mein Bruder mit

meiner Manie abzufinden. Am zweiten
Weihnachtsfeiertag brachten sie mich zurück ins
Krankenhaus und ich versuchte während der Fahrt, aus
dem Fenster zu klettern.

Ich wurde wieder aufgenommen und bekam einige
Medikamente, insbesondere Benzotrophine, die aber
einen ungünstigen Effekt hatten. Diese Periode schlug
ein schwarzes Loch in meine Lebensgeschichte. Vom
27. Dezember 1992 bis zum 1. Februar 1993 litt ich an
einer völligen Amnesie. Am 1. Februar erinnere ich
mich auf meinem Bett gestanden und auf eine Zeitung
uriniert zu haben. In diesem Augenblick betrat meine
Mutter das Zimmer, ähnlich einer Szene wie im Film
Made in Britain. Ich hatte realisiert, dass ich meinen
eigenen Raum bekommen hatte. Meine Mutter erzählte
mir, das Personal wollte immer einen Blick auf mich
haben und daher war ich allein untergebracht. Sie
meinte, ich sei besonders krank. Meine Mutter machte
die Zeitung weg und wischte am Boden auf. Bis heute
haben mir meine Eltern, die mich regelmäßig besucht
hatten, nur wenig über diesen Zeitraum erzählt. Meine
Mutter schilderte, wie ich einen Stuhl durchs Fenster
geworfen hatte, nachdem ich meinen Vater auf mich
zukommen sah. Er fuhr fort, dass man mich dann in eine
Zwangsjacke gesteckt hatte. Meine Mutter meinte, dass
fünf Krankenpfleger mich dafür festhalten mussten. Für
mich war es ein Schock, sich nicht mehr an derart
gewaltreiche Vorfälle erinnern zu können.

Die Depression meiner ersten Phase habe ich nur mehr
verwirrend in Erinnerung. Es war einen völlig neue
Erfahrung und noch immer kann ich sie schwer
einordnen. Ich war vor allem taub – ich schlief die ganze
Zeit, mied jeglichen Sozialkontakt, war völlig ohne
Motivation und nichts konnte mich fröhlich stimmen.
Ich wollte meine Freunde und Familie nicht sehen und

hasste es sogar, Musik zu hören. Man hätte mir eine Million Pfund schenken können. Ich hätte es wohl registriert aber keinerlei Freude und Verwendung dafür gehabt. Es ist schwierig, diese Gemütslage zu beschreiben. Du kannst völlig teilnahmslos in der Gegend herumsitzen und warten oder dich umbringen, wenn du es nicht verkraftest. Das Problem ist, um sich umzubringen muss man sich wenigstens ein bisschen anstrengen. Depressive Menschen aber haben keinerlei Motivation für irgendwas. Sie gehen lediglich selbständigen Vorgängen wie atmen, pissen und scheißen nach.

Ich fühle mich beschissen. Es gibt keine Zukunft. Ich bin unglücklich und werde in meinem Leben nicht mehr glücklich sein darum bringe ich mich um. Ich springe von einem Gebäude. Das wird mich umbringen. Das Problem ist, ich bin zu depressiv um nur aufzustehen und zu einem beschissen hohen Haus zu gehen und dann runter zu springen. Ich könnte jemanden um Hilfe bitten, aber ich will keine beschissene Menschenseele sehen. Außerdem sind sie alle bescheuert. Sie sind alle Wichser und wissen nicht, was ich durchmache. Ich rauche noch eine, das bringt mich sicher um... Scheiße, das war zu langsam. Wenn ich jetzt ein paar Pillen hätte, könnte ich eine Überdosis nehmen. Ich weiß nicht einmal, was mich umbringen könnte und ich bin zu fertig, um irgendwo hinzugehen. Ich bleibe hier und fühle mich weiter wie ein Stück Dreck. Es gibt keine Zukunft für mich und alles ist scheißegal.

Wenn man sich nach Selbstmord sehnt, dauert dieser Zustand ewig. Der oben beschriebene Denkprozess wiederholt sich selbst unzählige Male und auf vielen verschieden Levels. Während einer tiefen Phase denkt man an alle Möglichkeiten, das Leben zu beenden: hängen, erschießen, vor die U-Bahn werfen (das war die

am Meisten verlockende Variante), Pulsadern
aufschneiden, zu Tode schlagen, sich vergiften,
jemanden dazu zu bringen, einen zu erschießen,… die
Liste ließe sich noch lange fortsetzen.

Im Krankenhaus habe ich viele Menschen gesehen, die
versuchten sich etwas anzutun. Einige haben zugegeben,
einen Versuch gestoppt zu haben, andere waren bereits
entlassen und kamen nach einem Versuch wieder
zurück, andere hatten in der Vergangenheit schon einige
hinter sich. Manche tun es nur, um Aufmerksamkeit auf
sich zu lenken. Etwa mein Freund von der Uni, Roger, er
versucht lediglich, sich Schmerzen zuzufügen. Auf
diesem Weg erhalten sie einen lange herbeigesehnten
Gesprächspartner.

Es ist schwierig den Unterschied zwischen einem ernst
gemeinten Selbstmord und einem Hilfeschrei zu
erkennen. Allerdings sind die Leisen immer ernst
gemeint. Es geht um eine persönliche Sache und die
posaunt man nicht gerne laut heraus.

Traurig ist, dass das Personal anscheinend nicht
interessiert ist. Ich meine, sie grenzen sich stark von den
Patienten ab. Allerdings müssen sie das wahrscheinlich
– das alltäglich Erlebte wäre zu schwierig zu verarbeiten.
Oftmals – und es tut mir weh, das sagen zu müssen –
sind sie einfach sehr schlecht ausgebildet. Die meisten
von ihnen sieht man öfter den Sportteil in der Zeitung zu
lesen und nebenbei andere herum zu kommandieren –
sie geben an, was Patienten zu tun haben und was nicht.
Die Bedürfnisse der Patienten rühren das Personal einen
feuchten Dreck. Manchmal wünschte ich die strengsten
und nüchternsten von Ihnen – damit meine ich das
Durchschnittspersonal – würden Platz tauschen mit
echten Selbstmord Kandidaten. Dann würden sie nicht
mehr so verdammt unsensibel reagieren, oder doch?
Nein, sie würden auf dem Boden am Gang

zusammengerollt daliegen, wie diese anderen armen
Seelen es tun, die über ihre Probleme zu reden versuchen
oder gar ihren gesamten Sozialkontakt abbrechen und
die ganze Zeit über schlafen. Einige würden sich völlig
gut im einen Moment und voll beschissen im nächsten
fühlen. Vor allem dann, wenn sie eine ECT Behandlung
(Elektro – convulsive – therapy), kurz
Elektroschocktherapie hinter sich haben.
Als ich zum ersten Mal meine Familie in meine
Selbstmord Absichten einweihte, gab es unterschiedliche
Reaktionen. Die meiner Großmutter war die tröstlichste:
„Mein armer kleiner Junge. Ich habe mich genauso
gefühlt, wie du weißt. Genau so. Und es ist fürchterlich.
Es ist ein grausames Gefühl. Aber jetzt geht es mir gut.
Du musst dich da durchkämpfen mein Kind." Mein
Bruder begann zu analysieren, warum es mir wohl so
ging und er interviewte mich mit zahlreichen, sorgsam
ausgewählten Fragen. Wenn er damit nicht weiterkam,
meinte er nur, es wäre ein äußerst selbstsüchtiger Akt. Es
sei deshalb selbstsüchtig, weil ich die gesamte Familie in
Aufruhr bringen und an Weihnachten nicht mehr
zuhause sein würde. Mein Vater meinte nur:" Ach du
liebe Scheiße", in völligem Unglauben und schlug mir
dann eine auf den Hinterkopf um mir gleichzeitig zu
versichern, dass er immer, egal ob Nacht oder Tag, für
mich zum Reden da sein würde.
Meine Mutter war am allermeisten getroffen. In ihrer
ersten Reaktion versuchte sie mich aus den Gedanken
herauszuholen und meinte:" Alles wird wieder gut. Du
hast das Schlimmste überstanden. Du hast alle Zeit der
Welt um wieder gesund zu werden." Wenn das nicht
half, meinte sie:" Manchmal fühle ich mich auch so." Sie
wiederholte das oft und fragte sich immer, was sie wohl
bei mir falsch gemacht hatte. Wenn ich offen genug war,
machte ich mir Gedanken wie sie sich wohl fühlen

würden nach meinem Selbstmord. Vielleicht war es
wirklich ein selbstsüchtiger Akt. Ich denke, ich habe
mich aus genau diesem Grund nicht umgebracht.
Irgendwie dachte ich im letzten Moment an meine
Familie. Ich würde mich meinem Vater, meiner Mutter
und meinem Bruder gegenüber immer schuldig fühlen.
Glücklicherweise hörte ich nie Stimmen. Schizophrene
haben es mit Situationen zu tun, die wir uns nicht einmal
im Traum ausmalen können. Sie haben wirklich alle
Anstrengung, sich wieder in der Gesellschaft
einzufügen. Winnie, ein schwarzes Mädchen aus Coney
Hill, hörte ständig Stimmen die ihr befahlen, andere
Menschen zu töten. Sie hatte einen starken Willen, war
eine fürsorgliche Persönlichkeit und bestand darauf, dass
jeder die Bibel lesen und seinen Nächsten lieben musste
– für viele in der Einrichtung aber, die fast katatonisch
waren (einschließlich dem Personal), war sie die
schwierigste Patientin. Irgendjemand hatte sie einer
Gehirnwäsche unterzogen. Einmal war sie allein in
einem Strafzimmer eingeschlossen, weil sie zuviel Krach
gemacht hatte. Sie bat mich immer wieder, sie zu
befreien, doch ich konnte nicht. Sie meinte ich sollte
stark bleiben, denn sie liebte mich. Ich sagte ihr, dass ich
sie auch liebte und das war auch so – in einer lustigen
Art und Weise - aber ich wusste auch, dass sie eben am
allerwenigsten wieder „normal" werden würde.
Meine eigenartigste Erinnerung an eine manische Phase
in Coney Hill war, als ich zum Gehirnröntgen ging. Die
Krankenschwester erzählte mir, ich würde nun einen
neuen Haarschnitt bekommen. Ich glaubte ihr selbst
dann noch, als schon überall an meinen Kopf Drähte
angeschlossen waren. Diese Verrückte.
Routine tritt sogar in psychiatrischen Krankenhäusern
auf. Morgens, mittags und abends gibt es einen Aufruf
zur Medikamenteneinnahme. Normalerweise rauchen die

Patienten exzessiv, trinken Unmengen an Tee, sehen deprimiert aus und sitzen zu Essenszeiten an einem Tisch. Andere Aktivitäten waren fernsehen, Tischtennis – darin wurde ich ziemlich gut – und in seltenen Fällen sogar lesen. Einige Patienten gehen spazieren, wenn sie dürfen und vor allem wollen. Ich fand Zuflucht im Ruheraum. Immer wenn ich Besuche hatte, zogen wir uns dort zurück und wir hatten etwas Auszeit von den Bakterien und Bazillen der Station. Ich spielte dort meine Kassetten ab und versuchte zu vergessen, was mit mir so passierte. Die Zeit stand still, bis sich mein Besuch wieder verabschiedete. Nach einer Zeit aber waren die Besuche nicht mehr sonderlich hilfreich, denn ich war dabei wieder in eine tiefe Depression zu versinken.

Ich war von dem Geschehen erschöpft. Ich war es müde, krank zu sein, besorgt, ob ich mich jemals wieder erholen würde und hatte Angst ausgelacht zu werden, sollte ich jemals wieder in die Welt da draußen zurückkehren. Mein Vater hatte mir eines Tages erzählt, dass er befürchtete, ich würde für den Rest meines Lebens ein *Kohlkopf* bleiben. Nichts konnte mich erheitern, mein Gemütszustand war im Keller. Jetzt kann ich wahrnehmen, dass es anderen Menschen viel schlechter geht und das erhält mir meine Balance. Wohin ging ich? Was passierte mit mir? Wie sollte ich das jemals Jemandem erklären? Wie sollte ich mich jemals erholen? Eigentlich war mir schon alles egal. Ich hatte zuviel durchgemacht, um nur irgendwie positiv zu denken.

Zeit wurde mein einzig wahrer Heiler. Es brauchte Zeit, um meine Situation zu akzeptieren und Zeit, um die Krankheit in mein Leben zu integrieren. Ich habe keine Ahnung, welches Ziel therapeutisch - psychiatrische Einrichtungen verfolgen. Sie stecken Betroffene zusammen, wie sollen die sich jemals gegenseitig aufheitern? Das trägt nur noch mehr zur Misere bei. All die anderen Patienten haben mir geholfen eine Perspektive zu sehen – allerdings keine Positive. Es waren immer noch die Verrückten drinnen und alle anderen draußen. Ich fühlte mich wie ein Unschuldiger im Gefängnis. Ich wurde festgehalten und hatte doch nichts falsch gemacht.

Sie hatten mir meine Freiheit gestohlen. Meine Seele wäre auf einer Insel für manische Menschen besser dran gewesen. Dies wurde mir Jahre später von einem meiner Uni Professoren bestätigt. Als ich einmal weg war, erzählte er mir, dass auch er mit ähnlichen Problemen zu tun hatte. Ich war nicht verwundert, er war ein scharf denkender Mensch und auffallend exzentrisch. Auf dieser Insel in meinen Gedanken war ich fähig, meine Manie richtig auszuleben und wer weiß, vielleicht wäre mir ja eine geniale Idee oder Inspiration entschlüpft? Möglicherweise hätte ich sie sogar umsetzen können! Ich wäre einzigartig und dazu fähig gewesen, die Welt zum Besseren zu verändern. Und wenn das einen Schritt zu weit für mich war, hätte ich mir wenigstens meine Würde erhalten. Mein freier Geist wäre erblüht und gedeiht.

Ich versuchte positiver zu werden. Ich würde diese Plage bekämpfen. Ich war froh, nicht normal zu sein. Ignoranz möge Glück sein, wie Sokrates einmal sagte; vielleicht war ich deshalb so unglücklich? Ich wandte mich epigrammatischer Poesie zu, um mein Bewusstsein zu erhöhen. Ich wollte sie Jedem am Stock vorlesen, auch denen, die in Trance waren. Sie riefen eine Menge rhetorischer Fragen auf und konnten meine Stimmungen besser einschätzen als ich selbst. Ich schrieb hunderte Texte und warf sie voller Zorn wieder weg, während ich versuchte mich wieder mit dem Gedanken auseinandersetzte, mich in die Gesellschaft zu integrieren. Konnte ich je aus diesem Abgrund wieder hochklettern? Wenn ja, wie würde ich dann wieder dazu passen, den Normen und dem System gerecht werden und neuerliche Lasten ertragen? Ich war nicht ein moderner Sisyphus – immer einen schweren Stein den Berg hinaufschiebend, nur damit er wieder runterrollte. Das entsprach nicht meiner Vorstellung von sinnerfülltem Leben.

Meinen achtzehnten Geburtstag verbrachte ich im Krankenhaus. Es war eine beschissene Angelegenheit. Ein halbes Dutzend Patienten waren fit genug, um ein Stück Torte mit mir zu essen und wir stopften uns in kürzester Zeit das Maul voll. Es gab eine kleine Feier im Haus meiner Großmutter mit meiner Mutter und meinem Bruder. Meine Mutter machte einige Fotos. Meine Pupillen hatten sich mehr erweitert als in Zeiten, in denen ich auf E's war. Sie waren ausgezerrt, zerschlagen von all den Medikamenten, die durch meinen Körper geschossen waren. Ich fühlte mich ekelhaft, wann immer ich die Alben meiner Mutter und Großmutter durchblätterte und diese Bilder sah. Ich bat sie, sie zu entfernen. Meine Mutter schrieb „Jasons achtzehnter Geburtstag" daneben. Es war ein netter aber vergeblicher Versuch, alles normal erscheinen zu lassen. Ich sah aus, als hätte mir jemand einen Liter Ketamine mit einer Spritze groß wie ein Baseballschläger durch meine Stirn gejagt. Achtzehnte Geburtstage sollten Spaß machen und nicht demütigend sein wie meiner es war. Es war nicht irgendjemandes Schuld, ich fühlte mich einfach so.
Ich blieb noch drei Monate in Coney Hill. Viel Zeit verbrachte ich mit Gedichte schreiben, Gitarre spielen, fernsehen, Kette rauchen, Tischtennis, Besuchern sprechen, spazieren gehen und bei allgemeinen

Aktivitäten der Station mitzumachen. Als mein Bewusstsein zurückkam, halfen mir die Routine der Station und die Therapie die ich besuchte, wieder Rhythmus zu bekommen. Ich gewann wieder einen Bissen Selbstbewusstsein zurück.

Ich hatte viele Besucher. Meine Mutter und mein Vater kamen fast täglich. Mein Vater brachte mir oft einen Mars – Schokoriegel und sagte mir, dass er mich liebte. Meine Mutter unterbrach ihren Job in Wales und wohnte wieder bei meiner Großmutter um mich besuchen zu können. Das half mir sehr. Sie versuchte stark zu sein, wenn sie bei mir war und weinte bei meiner Großmutter. Mein Bruder kam einige Male die Woche nach seiner Arbeit und versuchte immer, positiv zu sein. Ich weiß, dass ihn die ganze Situation aufregte, aber er wusste nie, wie er mich auf sein Leiden ansprechen sollte, das durch mich verursacht worden war. Was konnte ich tun? Ich war kein Houdini. Ich konnte dieses Gefühl bei ihm nicht wegzaubern.

Mir fiel auf, dass meine Eltern nie zur gleichen Zeit kamen. Ich bin mir sicher, sie hatten das geplant. Sie hassten sich zu diesem Zeitpunkt immer noch und haben einander wahrscheinlich die Schuld an meiner Situation zugeschoben. Sie wussten, dass jede Konfrontation ihrerseits mich aufregen würde. Eigentlich war es für mich ohnehin besser mehr Besucher alleine zu haben. So verging ein Tag etwas schneller. Ich hatte eigentlich keine Lust sie beide gleichzeitig zu sehen, ich hätte damit noch nicht umgehen können.

Besuche halfen mir sehr. Sie unterbrachen die verzweifelte Monotonie des Krankenhausalltags. Am meisten freute ich mich immer auf Brad. Er war dabei sich von seiner Speed – Abhängigkeit zu erholen und verbrachte dafür viel Zeit im Fitness – Studio. Seine Gegenwart gab mir Zuversicht mich jemals wieder in die

Gesellschaft einzufügen, nachdem auch er es wieder geschafft hatte. Ich erinnere mich an einen Besuch, als ich noch in einer manischen Phase war. Als ich ihn sah, rannte ich in mein Zimmer und zog mir alle Kleider aus meinem Schrank über. Ich trug ein halbes Dutzend T – shirts, vier Jeans, ein halbes Dutzend Socken, zwei Mützen, Handschuhe, Schuhe an meinen Händen und Füßen und packte meinen Rucksack mit all meinen anderen Sachen. Er lachte. „Jason, was machst du?" - „Ich hau hier ab, Mann! Ich hab genug!"

„Hast du Lust auf eine Runde Tischtennis?" – „Na gut." Ich versuchte mit jedem Schlag zu punkten und Brad lachte das ganze Spiel lang. Er gewann ohne Probleme. Anschließend gingen wir in mein Zimmer zurück, schoben einen Pornofilm in den Videorekorder und rauchten.

„Was machst du jetzt?", fragte mich Brad.

„Ich habe beschlossen, noch eine Weile hier zu bleiben." Brad ist mit Nähten übersäht und ich habe eine Grimassen – Visage wegen meiner hohen Medikation. Auch auf Tims Besuche freute ich mich immer. Er war mit mir in der Klasse und kam fast so oft wie Brad. Er sah mich in meinen schlimmsten Phasen. Wir saßen im Wohnzimmer, als mein Kiefer sich plötzlich zu drehen begann. Ich hatte nicht genug Procycladine bekommen und konnte nicht mehr sprechen. Die höllischen Schmerzen brachten mich zum Weinen. Mein Kiefer drehte sich nach unten, stoppte und wand sich dann wieder zurück. Ich bekam rasch die richtige Medikation und der Spuk war vorüber.

Jahre später erzählte mir Tim, dass er nach einem seiner Besuche in Tränen ausgebrochen war. Er konnte nicht glauben, was da mit einem seiner besten Freunde passierte. Ich realisierte erst, wie sehr all die Menschen die mir in dieser Zeit nahe waren, gelitten haben mussten. Ich war nur mit mir selbst, meiner Depression und meinem Selbstmitleid beschäftigt, dass ich nie überlegte, wie es wohl meiner Familie und meinen Freunden ging. Mein Vater hat mir nie erzählt, wie nahe ihm die gesamte Situation gegangen war, aber er war die ganze Zeit über sehr ruhig und positiv. Er verstand, dass ich durch harte Zeiten ging und machte mir immer Mut durchzustehen. Meine Gedanken waren oft in ständigem Fluss und seine positiven Kommentare mischten sich mit meinen negativen, depressiven Überlegungen. Eine Handvoll Leute kamen mich eines Tages gleichzeitig besuchen. Derek Gabb, Nicholas James und Paul Kingsbury, Kerry Tamlyn und Jenny Tomlinson, Helen Cosgrave, Petal und Sam Checkitts. Sie kamen weil ich sie darum bat, weil sie sich Sorgen machten oder weil sie schlicht und einfach neugierig waren. Menschen sind im Allgemeinen sehr neugierig und wollen mit eigenen Augen sehen wie es aussieht, wenn jemand manisch ist. Allerdings versuchen viele nicht zu sehr involviert zu werden. Ich bekam eine Karte der Dänischen Road High School für Mädchen. Ich war gerührt – Dutzende Mädchen hatten unterschrieben. Ich kannte beinahe alle von ihnen.

Chris, der Tänzer aus der Schule, und seine Freunde kamen, wurden aber nicht zu mir durchgelassen. Das Personal dachte, sie wollten mir Drogen liefern. Beschissene Hypokraten.

Sie wollten mich sehen, das war alles. Immerhin hatten mich die Pillen meines Arztes schlimmer zugerichtet als sonst etwas. Ich bekam davon Amnesie, und einige sehr ernste Rückfälle. Ich hatte keine Energie, gegen irgendetwas anzukämpfen. Mein Wille war schwach und ich müde, ausgezerrt und krank. Mein Vertrauen war gebrochen und mein Realitätssinn völlig verändert. Nichts würde mehr sein wie früher. Nach einer kurzen

Erholungszeit aber, veränderte sich meine Einstellung dem Leben gegenüber. Ich wurde stärker und ließ mir nichts mehr einreden.

Eines Tages bekam ich Besuch von einem meiner Lehrer, Mr. Moss. Eine angenehme Überraschung und er meinte, dass er sich wieder auf meine Rückkehr in die Schule freute, sobald ich erst wieder auf meinen eigenen Füßen stand. Er war ein wundervoller Mann, der mir Selbstvertrauen und Mut zum Schreiben vermittelte. Er entschuldigte meine Englisch- und Französischlehrer und bestellte mir herzliche Grüsse.

Ich hätte mich sehr über einen Besuch meiner Englischlehrerin gefreut. Ich hatte sie nur einige Monate gekannt, aber sie war für mich eine wahre Inspiration. Ich schätze, sie konnte mit der Drogensache nicht richtig umgehen. Ich hatte lange den Eindruck, sie wäre eine eingebildete Gans, die das Maul voll nahm und nichts davon umsetzen würde. Was soll's, ich vergebe ihr.

Lange Zeit habe mich ängstlich an die Erholungsaktivitäten des Coney Hill geklammert, um die Zeiten der Depression besser durch zu stehen. Ich musste der Monotonie der Station irgendwie entkommen. Meine erste Aktivität war Fußball um acht Uhr morgens. So wurde ich gezwungen meinen Schlafrhythmus umzustellen, der mir bis dahin erlaubte, mich bis zum späten Nachmittag unter meiner Decke zu verstecken. Manchmal wurde ich vom Personal gezwungen aufzustehen, oft regelrecht aus dem Bett geschubst und dann wieder blieb ich erfolgreich liegen. Sie hievten mich nicht wortwörtlich aus dem Bett, aber öffneten das Fenster weit oder zogen mir das Laken weg. Wenn ich aber in meiner Depression versunken war, hatten sie keine Chance und ich schlief einfach abgedeckt weiter. In meinen härtesten Zeiten verbrachte ich oft mehr als 20 Stunden in meinem Bett. Ich stand nur auf, um zu Essen, aufs Klo zu gehen oder wenn einer meiner Besucher mich überreden konnte. Nachdem sie gegangen waren, lag ich aber sofort wieder. Fußball jedoch half mir dabei, meine Gedanken wieder in Richtung Rückkehr in mein Leben Draußen zu lenken.

Wir begannen uns erst mit einigen Übungen aufzuwärmen. Für mich als sportlichen Typen war das eine eher peinliche Angelegenheit, denn ich kannte wohl effektivere Methoden. Ich fühlte mich wie in der Vorschule, beim Aufwärmen zum Softballspiel. Himmel noch mal. Jeder der schon mal mit einem Schaumstoffball gespielt hat weiß, dass es damit unmöglich ist, Geschwindigkeit und Spielfluss in Gang zu bringen. Andererseits tat mir die Bewegung gut und ich blieb dabei. Nicht viele Leute nahmen das Angebot in Anspruch und die Gegner waren eher schwach aber ich tat meinem Selbstbewusstsein etwas Gutes.

Bald besuchte ich eine weitere Aktivität. Der Entspannungskurs war angesagter als Fußball, wahrscheinlich weil jeder so deprimiert war und wie ein Sack herumliegen wollte. Außerdem war der Raum nur 20 Meter von der Station entfernt, während die Turnhalle einen zehnminütigen Fußmarsch forderte.

Während der Entspannungsübungen saßen etwa fünfzehn Personen in ihren Stühlen. Sanfte Musik kam aus dem Hintergrund und die Trainerin empfahl uns, die Augen zu schließen. Sie gab uns genaue Anleitungen; Rücken gerade, Beine geschlossen halten, um Arme und Handflächen darauf rasten zu lassen. Dann atmete sie uns langsam vor und wir taten es ihr nach. Langsames Einatmen, entspanntes Ausatmen.

Die ersten Male fand ich das sehr erfrischend und entspannend. Dann verlor ich das Interesse. Ich begann zu schummeln und sah den anderen aus meinen Augenwinkeln zu, ob auch jeder seine Augen geschlossen hatte. Jeder war konzentriert dabei und keiner bemerkte mich. Einmal schlief ich sogar ein. Somit war für mich der Zeitpunkt gekommen, das ganze zu beenden. Schlaf hatte ich genug in meinem Zimmer. Das Gute daran war, dass ich dort nebenbei auch noch eine Zigarette rauchen konnte. Eine Kippe war immer eine willkommene Abwechslung zur nie enden wollenden Langeweile und eine gute Möglichkeit, um meinen Angstzuständen zu entkommen, die mich so oft überfielen. Der Großteil aller Patienten waren schwere Raucher und es war verboten in der Halle, im Schlafsaal, in der Küche oder im Personalzimmer zu rauchen. Somit blieben als Rauchzonen nur der Gemeinschaftsraum und der Park über. Freiwillige Patienten durften sich überall bewegen, wir anderen mussten warten, bis uns einer der Betreuer nach draußen begleitete.

Es gab noch andere Formen von Beschäftigungstherapie. Ich nahm an keiner teil, außer töpfern - allerdings nur einmal. Ich war ein großer Fan von Fundstücken aus dem fünften und sechsten Jahrhundert v.Chr., Attic Black und Arbeiten aus rotem Ton. Am allermeisten beeindruckte mich die Größe der *Francoise Vase* und dass diese, als sie in 1200 Stücke zerbrochen war wieder zusammengesetzt werden konnte. Wenn ich in der Tonwerkstatt war, konnte ich an nichts anderes als an die Liebesszene in *Ghost – Nachricht von Sam* denken, mit Demi Moore und Patrick Swayze und ihren Händen im Ton versunken. Dieser Gedanke ließ ein Gefühl großer Einsamkeit in mir hochkommen. Fünf Monate vorher noch, war ich von mir als dem Schönsten Mann der Welt und der einmaligen Anziehungskraft auf Frauen überzeugt gewesen. Jetzt lebte ich in einer psychiatrischen Abteilung in Gesellschaft von alten, strickenden und nähenden Damen; außer einem Dutzend nackter Frauen gesehen, ein paar „Blow Jobs" und kaum

erwähnenswerte sexuelle Erfahrungen gemacht zu
haben, war bei mir noch nicht viel gelaufen. Vielleicht
war ich deshalb krank? Vielleicht fehlte mir einfach die
Sicherheit, die mir eine feste Beziehung geben konnte?
Ich hatte nur eine vage sexuelle Erfahrung im
Krankenhaus. Eines Nachmittags ging ich in Richtung
Bad und kam an der offenen Tür von Karen vorbei. Sie
lag auf dem Bett, war in einem absurden Zustand und
rief immerzu meinen Namen. Verunsichert, dass mich
jemand vom Personal erwischen und mich auf ein
sechsmonatiges Ausgehverbot setzen könnte, schloss ich
die Tür von Außen zu. Ich wollte nicht, dass ein kleiner
Vorfall alles verzögerte. Außerdem war ich viel zu
schüchtern und rücksichtsvoll, um den ersten Schritt zu
machen.
Ich brauchte die Genehmigung dreier Spezialisten, um
mir eine einmonatige Ausgeherlaubnis einzuholen.
Einmal wöchentlich gab es eine Diskussionsrunde auf
der Station, wo man seine Wünsche und Bedürfnisse
kundtun durfte. Unglücklicherweise waren diese Runden
meistens zu gut besucht und voller Ärzte in Ausbildung,
deren Anwesenheit viele der Patienten gehörig
einschüchterte. Sie waren meistens in Eile und der
Patient verließ diese Runden meist noch gestresster,
außer er war von einem Betreuer in seinen Anliegen
vertreten. Solltest du jemals in diese Situation kommen,
organisiere dir einen von Ihnen. Es ist dennoch
unwahrscheinlich, dass man dich über dieses Recht zu
einem eigenen Betreuer informiert. Wie auch immer,
außer dieser Diskussionsrunde steht man in keinerlei
Kontakt zu dem behandelnden Arzt, der einem die
Medikation verschreibt, es sei denn, man bettelt darum.

Die Schwestern haben einen immer im Auge und sind
manchmal auch sehr angenehm. Sie sind immer bedacht

nicht zu freundlich zu sein, das wäre unprofessionell.
Man könnte aber auch sagen, dass der Patient
normalerweise auch keine zu nahe Beziehung wünscht,
nachdem man in diesen Phasen nicht sonderlich zu
neuen Freundschaften aufgelegt ist. Das Personal
verkörpert eher eine Spezies, die einem ständig in den
Arsch tritt. Keine besonders nette Beschreibung, ich
weiß, trotzdem passend. Die Schwestern authentisch und
hatten sich vorgenommen, in ihrem Beruf Menschen zu
helfen. Trotzdem werde ich dieser Art von Berufung
immer etwas skeptisch gegenüber bleiben. Niemand
kann leugnen, dass es um eine Art von Machtausübung
geht. Besonders dann, wenn Medikamente verteilt
wurden, kam dieses Gefühl in mir hoch. Jeder Patient
bekommt seine Medikation in einer bestimmten
Reihenfolge und es wird verlangt, dankbar zu sein. Um
mögliche Fehler sofort zuordnen zu können, gibt es
immer eine verantwortliche Schwester die befugt ist, die
Tabletten auszuteilen. Manchmal werden die Tabletten
fein zerrieben und ausgeteilt, was normalerweise nur bei
Patienten mit Sonde erlaubt ist. Ich kenne Leute die
meinen es wäre in Ordnung zerriebene Tabletten
einzunehmen, hätten sie jemals das Kleingedruckte bei
Lithium oder Sodium Valporate gelesen, wüssten sie,
dass dem nicht so ist.
Warum überhaupt sollten wir uns für Tabletten
bedanken? Es ist verdammt lästig, über Jahre hinweg
jeden Abend Lithium in sich hinein zu stopfen, soviel
kann ich sagen. Wenn man sie schluckt ist es
unangenehm, sie bleiben im Hals stecken, trocknen
deinen Mund aus, wecken dich nachts zum pinkeln auf
und manchmal vergisst du, ob du sie schon genommen
hast oder nicht. Weil sie so wichtig sind, genau
genommen sind sie deine Rettungsleine, stressen und
verwirren sie dich.

Einige Patienten fordern die gesamte Woche ihren zuständigen Arzt zu sprechen. Wenn sie mit ihm fertig sind, verlangen sie nach dem nächsten. Diese psychiatrischen Ärzte waren immer beschäftigt. Sie werden von manchen Patienten verehrt und es wird erwartet, dass sie nicht nur die Krankheit, sondern auch die emotionalen Probleme heilen. Ich bekam oft den Eindruck, dass diese Ärzte die Welt regieren. Ich schätze also, sie haben den gleichen Machtanspruch wie Krankenschwestern, möglicherweise noch ausgeprägter. Aber ist dieses Verhalten möglicherweise jedem von uns eigen? Wir alle haben gerne alles oder jemanden unter Kontrolle. Warum haben so viele von uns Haustiere? Nur um einen loyalen Gefährten zu haben? Ich kann und werde diese Begründung nie akzeptieren.

Um mir die Rückkehr in das Leben in der Gesellschaft zu erleichtern, durfte ich übers Wochenende aus dem Krankenhaus. In meiner ersten Nacht draußen, ging ich mit zwei meiner Freunde, Kevin und Brad, in die Stadt. Wir traten in ein Pub ein und wurden beäugt. Die meisten Leute wussten, wo ich in den letzten Monaten gesteckt hatte und grüßten mich mit einem einfachen „Hallo Jason" oder „ Alles klar, Jase?". Wir gingen in einen Nachtclub. Nachdem ich fünf Monate keinen Alkohol getrunken hatte, war ich am Ende unseres Abends schwach auf den Beinen. Meine beiden Freunde läuteten meinen Vater aus dem Bett, lehnten mich an die Haustür und schwirrten ab. Mein Vater öffnete, fing mich auf und brachte mich ins Bett. Es dauerte das restliche Wochenende, mich wieder auszunüchtern. Mit der Zeit verbrachte ich immer längere Perioden zuhause. Ich war verlegen, als die Erinnerung der manischen Gedanken, die ich in diesem Haus erlebt hatte, in mir hoch kam. Es war schwierig, denn mein Vater und seine Freundin verhielten sich, als ob alles in bester Ordnung wäre. Ich bin mir sicher, es war auch für die beiden sehr schwierig. Wie sollten sie auch reagieren? Es gab keinen Ratgeber, dem sie hätten folgen können.

Ich besuchte zum Ende meines Aufenthalts regelmäßig einen Psychologen. Er half mir auf eine sanfte Art und Weise dabei, wieder Fuß in der Welt draußen zu fassen. Ich würde ihn in den folgenden zwölf Monaten regelmäßig aufsuchen. Er war freundlich, scharfsinnig und mit einer vernünftigen Intelligenz ausgestattet. Allerdings schien sein Rat immer etwas stereotyp und er antwortete mir immer genau das, was ich hören wollte. Manchmal fühlte ich mich von oben herab behandelt, paranoid, gedemütigt und geschmälert. Wenig überraschend, wenn man bedenkt, dass ich mein Innerstes einem völlig Fremden auf den Tisch gelegt hatte. Ich hatte nie das Gefühl, dass er begriff wie ich mich wirklich fühlte. Egal was ich ihm über meine Familie oder meine Krankheit schilderte, er würde nie wissen wie es sich anfühlt, ich zu sein. Als ich ihm verkündete, dass ich ihn nie wieder aufsuchen würde, glaubte er mich nicht. Er vereinbarte einen Termin für die folgende Woche. Es war, als ob er, gleich seiner Intelligenz, zu künstlich und oberflächlich war, um echtes Einfühlungsvermögen zu entwickeln.

Vielleicht lag es in der Natur der Profession, zu beherrschend, organisiert, zu weit entfernt zu sein. Ich weiß, dass ich im richtigen Moment ausgestiegen bin, denn ich begann zu selbstanalytisch, zu ehrlich und zu gefesselt von meiner eigenen Psyche zu werden. Ich verließ den Unterricht, um mit meinem Psychiater über Erkenntnisse, die mir eben in den Sinn gekommen waren, zu sprechen. Es wurde zu einer wöchentlichen Routine und es war absurd. Ich habe mich anders gefühlt, eben wie ein Außenseiter.

Nach Coney Hill würde ich niemals mehr wie ein

normaler Mensch leben können. Obwohl meine mentale
Gesundung auch gut verlaufen war, ich hatte meinen
Verstand verloren gehabt, und damit war ich auch schon
der einzige in meiner Schule. Sie wussten was passiert
war, aber keiner verlor ein Wort darüber. Sie verdeckten
alles indem sie immer wieder meinten:
"Alles klar, Jase." Das war in Ordnung, ich hätte auch
nicht gerne darüber gesprochen.
An einem meiner letzten Tage im Krankenhaus hatte ich
ein langes Gespräch mit meinem zuständigen Betreuer.
Sein Name war Alan und er war beauftragt, mich
während meiner Zeit auf der Station zu begleiten. Er war
Krankenpfleger und er kümmerte sich um meine
besonderen Bedürfnisse. Er war ein richtig munterer
Kerl der mir immer nur versicherte, dass alles wieder gut
werden würde. Ich fragte ihn schließlich nach meiner
Diagnose und er meinte, man nennt diese Erkrankung „
Manisch – Depressiv". Er meinte, ich müsste mir keine
Sorgen machen, denn es würde nie wieder
zurückkommen. Ich war erleichtert, denn ich war mir
nicht sicher, ob ich einen weiteren Zusammenbruch je
wieder überstehen würde. Ich wünschte, Alan hätte sich
etwas mehr mit seinem Fach beschäftigt oder er wäre
etwas ehrlicher zu mir gewesen. 95% aller Betroffenen
erleben einen zweiten Zusammenbruch – vielleicht hätte
mir dieses Wissen geholfen und ich in den folgenden
Jahren etwas besser auf mich aufgepasst.

Kapitel 3 – Willkommen in der Realität …?

Nachdem ich gerade einen Monat vor Schulschluss zurückgekommen war, wurde ich eine Klasse nach unten versetzt. Ich hatte einfach zuviel verpasst. Außerdem wechselte ich Französisch, das nicht besonders gut gelaufen war, mit Politik am Gloscat College Dienstag abends in Cheltenham.

In meiner neuen Klasse hatte ich nur einen echten Freund. Kev hatte mich in Coney Hill öfter besucht, obwohl ihm das von seinem Dad untersagt worden war. Ich hatte nie genau nachgefragt, konnte aber verstehen, dass man als Elternteil seinen Sohn nicht mit einem herumhängenden Irren gesehen haben möchte.

Ich schätzte sehr, dass Kev seinen alten Herrn ignorierte. Er war einer, der von sich aus auf mich zuging. Wir wurden sehr enge Freunde. Er akzeptierte meine Krankheit und fand sie faszinierend und spannend. Das half mir dabei, mich zu entspannen und in seiner Gegenwart konnte ich sogar den einen oder anderen Witz über mich selbst machen.

Am Wochenende ging ich normalerweise mit Kev aus, meistens stieß auch Brad dazu. Wir tranken Alkohol in Mengen, hielten uns allerdings von Drogen fern. Himmel, Drogen hatten mich ins Krankenhaus, Brad um sein logisches Denken gebracht und Kev war davon paranoid geworden.

Wie auch immer, für mich war es sehr deprimierend, dass alle meine alten Klassenkollegen Gloucester verließen und auf die Universität wechselten – ich musste noch ein Jahr damit warten. Das Gefühl war nicht vergleichbar, wie wenn man durch das Examen rasselt, es war eher so, als ob man fliegen wollte und am Boden fest genagelt ist. Während meiner Zeit im Krankenhaus teilte man mir mit, dass die gesamte Schule für meine Gesundung betete. Das war ein angenehmes Gefühl, ich hatte eher erwartet, dass man mich für Drogenkonsum und – verkauf rauswerfen würde. Aber warum?

Ich hatte während der Jahre viel Anstrengung darauf verwendet, außerschulische Aktivitäten in Anspruch zu nehmen, war Mitglied des Schulschachteams von Beginn an und knapp davor, es als Kapitän zu repräsentieren. Dann wurde ich krank. Außerdem war ich der erste von Fünfzehn, die außerordentliche Leistungen im Rugbyteam erbracht und viele Tore gemacht hatten, sogar im Schülercupfinale. Verdammt noch mal, ich sollte Schulsprecher werden, anstatt dessen landete ich im Irrenhaus.

Ich erinnere mich immer daran wie es sich anfühlt, auf Gloucesters unbekanntem Rugbyfeld, Kingsholm zu spielen, zu treffen und zu gewinnen. Zwanzig Minuten waren vergangen und wir wurden von einem anderen Team aus Saintbridge ordentlich drangenommen. Wir hatten noch keinen Schlag gemacht, die anderen bereits einige Punkte und sie bekamen darüber hinaus auch noch eine Menge Unterstützung von den Zuschauerbänken. Man versuchte uns einzuschüchtern und buhte uns kräftig aus. Ich war richtig sauer und wütend und rannte durch das Gemenge, brüllend wie ein Besessener. Ich war zu stolz auf mein Team, als dass ich mir eine Niederlage auch nur hätte eingestehen können. Außerdem war der Gedanke daran, die Trophäe nicht in der Hand zu halten, völlig ausgeschlossen. Ich raste also nach vorne, am Ersten, Zweiten, Dritten und Vierten vorbei und trickste sie mit meinem bekannten „hand off" aus. Als ich angegriffen wurde schaffte ich es, auf meinen Füßen zu bleiben, bis Verstärkung angerannt kam. Ich lief von meinem 22er zu ihrem 22er. Dieser Lauf gab dem Spiel einen neuen Impuls – bis zu dem

Moment wurden wir einfach nur verarscht. Schließlich gewannen wir verdient 22 zu 11 und ich hatte drei Tore gemacht. Nach dem Spiel kam Bilous, einer der härtesten Spieler neben mir, zum ersten Mal auf mich zu und gratulierte mir zu meiner Leistung. Er schwärmte von meinem Lauf und nannte mich Psycho. Ich wusste, er meinte es in einer respektvollen Weise. Zwei meiner Kollegen kamen ebenfalls und gratulierten mir, sie erwähnten, dass ich dem Team ihre Stärke zurückgeholt hatte.

Ich war der einzige Schüler aus dem Gloucester Unter – 16 – Level, der ins Landesteam aufgenommen wurde. Ich band mir stolz die Krawatte meiner Schuluniform, die sich von denen der anderen unterschied. Außerdem war ich für meine Schule viel mit Schachspielen unterwegs. Wenn jemand aus einer anderen Schule, öffentlich oder privat, uns als unnütze Schwachköpfe bezeichnete, verhalf ich ihnen zu einer richtigen Meinung – manchmal verbal, hauptsächlich jedoch physisch.

Was soll's. Eine Sache aber, die mich richtig traf war die Tatsache, dass ich nie in der „Hall of Fame" verewigt wurde. Mein Kollege Panji, der für England Basketball gespielt hatte jedoch schon. Außerdem verwunderte es mich, dass ich nie für Englands Unter – 18 – Teams Schach spielen sollte. Panji habe ich während der Schule nie besonders gut kennen gelernt, wir waren nur in den ersten zwei Jahren in einer Klasse. Im Laufe der Jahre wurde er immer introvertierter und hatte immer seinen Walkman um. Panji war ein harter Typ. Im ersten Jahr brachte er einige der Kids zum Weinen, wenn wir „stinger" spielten – ein Spiel mit einem Tennisball, den jeder so fest er konnte durch die Gegend schleuderte. Panji warf und man hörte den Ball singen.

In unserem Jahrgang waren Panji und ich die Besten – die härtesten Werfer also – obwohl er sicher genauer zielte als ich. Vielleicht waren wir deshalb gute Kollegen. Er hatte einen starken Willen und erduldete viele rassistische Bemerkungen auf unserer Schule – bis er sechzehn wurde. Dann prügelte er jeden Einzelnen, der ihn jemals verarscht hatte, windelweich. Es tat verdammt gut, ihm dabei zuzusehen. Ich erinnere mich, als eine große Gruppe Football spielen wollte und der fette Stuart Finch meinte:" Den Nigger werden wir nicht spielen lassen, ist das klar!". Panji ging hin, packte ihn und schlug ihm einmal auf den Kopf – ein sauberer Schlag. „Nett, Panji, jetzt können wir die Teams wählen", und wir starteten ohne Stuart. Eine Sache erstaunte mich immer. Panji meinte, er hatte keine Erinnerung an diesen Vorfall. Ich schon, es war einer dieser Momente, in denen sich Gerechtigkeit und Freiheit nach jahrelanger Unterdrückung endlich einen Platz verschafften. Danach und nachdem er die anderen Anführer verprügelt hatte, war endlich Ruhe. Sie hatten nicht nur Respekt, sie fürchteten Panji, ob sie es zugaben oder nicht.

…

Am Tag nach meinen ersten Prüfungen flog ich mit Kev nach New York. Wir hatten vor, sechs Wochen Urlaub bei Bekannten unserer Familie zu verbringen. In der ersten Zeit blieben wir bei Bill und Francis Spicer. Bill war Chef der Woodbridge Feuerwache, die etwa eine halbe Stunde außerhalb von Washington liegt. Mein Vater war nun bereits 30 Jahre lang Feuerwehrmann und hatte bereits des öfteren einen Familienaustausch zwischen Gloucester und Woodbridge organisiert. Er und Bill waren gut miteinander bekannt. Für diese Reise war alles genau durchgeplant: der Flug, Ausflüge, Unterbringung, etc…

Als mein Vater bemerkte, dass ich mal nach Amerika wollte, schrieb er an Bill und fragte nach, ob er uns für ein paar Wochen aufnehmen würde. Bill war natürlich entgegenkommend und lud uns erfreut ein. Mein Vater ließ ihm etwas „Bedenkzeit", wie er es formulierte. Ich muss immer schmunzeln, wenn mein Vater diese Geschichte erzählt. Teils darum, wie er sie erzählt und auch weil ich ihm dankbar für seine Bemühungen damals bin.

Wir wurden wunderbar aufgenommen. Ein eigenes Kellerappartement stand zu unserer alleinigen Verfügung. Ausgestattet mit Großbildschirmfernseher, ein Kühlschrank randvoll gefüllt mit Essen und Erfrischungen, ebenso ein großes Basketballfeld und einem Whirlpool draußen. Wir wurden richtig verwöhnt, zum Essen, Einkaufen und in Bars ausgeführt. Kev war an dem Touristen – Kram nicht sonderlich interessiert und wir verbrachten viel Zeit damit, Mädels anzuquatschen. Allerdings waren wir sogar im Weißen Haus und haben den Präsidenten gesehen. An diesem Tag waren etwa fünfzig Menschen am Eingang versammelt. Der Verkehr wurde gestoppt und ein Konvoi fuhr heran. Vier Limousinen blieben stehen und aus der dritten stieg der damalige Präsident George Bush Senior. Das Gefolge bestand aus einem Dutzend Polizeiwägen und Motorrädern. Jeder war sehr freundlich zu uns und man liebte unseren Akzent. Wir nahmen sogar an einer großen Feuerübung teil, bei der ein Haus abgebrannt wurde. Wir trugen alle Ausrüstung und gingen durch zwei unterschiedliche Feuer. Ich wurde am Ausgang positioniert und sollte meinen Daumen nach oben strecken, sobald ich wieder raus wollte. Als das Feuer angezündet wurde, waren meine

Zehen als erstes warm. Dann fühlte ich meine Knie, meine Handflächen und mein Gesicht schmorte. Ich war etwa eine Minute drinnen und wollte dann raus. Ich nahm den Helm ab und wischte mir den Schweiß von der Stirn. Nun war Kev an der Reihe.

Seine Erfahrung war viel dramatischer. Als er drinnen war, krachte neben ihm ein ganzes Stück von der Decke auf den Boden. Er konnte nicht glauben, dass ihn nichts getroffen hatte. Er meinte, dass er mit Sicherheit tot hätte sein können. Er war erleichtert, da wieder raus zu kommen.

Bill nahm uns zu unserem ersten Baseballspiel mit. Zwei Teams der unteren Liga spielten gegeneinander und es gab etwa 6000 Zuseher. Die Stimmung war merklich freundlicher als ein Footballmatch in England. Als Bill und sein Sohn und das gesamte Publikum am Beginn des Spieles aufstanden, die Hand aufs Herz legten und die amerikanische Hymne sangen, hat mich das ganz schön getroffen. Jeder Einzelne, soweit ich das sehen konnte erhob sich und es ging hier nur um ein kleines Match. Ein Ausdruck großen Stolzes auf ihre Nation. Vielleicht ist das ein Grund, warum sie wirtschaftlich dermaßen erfolgreich sind. Himmel, jede Person die wir kennen lernten, jedes Auto in dem wir saßen, jedes Haus das wir betraten, Restaurant, Geschäfte, egal wo, alles war größer und prächtiger als das was wir in England besitzen. Sogar Big Macs, zum Preis von weniger als einem Dollar, waren doppelt so groß wie die von zuhause.

An einem schönen Tag, den wir mit Bill und Francis und ihren drei Söhnen (Billy, Patrick und Billy Junior - fünfzehn, neun und sechs Jahre alt) verbrachten, gingen wir in einen großen Vergnügungspark. Es gab eine Achterbahn, die dreimal auf den Kopf gestellt war und sogar durchs Wasser schoss. Ein andermal gingen Bill,

Kev und ich zu den automatischen Baseballmaschinen.
Wir wechselten uns dabei ab, in den Käfig zu gehen und
den Ball weg zu schlagen. Es war einfach genial, wie
alles in Amerika. Ein schöner Platz zum Leben.

Unsere nächste Familie lebte in einer piekfeinen Stadt
namens Annapolis. Wie Woodbridge war sie nur eine
halbe Stunde Autofahrt von Washington entfernt. Die
Mutter war eine alte Freundin von Kev's Mum und ihr
Ehemann ein ehemaliger Admiral der American Navy.
Es war, als würden wir in Fort Knox leben. Wir konnten
sie einfach nicht leiden. Wir durften keinen Alkohol im
Haus trinken und sie erwarteten uns früh am Abend
wieder zurück, um ein gemeinsames, formales
Abendessen einzunehmen. Wir vermissten Bills großen
Kühlschrank und seine Sandwiches.

Außerdem wurden wir von ihrer hochnäsigen
achtjährigen Tochter überallhin verfolgt. Sie war noch
herrischer als ihre Eltern. Nach einigen Tagen des
Leidens lernten wir den örtlichen Rettungsschwimmer
Drew kennen und erzählten ihm unser Dilemma. Er war
einige Jahre älter als wir und meinte, wir könnten den
Rest unseres Urlaubs mit ihm und seinen Freunden
verbringen.

Also verbrachten wir die meiste Zeit bei ihnen zuhause,
saufend, rauchend und hatten wieder einen fantastischen
Urlaub. Wir kauften kistenweise Bier mit gefälschten
Ausweisen und tranken sie bei Partys und diversen
Treffen. Eines Nachts gingen wir zum Konzert einer
amerikanischen Legende. Wir kauften eine unzählbare
Menge and Bier und anderem Gesöff und waren sechs
Stunden zu früh am Konzertgelände. Wir parkten die
Autos nebeneinander und hatten das wohl lauteste
Stereosystem am gesamten Parkplatz. *Guns and Roses*
schallten mit 400 Watt aus den Lautsprechern und Bob
Marley untermalte uns einen wunderschönen

Sonnenuntergang. Joints und Bier wurden links, rechts, von oben und nach unten gereicht. Der Tag war perfekt. Das Wetter in diesem Sommer war sehr heiß. Heißer als alles andere. Ich hatte das schon mal erlebt. Einmal war ich mit Kev aus einem Einkaufszentrum gekommen und keiner von uns wollte zur Telefonzelle gehen um jemanden anzurufen, uns abzuholen. Ich liebe die Sonne wie viele Menschen und wieder einmal wurde mir bewusst, wie unterprivilegiert in einem Land lebend das ohne viel Sonne auskommen muss, ich eigentlich bin. Der Mann, der das Konzert spielte, Jimmy Buffet, war eine Mischung aus Bob Marley, Country und Western und konnte wirklich Gitarre spielen. Allerdings habe ich noch niemanden in England getroffen, der je von ihm gehört hätte. 15 000 Amerikaner sangen zu seinem bekanntesten Lied „Come on let's get drunk and screw." Um ins Konzert zu kommen kletterten wir alle über eine 20 Meter hohe Mauer. Es gab eine Stütze in der Mitte auf der man kurz rasten konnte und die Leute zogen ihre Freunde von der anderen Seite herüber. Nach dem Konzert gab es eine Menge Raufereien, da sich zu viele Leute über eine schmale Fußbrücke auf dem Weg zu ihrem Auto quetschen mussten. Das dämpfte den Gesamteindruck etwas, trotzdem hatte ich einen tollen Tag hinter mir.

Wir spielten untertags viel Basketball mit einem Haufen schwarzer Kids aus der Gegend. Ich wurde im Laufe der Zeit ein richtig fieser Spieler und schließlich konnte ich sogar einen Slam – dunk mit einer Hand werfen, wobei ich zugeben muss, dass der Korb einen Meter unter der vorgeschriebenen Höhe lag. Auf Partys ging es richtig ab. Es wurde gesoffen, geraucht, gefickt und was immer den Kids dort in den Sinn kam.

Ein Spiel, das oft gespielt wurde war „Arschloch". Es war ein brillantes Saufspiel. Im Grunde genommen spielt man Whist und jeder Spieler bekommt einen gewissen Rang zugeteilt: es gibt einen Ersten, den General der die Kommandos gibt, einen Zweiten, und so weiter, der Letzte ist schließlich das Arschloch. Jeder Spieler kann dem Rangnächsten ordern, was und wie viel er wann zu trinken hat. Vor dem Start werden Limits festgelegt. Positionen ändern sich nach dem Ergebnis der konsumierten Menge des Nächsten. So kann ein Arschloch auch zum General aufsteigen. Dieses Spiel belebte die Menge und man tat sich zu Teams zusammen, um sich gemeinsam einer Revenge zu stellen. Viele mussten sich übergeben und es gab immer ein großes Gejauchze, wenn jemand einen kräftigen Schluck Bier nahm oder sich sonst was reinstellte. Das Lustigste war, wenn man sagen konnte „Austrinken, Arschloch!". Wenn man es selbst war, war's demütigend, anders rum aber der größte Spaß.

Kev und ich waren auf einer Party richtig betrunken und rauchten einige Wasserpfeifen. Schließlich kam es soweit, dass wir richtig zu streiten begannen und uns gegenseitig bedrohten. Ich forderte ihn auf den Streit Draußen zu erledigen. Er, ein Riese gegen mich, lehnte ab. Am nächsten Tag führten wir eine etwas schuldbewusste Diskussion während wir uns in einem privaten Swimmingpool entspannten. Er meinte, er hätte mich wohl während ich geschlafen hatte, zusammenschlagen können. Ich denke aber, wir zwei hätten einander nie etwas antun können. Ich könnte mir nicht vorstellen, Kev zu schlagen, wir haben zuviel gemeinsam durchgemacht. Er wurde ein guter Freund, während Dominic zur Uni ging und ich verdanke ihm eine Menge. Er bot einem Verrückten seine Freundschaft an und riskierte seine eigene geistige Gesundheit und seinen Ruf damit. Ich kenne nicht viele Menschen, die dasselbe tun würden. Ich bewundere außerdem seine Ambitionen und habe großen Respekt vor ihm als Rugbyspieler. Auch wenn Kev nicht dort gewesen wäre, hätte ich zu dieser Schule gewechselt, aber er machte den gesamten Eingliederungsprozess für mich einfacher.

Zurück zu unserer Zeit in den Staaten. Ein Kerl namens Butler, den Drew kannte, brachte uns zu seiner Tante an einen Ort namens Ocean City. Dort lernte ich die „Bier – Bong" kennen. Mit Hilfe eines Trichters saugt man das Bier durch eine Röhre und nimmt so große Mengen in einem Schluck zu sich. Seine Tante war Alkoholikerin, sie legte uns also nichts in den Weg. Sie lebte in ihrem Wohnwagen in einem dieser großen Trailerparks. Etwa 5000 Anhänger waren dort geparkt. Zu späterer Stunde entfernte ich mich von der Gruppe und bin dann bis in die frühen Morgenstunden herumgeirrt, um den richtigen Wagen wieder zu finden. Schließlich holte ich mir einen Polizisten zu Hilfe, der mich dann herumfuhr. Alles was ich noch wusste war, dass ein brauner Pontiac davor geparkt und der Wagen blau oder grün war.

…..

Zurück aus Amerika arbeitete ich den Sommer über in einem Ferienangebot für Kids im Alter von fünf bis elf Jahren. Dominic hatte mir den Job beschafft und es machte mir großen Spaß. Zu dritt waren wir verantwortlich, jeden Tag Programm anzubieten und auf die Kids aufzupassen. Außerdem startete ich wieder im Video – Verleih, den Job machte ich seit September 1993 regelmäßig. Ich öffnete das Geschäft am Samstagmorgen, arbeitete dann den ganzen Tag über und am Sonntag ebenso. Ich war der einzige da und konnte lernen, wenn nichts los war. Der Job half mir nach Coney Hill, meine kommunikativen Fähigkeiten mit Menschen wieder etwas zu erwärmen und außerdem hatte ich wieder etwas Unterstützung, um zu einem geregelten Leben zurück zu finden. Nebenbei war es etwas Taschengeld.

Eine Woche im Januar vor meinen Prüfungen absolvierte ich in Manchester einen Kurs über Politik. Ich hatte eine nette Zeit und wurde von Dominics Freunden durch die Stadt geführt. Ich wusste, dass ich auch dorthin wollte. Ich half ihnen dabei, unechte Designer Kleidung an die Kids in den Schulen anzudrehen und bekam dafür eine Jacke und ein paar Drinks. Das war eigentlich nichts wenn man bedenkt, dass ich so in weniger als einer halben Stunde über 500 Scheine eingenommen hatte. Einer von ihnen war Oliver. Er war der größte Drogendealer dem ich jemals begegnet bin. Er kaufte ein und verkaufte dann 10 Kilo Gras und 2 000 E's auf einen Schlag. Ich war begeistert von seinem blitzenden Volkswagen GTI, den Designer Klamotten und seiner geschniegelten Persönlichkeit. Zwar war mir klar, dass er nebenbei auch ein kleiner Wichser war, allerdings war die Tatsache, dass ich mit ihm und seinen Freunden abhängen konnte, für mich eine große Sache. Einmal übergab er mir einen Haufen falscher Designer Klamotten und ich gab ihm das Geld dafür schon im Voraus, ohne ernsthaft durchzurechnen, wie viel mir das wohl einbringen würde. Ich musste dann einem meiner Freunde einige Sachen andrehen, um wenigstens etwas Profit daraus zu schlagen. In wenigen Sekunden hatte Oliver es geschafft, mir eine lange Freundschaft zu ruinieren, die ich in vielen Jahren aufgebaut hatte und die nicht wieder gekittet war, bis ich mich im Januar 2002 dafür entschuldigte.

Meine Leichtgläubigkeit war einfach peinlich. Ich kann nicht fassen, dass ich ihn nie verprügelt habe. Kev hat ihn einmal getroffen und mir geschworen, dass er ihn

beim nächsten Mal sicher drannehmen werde. Ich war
von Olivers Charme und seinem Reichtum fasziniert und
dachte, dass ich ebenso reich werden könnte, wenn ich
nur lange genug in seiner Nähe bliebe. Anstatt dessen
aber war ich nur frech. Er allerdings bekam seine
Rechnung präsentiert. Nachdem er jemanden in Swansea
auf dem Parkplatz zusammengeschlagen hatte, saß er
einige Zeit hinter Gitter. Ich schrieb ihm während dieser
Zeit einen Brief und meinte, dass ich wüsste, was er
durchmachte. Auch ich verbrachte einige Zeit meines
Lebens eingeschlossen und wünschte ihm viel Glück.
Ich bin ihm seither einige Male begegnet, aber er hat
über seine Erfahrungen nie gesprochen. Heute ist er ein
erfolgreicher und rechtmäßiger Geschäftsmann. Er hatte
immer diesen Hang zum Ungewöhnlichen. Ich denke,
das war es, was uns verband. Ich hatte großes Glück,
dass dieses riskante Leben, das ich damals führte, nicht
schlimmer für mich ausgegangen war.
Eine meiner Raufereien als ich achtzehn war, ging
beinahe schief. Es war auf dem Weg vom College nach
Hause und verlief alles andere als schön. Kev hatte einen
Plan und zur Ausführung dafür zuvor zwei kriminelle
Typen aus der Gegend kennen gelernt. Sie lebten von
ihren Aufträgen, aber wir wollten sie nicht bezahlen. Wir
fuhren sie eine Stunde durch die Gegend und sie stahlen
etwa acht Stereoanlagen. Einer von ihnen wurde unruhig
und verlangte nach etwas Speed. Kev nahm seinen
Freund beiseite und ich weigerte mich, ihm dafür Geld
zu geben. Es war dunkel und er versuchte an die Tasche
mit den Stereos ranzukommen. Ich stieß ihn weg und er
schlug mir mit einem Schraubenzieher ins Gesicht,
knapp an meinem Auge vorbei. Ich wurde höllisch
wütend. Wegen diesem Scheißkerl hätte ich blind sein
können. Dieses Arschgesicht. Ich packte ihn und
schleuderte ihn auf die Motorhaube. Er fiel immer

wieder hin und ich zog ihn zurück und schlug ihn wieder weg. Als ich seinen Kopf gegen das Seitenfenster schlug, schaffte er es irgendwie mit einem Stanleymesser in meine Stirn zu schneiden. Ich packte seinen Kopf und schlug auf ihn etwa 200 Mal ein. Er hatte eine gebrochene Nase und eine Platzwunde in der Größe eines Tennisballs an seiner Stirn. Er drehte sich irgendwie raus und lief davon. Er begann zu weinen und meinte zu den anderen, dass ich völlig irre war. Schließlich behielten wir die Stereos und verkauften sie weiter, aber ich habe beinahe mein Augenlicht bei diesem Scheiß verloren. Bei Kev zuhause angekommen, versuchte ich mich wieder etwas sauber zu machen. Seine Eltern waren besorgt und sehr hilfsbereit. Kevs Vater brachte mich nach Hause und erzählte meinem Vater die Geschichte, die wir ihm aufgetischt hatten. Wir erzählten ihnen, dass wir einige Typen davon abhalten wollten Kevs Auto vom Parkplatz in Cheltenham zu stehlen. Mein Vater meinte, ich hätte Glück gehabt, Kevin bei mir zu haben, ansonsten hätte es viel schlimmer für mich ausgehen können. Wie wenig er doch über mein Leben weiß, dachte ich mir. Ironischerweise war es Kevs Idee, die mir beinahe mein Augenlicht gekostet hatte. Die Rede meines Vaters ließ ihn als Helden auferstehen. Tatsache aber ist, dass von Heldentum nicht die Rede sein kann, sobald Gewalt im Spiel ist. Pure Heuchelei, wenn Gewalt gegen Gewalt eingesetzt wird, jeder weiß das. Ein wirklich mutiger Mensch geht weg. Der Typ, den ich übel zugerichtet hatte, kam drei Monate nicht mehr aus dem Krankenhaus und in dieser Zeit, wollte seine Freundin mit mir ausgehen. Ich ging mit ihr ein- oder zweimal weg, aber als ich aus Amerika zurückkam, wurde sie von einem anderen Typen versorgt.

Manie in Dosen

Als ich aus Amerika zurückkam, erhielt ich meine
Prüfungsresultate. Ich war mir absolut sicher, dass ich
die besten Noten bekommen würde. Als dies tatsächlich
der Fall war, fühlte ich mich wie nach dem Flug zum
Mond. Es hatte zwar einige Probleme gegeben, aber ein
netter Professor setzte sich zu meinen Gunsten ein und
ich schrieb ihm eine Dankeskarte. Ich habe seither nicht
wieder mit ihm gesprochen. Mein erstes Jahr verbrachte
ich in Whitworth Park. Das war nahe Manchester und
nahe an den unbekannten Mosside Besitztümern. Es gab
1500 Studenten in diesen Hallen und rund um
Manchester etwa 50 000. Die meisten von ihnen
besuchten Manchester University, UMIST, direkt.
Manchester war viel größer als Gloucester. Es würde
eine neue Herausforderung für mich werden, dort zu
wohnen. Eine Menge neuer Erfahrungen warteten auf
mich. Ich wusste, dass ein Leben in dieser Stadt meinen
Horizont erweitern und das Universitätsleben mich um
viele Erfahrungen reicher machen würde. Ich konnte ein
neues Leben beginnen und vergessen wie es war, als
Verrückter bekannt zu sein. Allerdings war ich
eigenartigerweise doch etwas stolz darüber. Es machte
mich einzigartig.

Kapitel 4 – Verrückt nach …

Im September 1994, etwa 15 Monate nachdem ich aus
Coney Hill entlassen worden war, ging ich nach
Manchester um dort Doktor in Altphilologie zu
studieren. Im April dieses Jahres hatte ich zusammen mit
Kev einen Freund dort besucht und wir verliebten uns in
diese Stadt. Eines Nachts gingen wir bis oben vollgefüllt
direkt in die *Hacienda*. Dort erklärte mir Kev, dass ich
ein wirklich guter Tänzer war. Welch ein Kompliment,
denn wir befanden uns nicht in einem dieser schlechten
Tanzclubs in Gloucester. Die *Hacienda* war nur für die
Harten – und da gehörte ich dazu, ich hatte die wirklich
dunklen Seiten des Lebens kennen gelernt.
Im Gegensatz dazu war meine Anwesenheit bei den
Vorlesungen alles andere als berauschend. Ich erfüllte
eher das Klischee des Studienanfängers: junge Studenten
versuchen möglichst intelligent aufzutreten, um dann mit
minimalem Aufwand das Maximum an Ergebnissen
herauszuholen. Es war alles Teil des Spiels.
Ich war dermaßen aufgeregt nun in dieser großen Stadt
zu wohnen und vor allem durch ein Stipendium und
einen Studentenkredit finanziell abgesichert zu sein, dass
ich eigentlich nicht ans Studieren dachte. Außerdem war
ich mehr an Politikwissenschaften interessiert als an
Altphilologie und war daher von Anfang an völlig falsch
eingeschrieben. Meine Arbeiten schob ich ständig auf in
der Meinung, dass ich die Anderen mit Leichtigkeit
einholen würde, wenn es Zeit dafür war.
Auf Universitäten geht es in Bezug auf Disziplin
außerdem viel lockerer ab als auf der Schule. Wurde
eine Arbeit nicht eingereicht, verlangte sie niemand
mehr nach. Außerdem hatte ich in meinem
Abschlussjahr schon vieles von dem Stoff
durchgenommen und langweilte mich in einigen

Vorlesungen ziemlich. In der zweiten Woche ging ich zu meiner persönlichen Tutorin und bat sie, mich beim Schreiben meiner eigenen Essays zu unterstützen. Einer der Dozenten hatte einen meiner Essays bearbeitet, mir jedoch keine Rückmeldung gegeben. Ich wollte den Unterschied einer guten High – school – Arbeit und der einer Universität genau wissen. Ich wollte vorwärts kommen. Außerdem interessierte mich der Unterschied eines guten Essays des ersten und einem des zweiten Jahres, einer „1" in der ersten und einer „1" im dritten Jahr. Nur so konnte ich meine eigene Latte auf der richtigen Höhe ansetzen und effizient arbeiten, während all die anderen ihren Kater auskurierten. Ich hatte bis dahin schon genügend Kater auskuriert, genauer gesagt zu viele.

Ich wollte ihr tatsächlich von meiner Krankheit erzählen, obwohl dieser Drang zu der Zeit eher unbewusst ablief. Ich brauchte jemandem, dem ich vertraute, bevor ich mich ihm gegenüber öffnen konnte. Sie ließ mich abblitzen und war sichtlich schockiert, dass da einer sein Studium dermaßen ernst anging.

Noch in dieser Woche ging ich zum Büro des Rechtsberaters der Universität und erzählte der Dame an der Rezeption über meine Krankheit. Leider war die Warteliste schon sehr lange und ich fühlte mich dort nicht besonders wohl. Anstatt eine Diskussion unter vier Augen zu führen, musste ich mich vor vielen Leuten mitten im Raum mitteilen und jeder hörte zu, worüber wir sprachen. Ich ging nie wieder dorthin zurück und ein Resultat daraus waren meine äußerst schlechten Ergebnisse auf der Uni.

In den ersten Wochen war ich wie alle Frischlinge ständig unterwegs und nur am Saufen. Leider verpasste ich dann – zum Gegensatz von vielen anderen – mich einzugliedern und trank immer mehr und mehr. Erst gab

es die ganz gewöhnlichen Ablenkungen: verkaufen von
Ecstasy, Speed, Hasch und anderem Zeug, Frauen und
eben all die neuen Leute, die man trifft. Dann, einige
Tage vor Weihnachten ging alles den Bach runter und
ich hatte die Nase gestrichen voll. Ich kam gerade noch
rechtzeitig nach Gloucester, um meinen Vater, seine
Freundin und deren Tochter mit Freund beim
Mittagessen anzutreffen. Ich war wütend, denn ich hatte
ihnen gesagt, dass ich bei Dominic noch zum Tee
trinken wäre. Dann aber kam die Kacke zum Dampfen.
Ich ging nach oben in mein Zimmer und bemerkte, dass
es in ein Gästezimmer umgestaltet worden war. Das war
zuviel. Damals als mein Bruder nach London ging und
ich die Sachen aus seinem Zimmer räumte, fühlte ich
mich schuldig. Jetzt traf es mich.
Zu diesem Zeitpunkt lebte mein Bruder bei meiner
Großmutter die Strasse runter. Jetzt tat mein Vater genau
dasselbe mit mir. Während ich die Stufen runter lief
hörte ich ihn noch „Jay!" rufen, doch ich schlug die Türe
zu und saß bereits in Doms Wagen. Zehn Minuten später
rief ich meinen Vater an und drohte ihm, ihn
umzubringen. Er hätte mein Zimmer nicht gegen den
kleinen Raum tauschen dürfen. Ich hatte mir
vorgenommen, in den Ferien einiges abzuarbeiten. Wie
sollte ich das jetzt ohne Tisch und einem geistigen
Trauma schaffen? Spielte sich nicht schon genug
Scheiße in meinem Kopf ab? Jetzt stellte er mich noch
vor vollendete Tatsachen. Er hatte mich nicht einmal
vorgewarnt. Wie hatte er erwartet, dass ich reagieren
würde? Dankbar? Verdammt noch mal!
Einige Nächte später, ich war bei meiner Großmutter
und Dom geblieben, sah ich meinen Vater. Er
entschuldigte sich und meinte, dass er mir Geld für die
Uni geben würde. Er wollte mir mit 50 Pfund – das
entsprach etwa einer Saufsession oder 50 Liter Cider –

im Monat unter die Arme greifen. Ich wollte nicht mal
mit ihm reden, verließ das Haus und ließ mich vollaufen.

…

Am 23. Dezember, nachdem ich mit Dom in Cheltenham
weggegangen war, suchte ich noch zwei Pubs auf: *The
Wagon* und *Horses*. Karen, ein Mädchen mit dem ich
ausging, traf uns dort mit ihren Freunden. Zur
Sperrstunde quatschten Dom und ich einige Mädchen an
und gerieten in eine Auseinandersetzung mit ihren
Jungs. Besser gesagt, sie begannen einen Streit mit uns.
Wir waren zwei gegen zwölf, die meisten um die Mitte
Zwanzig. Wir stritten mit einem Kerl, der uns
vorschreiben wollte, welches Mädchen für uns Tabu
war. Eines der Mädchen, die wir angemacht hatten, war
seine Freundin. Er meinte, ich sollte mich besser an mein
Glas halten. Ich konnte nicht schnell genug reagieren als
dieser unglaublich große Typ von ihnen Dom über den
Tresen warf. Im nächsten Moment schlug er mir mit der
Faust ins Gesicht. Ich stand da und aus einem Instinkt
heraus warf ich ihm mein Glas ins Gesicht. Er fiel zu
Boden und ich trat ihn noch mal mit den Worten:
„Arschloch, jetzt bist du tot!".
In der Zwischenzeit hatte Dom seine Beherrschung
wieder gefunden und trat ebenfalls nach dem Typen. Die
Szene spielte sich mitten im Pub ab und um uns standen
etwa 50 Leute rum. Wir wanderten in die Spielhalle. Ein
kleiner Zwerg gratulierte mir, während fünf dieser
Typen Dom auf einen Billardtisch raufkatapultierten.
Während ich ihm zu Hilfe eilte sprang ich einem auf den
Rücken und brüllte los. Obwohl ich schon einige
Stunden getrunken hatte, fühlte ich einen pulsierenden
Schmerz in meinem Knöchel. Wenn ich den Fuß anhob,
wurde der Schmerz rasend. Wie auch immer, einer von

ihnen hielt mich jetzt fest und fünf versuchten auf mich
loszugehen. Ich schlug dem, der mit festem Griff meinen
Kopf hielt mit einer Kugel ins Gesicht, bis er schrie. Als
ich damit aufhörte, schlugen sie mich wieder ins
Gesicht. Also nahm ich die Kugel wieder und ging auf
einen anderen los. Karen schrie mich an, ich sollte
endlich aufhören. Sie nahm mir die Kugel aus der Hand
und plötzlich wurde auch sie von den Typen angegriffen.
Zu diesem Zeitpunkt hatten Doms Vater und einige
seiner betrunkenen Freunde genug Mut aufgebracht und
gingen dazwischen. Wir konnten uns nur davonmachen,
indem wir uns auf den Damentoiletten versteckten und
mit unseren Handys die Polizei benachrichtigten. Die
Typen fanden uns und luden nach. Einige Friedensstifter
kamen uns jetzt zur Hilfe und ich war froh zu wissen,
dass die Polizei auf dem Weg war.
Als wir gingen schrie mir noch einer nach: "Du bist ein
toter Mann!". Zur gleichen Zeit fragte mich Karen ob
alles in Ordnung wäre, doch als sie es aussprach, schlug
mir wieder jemand ins Gesicht. Ich ignorierte den
Fehlschlag auf mein Kinn und meinte nur, sie sollte nun
nach Hause gehen. Ich würde sie am nächsten Tag
anrufen. Ein Polizeibus und einige Polizeiwagen fuhren
im gleichen Augenblick vor.
Ein Freund von Doms Vater brachte mich ins
Krankenhaus. Ich kam mit einigen Nähten an meinem
Knöchel davon, der durch das Glas verletzt worden war.
Zur gleichen Zeit kamen zwei Mädchen mit dem Typen
rein, dem ich die Kugel auf den Kopf geschlagen hatte.
Er erkannte mich nicht und ich drohte ihm an, ihn wieder
zu schlagen, bis man mich von ihm entfernte.
Der Kampf hatte sich weniger als 500 Meter von dort
abgespielt, wo ich aufgewachsen war und mein Vater
immer noch wohnte. Einer aus der Gang rief am
nächsten Tag bei mir zuhause an und gab vor, der Wirt

der Kneippe zu sein. Er verlangte nach mir. Mein Vater
wusste, dass es einer von den Typen war, denn er hatte
gerade mit dem echten Wirt gesprochen um sich ein Bild
zu machen. Der Vorfall hinterließ noch eine Narbe auf
meinem Ruf, der immer schlechter wurde. Es war nicht
unbedingt der Kampf selbst, der mir zusetzte, eher war
es die Konsequenz - das Lokalverbot für mich aber nicht
für die anderen. Ich konnte mich in meiner eigenen Stadt
nicht sicher bewegen. Ich kenne nur einen Kinofilm in
dem es ähnlich hart zur Sache ging wie in dem Kampf,
den ich eben beschrieben habe: *The Bronx Tale*, mit
Robert de Niro, in dem die Tür verschlossen wird und
alle Biker mit ihren Bikes kurz und klein geschlagen
werden.

…

In meinem zweiten Trimester an der Universität im
Januar 1995 entschied ich mich erst mal aus meinen
Kursen auszusteigen – aufgrund meiner täglichen
kläglichen Zustände nach den nächtlichen Saufereien,
war an ein sinnvolles Studium ohnehin nicht zu denken.
Ich fuhr für eine Woche zu Dom. Zu viert starteten wir
in einem kleinen Mazda nach Pau, das am Fuße der
Pyrenäen im Süden Frankreichs liegt, wo Dom ein
Auslandsjahr verbrachte. Zusammen mit Todd, einer
meiner Unikollegen, und seinen zwei Freunden aus
Chester – Sharif, ein völlig Verrückter der nur soff und
sein ganzes Geld auf der Überfahrt am Schiff verpokerte
und Hung, der Fahrer, ein kleiner, leicht erregbarer
wahrscheinlich durchgeknallter Typ.
Ich stand zum ersten Mal auf Skiern und war ein
Naturtalent. Ich erinnere mich an die schneebedeckten
Pyrenäen, als wir in Richtung Pau fuhren. Der Blick war
himmlisch und faszinierend und ein Hauch von Freiheit

pulsierte durch meinen Körper als wir lauthals zur Musik
von DJ SS sangen:" Wie ein Vogel im Himmel, fliege
ich hoch hinaus!" Es war einer der schönsten Anblicke
in meinem Leben.

Mit dem Lift nach oben und dann durch die Wolken auf
den Brettern wieder nach unten zu fahren war einfach
fantastisch. Ich fühlte mich, als wäre ich in einer anderen
Welt und das war nicht nur aufgrund der Flasche
Archers und des Joints, den wir im Lift genossen.
Nachdem ich erfolgreich die Anfänger – Piste
runterkurvte, brachte mich Dom auf meine erste blaue
Piste. Ich wurde immer schneller und nachdem ich
erfolgreich die Schneepflughaltung hinter mich gelassen
hatte, begann ich zu fallen. Ich rutschte und schlitterte
eine Minute über die Piste, das war etwa ein Kilometer.
Ich verlor meine neu gekauften Schibrillen und blieb
schließlich etwa 20 Meter vor einer Felsklippe liegen.
Heilige Scheiße, und ich dachte immer das Tor beim
Rugby wäre der beste Kick!

Nachts waren wir in den Bars unterwegs, die voll mit
anmaßenden englischen Studenten waren, und gaben uns
das volle Programm. Einmal, nachdem wir ein
brennendes Wodkazeug gesoffen hatten, wurden Dom
und Sharif festgenommen. Sie hatten sämtliche
Seitenspiegel an den parkenden Autos heruntergerissen.
Erst war ich auch dabei, jedoch nach ein paar Stück gab
ich auf – ich hatte mich mit 14 ausreichend Dummheiten
wie dieser gewidmet. Eigentlich waren wir nur zweimal
auf der Piste, aber ich liebte es und wusste, dass ich es
eines Tages wieder versuchen werden würde. Einmal
kam Oliver mit uns. Richtig, der Protztyp aus
Manchester lebte nun mit Dom in Frankreich. Es tat mir
gut, Dom wieder zu sehen. Als ich Pau nach dieser
Woche wieder verließ, fühlte ich mich etwas

menschlicher, obwohl ich ständig alkoholisiert gewesen war.
Als ich zurückkam berichtete man mir, dass man Kev niedergeschlagen hatte. Jemand richtete ihn mit einem Baseballschläger übel zu und sein Kopf war von 50 Nähten übersät. Craig, auch er war aus Gloucester, wurde niedergestochen und man hatte ihn mit einer Flasche Wodka geschlagen. Sie arbeiteten seit drei, vier Monaten als Türsteher in einer Bar und wurden während eines Lock – in schwer verletzt.
Mein Drogen Dealing war so gut wie nicht existent. Ich verweigerte meinem Lieferanten sein Geld, denn seine Ware war nicht mehr einwandfrei. Andererseits konnte ich ohnehin nichts organisieren, ich trank einfach zu heftig. Ich hatte etwas Respekt davor, erwischt zu werden und nicht die richtigen Kontakte, um einen großen Deal an Land zu ziehen. Außerdem denke ich, war ich dem ganzen endlich etwas entwachsen. Also wendete ich mich dem 8,4 % Cider zu. Dazu hatte ich die besten Kontakte. Sein Name war Roger.
Roger war ein irrer Typ, aber immer am richtigen Level. Er war ständig bereit zu springen. Immer wieder fügte er sich Schnitte mit der Rasierklinge am ganzen Körper zu. Er meinte, es wäre besser sich selbst als andere zu verletzen. Ich denke, darin steckt eine Wahrheit, wenn auch eine ziemlich Abartige. Als ich ihn zum ersten Mal sah, saß er inmitten von einem Dutzend Leuten und trank an seiner Wodkaflasche, ohne ein Wort von sich zu geben. Dann erbrach er sich.
Diese Sauferei tat meinem Lithiumspiegel gar nicht gut, aber ich versuchte das einfach zu ignorieren. Ich versuchte es, einfach auszublenden. Ich wollte nicht akzeptieren, dass ich Medizin brauchte, um mich normal verhalten zu können. Ich konnte der Tatsache, ein Verrückter zu sein, nicht ins Auge sehen. Was soll's,

zum Teufel damit. Meistens vergaß ich ohnehin, sie einzunehmen. Ich verließ mich auf Alans Aussage, dass es wahrscheinlich nie mehr wiederkommen würde. Nachdem ich zu diesem Zeitpunkt keine Probleme damit hatte, wollte ich mich nicht unnötig von den Medikamenten einschränken lassen. Ich war jetzt auf der Universität und wollte mich amüsieren, jedenfalls versuchte ich das und versuchte mich mit den klingenden Worten Alans immer wieder zu beruhigen"… wahrscheinlich kommt es nicht wieder."
Ich war mit Sarah etwa zwei Monate zusammen und wir hatten guten Sex. Sie war für mich wie ein Ventil, ansonsten wäre ich wahrscheinlich im Gefängnis oder sonst wo gelandet. Normalerweise hatten wir jede Nacht mindestens dreimal Sex und es war gut, aber irgendwie so, als führten wir jedes Mal ein und dieselbe Unterhaltung. Ich lernte sie während einer Party in ihrer Wohnung kennen. Kev hatte mit einigen Mädels heftige Diskussionen begonnen und eine Gruppe schwer bewaffneter Polizisten bald das Appartement gestürmt. Offensichtlich hatte jemand von Mosside die Leute in der Wohnung mit einer Pistole bedroht. Dieser Jemand war Kev. Als Schauspieler war er einfach brillant und hatte sie wirklich erschreckt. Nachdem er attackiert worden war, veränderte er sich. Er wurde zorniger, defensiver, paranoid und wollte mit mir nichts mehr zu tun haben.
Das war allerdings größtenteils meine Schuld. Als wir noch zur Schule gingen, machte ich einmal mit seiner Freundin vor ihm rum. Er kam von der Toilette im Pub zurück und erwischte uns beim Knutschen. Das war ein trauriger Moment, denn bis dahin waren wir eigentlich unzertrennlich gewesen. Er meinte, wenn es irgendjemand gewesen wäre, hätte er den Typen verprügelt. Ich bot ihm an, mich zu schlagen und ich

hätte mich nicht revanchiert vor lauter Schuldgefühlen.
Wie es das Unglück wollte, war es Karen die im *Wagon*
bei dieser schlimmen Schlägerei dabei war.
Es gab außerdem einen ganz praktischen Grund, warum
mir viel an einer Freundschaft mit Kev lag. Er war ein
massiger Kerl. Alle unsere Probleme geschahen bevor er
als Türsteher zu arbeiten begonnen hatte und dann wurde
er immer verrückter. Verflixt! War der Mensch mit dem
ich am meisten Zeit verbrachte genauso verrückt wie ich
es war? Was war nur los? Unser Leben geriet allmählich
gehörig außer Kontrolle und anstatt uns gegenseitig
etwas zu entschärfen, spielten wir damit. Wir waren
lieber bei den anderen gefürchtet als gemocht.
Wir hingen mit Schlägern und Gangstern rum, wobei
man den Unterschied nicht wirklich erkannte. Es gibt ein
Muster – man weiß nicht ob jemand verrückt ist, bis
nicht etwas passiert. So kann man die Männer von den
Knaben trennen, obwohl sie am Ende des Tages alle
„Muppets" sind. Es gibt schönere Berufe im Leben als
Gangster zu sein – Schriftsteller zum Beispiel oder
Unternehmer, wie Kevin das immer plante; oder
vielleicht sogar Mönch, wie mein Bruder immer träumte.
Kev und Craig fühlten sich von Schicht zu Schicht
immer unabkömmlicher. Kev meinte immer, sie wären
nicht in *Goodfellas,* nein das war das echte Leben, das
sie lebten. Ich stellte ernsthafte Überlegungen an,
ebenfalls als Türsteher zu arbeiten.
Eines Abends waren ein paar italienische Mädchen in
meiner Wohnung und kochten Abendessen. Wir hatten
sie bei einer Schneeballschlacht vergangene Woche
kennen gelernt. Ein halbes Dutzend Leute gingen mit
den Bällen auf die anderen los und keiner traute sich
zurückzuschlagen, außer Kev, Craig und mir. Ein starrer
Blick, ein Grunzen und ein lautes „Also dann mal los"
von Craig und alle schissen sich in die Hosen. Craig

hatte mal ein Loch in meine Wohnzimmerwand geschlagen. Sie war zwar nur aus Gipskarton, aber er ist eben ein massiger Kerl. Er war gebaut wie ein Schimpanse.

Einmal, als wir in Leeds waren, erinnere ich mich daran wie er Laternenpfahle aus Metall von einer Seite zur anderen geschwungen hatte. Als wir weitergingen wiegten sie sich immer noch hin und her. Bis heute ist er für mich Ausdruck von unmenschlicher, beinahe animalischer Stärke, wie ich sie niemals wieder erlebt habe.

Allerdings war ich echt sauer, als er meine Wand in Manchester eingeschlagen hatte. Ich war so wütend, dass ich später auf sein Klopfen nicht mehr reagierte. Er hörte nicht auf, gegen meine Türe zu hämmern, dann stemmte er sich dagegen und riss so die Scharniere auch noch heraus. In welche Tiere haben die sich denn verwandelt? Tief in mir war ich stinksauer, weil er und die anderen Typen gegen einen ihrer besten Kumpels so aggressiv vorgingen, aber eigentlich hasste ich es in meiner dunstigen betrunkenen Stimmung, dass sie gewalttätiger waren als ich. Sie hatten sich jetzt mit Jason Pegler angelegt, zertifizierter Verrückter aus Coney Hill. Ich wollte meinen Platz *1 A - Verrückter* nicht so leicht aufgeben. Ich war stolz darauf. Ich war ein verdammter Idiot.

Ich kann ausgezeichnet reden. Ich hatte bereits zwei meiner Freunde erfolgreich bedroht und war dabei, zwei weitere zu bedrohen. Ich hatte einige Fenster mit einem Golfschläger zerschmettert, alle Gläser und Teller im Wohnzimmer zerschlagen, auf die Frühstückseier von Kevs Wohnungskollegen uriniert, zwei von Kevs Wohnungskollegen mit Nunchukkas bedroht – Kev war das egal. Wenigstens sagte er das. Zweimal traf ich Hung, diesen kleinen Chinesen und versuchte ihn zu

überreden etwa zu tun, das ihm mächtigen Ärger
einbringen würde. Er hatte Ähnlichkeit mit dem
Blitztypen Oliver und obwohl er viel sanftmütiger und
friedliebender war als der, verwandelte er sich auf meine
Befehle hin in einen kleinen Teufel. Mittlerweile tat ich
jeden Tag etwas Widerliches oder schädigte Jemanden.
Ich selbst erinnerte mich an die Beschreibung Roms als
Ort erfüllt von „Dummheit, Hässlichkeit, Laster und
Kriminalität".

Der einzig zurechnungsfähige Akt in meinem Leben war
der, geistlos mit Sarah zu schlafen. Einmal aber denke
ich, bin ich zu weit gegangen. Ich hatte mich schon von
den Drogen losgerissen, bis auf den einen oder anderen
Joint und ein paar E's mit Dom. Aber diesmal war
Rogers Geburtstag. Mein Saufpartner hatte nie Drogen
genommen außer einmal Speed und hin und wieder
etwas Haschisch, darum kaufte ich uns ein paar E's und
Cider. Davon kaufte ich acht Liter, wobei ich sicher war,
dass die Menge nicht reichen würde. Wir saßen in
seinem Zimmer und führten einige gelehrte
Diskussionen über die Welt, das Universum und
welchen Song wir als nächstes abspielen würden. Ich
wollte Roger außerdem das Tanzen beibringen, aber die
Pillen hatten es in sich und ich stolperte nur durch den
Raum.

Früh am Abend des nächsten Tages war ich Schrott.
Roger saß ich Wohnzimmer und versuchte mehr Cider
zu trinken. Ich erzählte jedem, dass ich mich total
beschissen fühlte und trank nur mehr Wasser. Ich hatte
in etwa 20 Liter innerhalb einer Stunde in mich
hineingekippt. Ich rief Sarah an und bat sie rüber zu
kommen. Ich meinte, dass ich total zerschlagen sei und
sie unbedingt sehen wollte. Sie kam, wir gingen in mein
Zimmer und hatten Sex. Ich erzählte ihr, dass ich sterben
würde. Sie meinte, alles sei in Ordnung und die

Tatsache, dass sie Medizinerin war, beruhigte mich. Sie
musste es also wissen. Sie brachte mich in ihre
Wohnung und wir schliefen wieder miteinander.
Währenddessen wurde mir immer heißer und mein Atem
ging langsamer. Ich erwartete, im nächsten Moment
ohnmächtig zu werden, aber der Sex tat gut. Es war das
einzige Heilmittel für mein Gebrechen.
Einige Tage später flog ich nach Teneriffa mit Kev.
Bevor wir abflogen versuchte ich Sarah zu treffen, aber
sie meinte sie wäre zu beschäftigt. Sie hinterließ mir
allerdings einen netten Zettel an meiner Tür, auf dem sie
mir viel Spaß und eine nette Zeit wünschte. Tja, das ist
die Art von offener Beziehung, wie ich sie gerne habe,
dachte ich noch. Verdammt, sie musste gewusst haben,
dass Teneriffa ein einziger Funpark ist – alle meine
Freunde wussten das und waren bisher noch nicht dort
gewesen. Wollte sie, dass ich was mit anderen Frauen
hatte oder sollte ich ihr treu bleiben? Ich analysierte ihre
Nachricht und zeigte sie Todd. War das eine nette
Botschaft oder hatte sie eine geheime Bedeutung?
Trotzdem, vorher hatte sie noch nie keine Zeit für mich
gehabt.
Sie war in der Woche zuvor wirklich sauer gewesen,
nachdem sie die Pille danach nehmen musste. Es tat mir
leid, jedoch hatte ich nicht kapiert, dass sie darüber
wirklich aufgebracht war. Ich hatte ihr wohl versichert,
wie leid es mir tat und ein paar Minuten darüber gefaselt,
allerdings ihr keine wirkliche Unterstützung angeboten.
Ich war keine Schulter zum Anlehnen, nur ein
alkoholisches Chaos. Dieses Schachtalent hatte sich in
ein Biertrinkendes Monster verwandelt.
Die Woche in Teneriffa war strahlend heiß und ich
bekam eine gute Farbe. Unser Hotel war gleich neben
einem Bordell. Ich spürte die Versuchung, konnte es mir
aber nicht leisten. Ich dachte an die Zeit in Amsterdam

mit 17 zurück. Dort habe diese geile chinesische Prostituierte gefickt, deren Schönheit aber durch die Situation, meine Paranoia und Unerfahrenheit nicht zum Tragen kommen konnte. Ich schritt einige Male in das Bordell in Teneriffa, wurde aber wegen Trunkenheit und weil ich den Damen keinen Drink bezahlen wollte, immer wieder hinausgeleitet. Kev und ich kümmerten uns also um deutsche und amerikanische Mädels. In der Nacht als wir hinter den Deutschen her waren, bedrohte mich Kev. Er meinte, ich wäre an seinem Mädchen dran. Mir war's egal, ich wollte die mit der er gerade im Gespräch war. Unsere Nächte bestanden nur aus Tequila slammers mit Sprite, Bier und Cocktails. Wir hatten lustige Gespräche, viel Spaß und tranken uns in Vergessenheit. Wir klapperten einige Bars ab, dann einen Club bis sechs Uhr früh und verbrachten den Tag am Pool und in der Sonne. Meine Krankheit existierte nicht. Ich fühlte mich öfter deprimiert, allerdings wegen der Mengen an Alkohol, die ich in mir hatte. Ich fühlte mich weder außergewöhnlich gut oder schlecht. Genauer gesagt wusste ich zu diesem Zeitpunkt noch nicht, dass es für Manisch – Depressive etwas wie einen täglichen Wechsel gab. Ich versuchte meine Krankheit einfach zu vergessen, indem ich möglichst viel Alkohol konsumierte und mich so rücksichtslos wie nur möglich verhielt. Bis zu einem gewissen Punkt funktionierte das auch. Ich hatte es einfach gelöscht und im alkoholisierten Zustand verhielt man sich ohnehin alles andere als normal. Als ich noch jünger war, hatte ich die gleiche Einstellung. Tragischerweise waren die Mengen aber viel kleinere. Ich traf auf Roger, der jeden Tag betrunken war und hatte ihn bereits überholt. Jetzt führte ich einen vergeblichen Kampf gegen mich selbst. Eine schlüpfrige Neigung, und alles wofür ich lebte war der Alkohol. Ich kam in ein Stadium, in dem niemand mehr

mit mir trinken wollte; ich setzte jeden unter Druck bis
alles außer Kontrolle geriet. Ich wollte, dass alle mir
nachgerieten.

…

Nach dem Urlaub im April 1995 kam ich nach
Gloucester zurück. Ich war dabei mit meinem Freund
Duncan, der bei der Marine war, in einen Nachtclub zu
gehen, als eine Gang auf uns zukam. Einer von ihnen
fragte mich beiläufig, ob ich Jason wäre. Ich wollte
keinen Ärger und verneinte, mein Name sei James. Er
meinte:" Ich bin mir sicher, du bist Jason Pegler" und
holte zu einem Schlag aus. Ich wich zurück und meinte,
dass ich keinen Ärger wollte. Als er neuerdings ausholte
nahm ich ihn in die Zange und versicherte ihm
eindringlich, dass ich keinen Ärger wollte. Duncan
versuchte die anderen dabei zu hindern, mitzumachen.
Einige von ihnen erkannte ich von der Schlägerei im
Wagon einige Monate davor wieder. Ich ließ den Typen
los und meinte noch mal, dass ich mich nicht prügeln
wollte. Da hatte er schon eine Flasche in der Hand und
schoss sie knapp an meinem Kopf vorbei. Meine Geduld
war am Ende und ich packte ihn und warf ihn auf die
Windschutzscheibe eines Autos, zog ihn zurück und gab
ihm eine ins Gesicht. Dann sah ich einen Polizisten auf
uns zukommen und warf mich auf den Boden, um es
aussehen zu lassen, als hätte er mich auf das Auto
geworfen. Ich wurde sogar noch mal geschlagen, als ein
zweiter Polizist eintraf.
Ich wurde für so genannten „Hausfriedensbruch"
verhaftet und als „Gefangener" mitgenommen. Gegen
diesen Ausdruck wehrte ich mich heftig, denn ich war
doch derjenige, den man attackiert hatte. Er ignorierte
mich und ich wurde wütend. Ich wurde für etwa 20

Minuten in die Zelle geworfen und dann von zwei
Polizisten interviewt.

Ich erzählte ihnen, dass ich angegriffen wurde und sie
meinten, dass man bereits gegen mich ausgesagt hatte.
Einige Monate zuvor hätte ich einen von ihnen übel
zugerichtet. Das gab ich zu, allerdings versicherte ich,
beide Male angegriffen worden zu sein. Ich war sichtlich
stolz darauf, dass ich andere nicht mit mir machen ließ,
was sie wollten. Einige meiner Aussagen dürften
zulässig gewesen sein. Jedenfalls brachte man mich
wieder nach Hause. Diese Schlägertypen dürften nicht
besonders wohltuend für meine geistige Gesundheit
gewesen sein.

…

Ich wurde ohne Strafe entlassen und war froh, wieder
nach Manchester zurückzukommen. Dort konnte ich
mich betrinken und es würde keinem auffallen. Ich
konnte mein anarchisches Selbst ausleben und keiner
würde mich unterbrechen. Ich konnte Ich sein. In
Gloucester traf ich ständig Bekannte und jeder wusste
über mich und meine Vergangenheit Bescheid. Ich hatte
das Gefühl, man wollte mich als Schlägertyp
abstempeln.

Tatsache war, dass ich mich im Laufe der Zeit immer
mehr mit meiner mentalen Gesundheit spielte anstatt
meine Krankheit als Problem zu akzeptieren, um einen
Rückfall zu vermeiden. Wenn ich betrunken war, wurde
ich laut, unausstehlich und verhielt mich wie ein
dämlicher Kindskopf. Ich erinnere mich an ein Snooker
Spiel mit Kev, Todd und einem Typen namens Ronnie
nachdem ich verdammt wütend geworden war. Es sollte
ein ruhiger Abend werden, aber ich und mein
Alkoholproblem wollten das nicht zulassen. Ich

zerschlug das Fenster des Snooker – Clubs. Im Nachhinein erst fielen mir die verdutzten Gesichter meiner Freunde auf. Ich war einen Schritt zu weit gegangen, aber das war mir verdammt egal. Ich war der Verrückte und alle anderen konnten mich mal. Ich war das durchgeknallte Arschloch und ich hätte genauso gut im verflixten Compton geboren werden können.

Ich hatte mir langsam einen Ruf als Schläger aufgebaut. Vor allem als Rugby – Spieler scheint man eine natürliche Zielscheibe für körperliche Auseinandersetzungen zu sein. Die Tatsache in einer reichen Gegend aufzuwachsen und ein Schach – Champion zu sein trägt seinen Teil zu Neid und Unmut bei. Ich wollte auf keinen Fall mehr nach Gloucester zurück. Die Umgebung war mir zu gewalttätig. Die Engstirnigkeit war überall zu spüren. Nein, Gloucester war nichts mehr für mich. Es war absurd. Ich hatte mich zu einem ebenso irrationalen, engstirnigen und gewaltbereiten Menschen entwickelt – wahrscheinlich mehr als viele andere dort – obwohl ich diese Schläger dort so verachtete.

Meinen ersten Tag zurück in Manchester verbrachte ich mit Stella Artois trinkend und wartete auf Sarah, nachdem Kev noch arbeitete und Roger immer noch im Ausland war. Sie kam erst am nächsten Tag zurück und während ich ihr dabei half, ihre Sachen ins Zimmer zu tragen, schien sie mehr interessiert an ihren männlichen Freunden als an mir. Ich fragte, was los sei und sie antwortete, sie sei noch nicht bereit für eine feste Beziehung. Ich entfernte mich ruhig, obwohl ich mich abgewiesen fühlte und verärgert, nicht einmal einen schnellen Fick bekommen zu haben. Außerdem wusste ich, dass ich soeben den einzigen Fixpunkt meines traurigen chaotischen Lebens verloren hatte. Das war etwas übertrieben, wenn man bedenkt, dass ich mein Lithium sehr sporadisch einnahm.

Einige Tage später schlief ich mit diesem Mädchen namens Harriet. Sie war fett und – obwohl sie ein ganz passables Gesicht hatte – war ich eigentlich nur in ihrer Nähe, um an ihre Freundin Meredith heranzukommen. Als ich Meredith zum ersten Mal sah, war sie unausstehlich, eingebildet und sehr launisch. Sie hatte kurze, gefärbte blonde Haare, war schlank und immer schick angezogen. Eigentlich sah sie aus wie eine Horrorpuppe, ständig zuviel Make – up und immer gut aussehend. Als wir dann zusammen waren, fühlte ich mich immer, als schlief ich mit Daryl Hannah in *Blade Runner*. Vom ersten Moment als ich sie sah, wollte ich sie haben.

Innerhalb einer Woche war alles geregelt. Wir schliefen fast jede Nacht miteinander. Manchmal kam ich in ihr Appartement und ihre Wohnungskollegen meinten, Meredith würde schon schlafen. Mir war das egal. Ich ging in ihr Zimmer, weckte sie auf und im Halbschlaf fiel ich gedankenlos über sie her. Sie schien immer irgendwie distanziert bis ich bemerkte, dass sie auf Prozac war. Sie war ebenfalls Alkoholikerin, wie ich. Interessanterweise haben wir nie miteinander gesprochen, wenn wir unter unseren Freunden waren. Ich fühlte auch, dass ich mich demütigen musste, um etwas Nettes aus ihr heraus zu bringen.

Beispielsweise trank ich eines Abends vor Meredith und zwei ihrer Freunde ein Glas voll ihrer Pisse für 15 Mäuse. Es schmeckte scheußlich obwohl es immer heißt, das Zeug sei voller Vitamine und ich musste in den nächsten Tagen ständig meine Zähne putzen. Ich kann es kaum glauben, dass sich Menschen bevor es ernsthafte Zahnpflege gab tatsächlich ihre Zähne damit geputzt hatten. Ich fühlte mich wie Ignatius in einem Catullus

Gedicht. Catullus lacht ihn aus, weil er sich seine Zähne mit Pisse putzt – er hätte mich bestimmt nicht verschont für eine Dummheit wie diese.

Obwohl ich zu diesem Zeitpunkt offiziell nicht verrückt war – weil nicht in einem Krankenhaus untergebracht – war ich klarerweise verrückter als jeder einzelne aus meinem sozialen Umfeld jemals sein würde. Ich war der Hohlkopf und von dem Gedanken daran besessen. Ich dachte immer, dass meine Erfahrungen in Coney Hill sich mein Leben lang wie eine Schlinge um meinen Hals anfühlen würden. Es war etwas, dass immer in meinen Gedanken sein würde und es verursachte eine Menge Probleme. Ich hatte mein Ziel erreicht. Ich verhielt mich verrückt, um mich davor zu schützen, tatsächlich verrückt zu werden. *Meiner Meinung nach konnte ich nicht noch verrückter werden, wenn ich es die ganze Zeit über bereits war.* Ich war ein klassischer Fall eines leugnenden Manisch – Depressiven. Es wurde immer schwieriger für mich, mit normalen Menschen zu kommunizieren, meine Arbeit an der Universität vernachlässigte ich und mein Kreditrahmen wurde mehr und mehr überzogen. Der Sportsfreund war nicht mehr wirklich sportlich.

Nachdem ich mit Meredith zusammen war, sorgte ich dafür, dass ich mit Sarah abrechnen konnte. Ich konnte sie nicht mehr haben, also rächte ich mich in meiner Eifersucht und meinem Zorn an ihren Freunden. Ich ging in einem geistlosen Zustand in die Bar *The Grovel*. Kev und ein Typ namens Tom, der sich genauso verrückt wie wir anderen zu geben versuchte, waren mit dabei. Ich ging zu dem Tisch, an dem drei von Sarahs Freunden saßen und schlug ihnen, mit Kevs und Toms Hilfe, ins Gesicht. Nachdem der Barchef kam, rannten wir weg und ich bekam Lokalverbot für den Rest des Jahres. Später habe ich gehört, dass einer der drei nach diesem

Vorfall für immer von der Universität gegangen war. Ich fürchte, meine Schlagkraft hatte ihn endgültig vertrieben.

Am nächsten Tag kam Sarah zu mir, um mich zur Rede zu stellen. Ich erklärte ihr, dass sie mir keine Wahl gelassen hätte. Wer dachte sie, dass sie war und mir derart den Kopf verdrehte? Verdammte Schlampe. Mein Kopf war bereits ausreichend durchgeschüttelt. Allerdings, nachdem ich ihren moralischen Argumenten gelauscht hatte, stimmte ich zu und entschuldigte ich mich. Was war nur aus mir geworden? Ich hatte mich in einen echten Wichser verwandelt. Ich war ein Monster. Das war nicht das Leben, das meine Eltern sich für mich gewünscht hatten. Allerdings können Eltern das Leben ihrer Sprösslinge ohnehin nicht vorherbestimmen. Sie können nur das weitergeben, was sie für richtig halten. Manchmal ist das allerdings nicht genug, wir leben in einer unperfekten Welt. Wir leben in einer Welt, in der die Besten gewinnen. Es gibt zuwenig Sympathie für die Verrückten, die Obdachlosen, die dritte Welt und den Menschen im Allgemeinen.

Ich hatte immer mehr Gedanken wie diese in meinem Trinkerstadium. Zu diesem Zeitpunkt konsumierte ich täglich mindestens vier Liter extra starken Cider. Außerdem beherrschte ich meisterhaft meine Bier – Wasserpfeife, die ich Butler verdankte.

Diese Pfeife funktioniert folgendermaßen: ein Trichter und eine Röhre sind miteinander verbunden. Man gießt eine Dose 8,4% igen Cider in den Trichter, während der Daumen das Ende der Röhre verschließt. Man dehnt die Röhre und wartet, dass die Blase oben ankommt. Dann gibt man die Röhre in den Mund und hebt den Trichter. In der Pfeife entsteht ein Vakuum und die Flüssigkeit schießt direkt in den Magen. Schneller als man eine Pint leeren könnte. Dieses Gebräu ist tödlich. Ich hab das ganze sogar mit kleinen Vodka – Flaschen, Whiskey und anderen Gemischen versucht – gefährlich, aber ein Knüller auf Partys.

Manchen habe ich damit das Fürchten gelernt, andere waren begeistert. Mit der Zeit wurde sie mir aber zu langweilig. Anfänger konnten mir nie das Wasser reichen, jedoch wurde ich unerträglich, wenn ich zuviel davon hatte. Meistens kotzte ich alles wieder raus. Weltrekordhalter war laut Butler jemand in Los Angeles. Jemand hatte 40 Flaschen Budweiser in zwei Minuten getrunken und dann war der Magen explodiert. Eine großartiger ländlicher Mythos, den ich allerdings nicht glaubte.

Einmal konsumierte ich zehn Dosen 6% iges Löwenbräu Pils innerhalb von 90 Minuten und behielt alles unten. Lange Zeit trank ich Abend für Abend auf diese Art und Weise mein Bier, doch dann war ich froh, wenn ich wieder billigen Cider bekam. Ich hatte nicht sonderlich viel Geld übrig, musste aber jeden Tag betrunken sein. Cider war mein einziger Weg. Mein erstes Jahr an der Universität hatte sich eigenartig entwickelt. Ich ging drei bis viermal pro Woche in einen Club und landete immer mit einem Mädchen im Bett, ohne je ein Wort mit ihr gewechselt zu haben. Außerdem war ich der beste Trinker in Manchester.

Allerdings konnte ich eine Spitalseinweisung verhindern und fühlte mich aus diesem Grund sogar stark. Mein Gedankengang war folgender: Nur ein starker Mann trinkt starken Cider und ich konnte mehr trinken, als jeder andere Mann. Wenn ich jetzt anderen beim Trinken zusehe, gehe ich durch viele Emotionen. Zum ersten kann ich mich mit ihnen identifizieren, denn ich weiß wie es ist. Zweitens tun sie mir leid, denn in diesem Zustand zu sein fühlt sich nicht gut an. Dann denke ich, dass sie schwach sind und etwas Positives aus ihrem

Leben machen sollten. Ich fühle mich erleichtert, nicht mehr so zu sein. Allerdings weiß ich, dass ich das Potential zu einem Trinker immer in mir habe. Ein Leopard gibt seine Flecken nie auf, genauso wenig wie ein Säufer den Alkohol.

Ich hoffte, nie wieder krank zu werden, aber ich riskierte mit dem Trinken meine Gesundheit und bisher hat das Spiel seinen Zoll gefordert. Nachdem Alkohol ein Beruhigungsmittel ist, hemmte er lediglich meine Stimmung. In meinem tiefen Inneren aber hatte ich eine Scheißangst, dass ich wieder einen Rückfall haben könnte. Der Alkohol half mir diese Angst zu vergessen. Es war nicht mehr als eine Flucht. Der Alkohol hatte die Kontrolle über mein Leben übernommen. Positiv daran war, dass ich mit einer Menge Frauen reden und schlafen konnte. Einmal hatte ich eine kurze Beziehung mit einer Frau aus Stockport. Sie war 33 und Alleinerziehende Mutter eines zwölfjährigen Kindes. Ich hatte sie in einem Club namens *Boardwalk* aufgerissen. Ich war ein irrer Tänzer. Meine Hände und Füße bewegten sich, James Brown wäre vor Neid wohl erblasst. Ich sah sehr professionell aus.

Eines Nachts, etwa um 2.15 Uhr, verließen Kev und ich den Club in dem er arbeitete. Beide waren wir bis oben voll und er schrie einem Schwarzen Mädchen dumm nach. Das war nicht wie in Zeiten, in denen ich Jean Rhys in einem Moment geistiger Klarheit bemitleidet hatte. Was passierte mit meinem Leben? Ich verbrachte die meiste Zeit mit einem Rassisten? Zugegeben habe ich meine weißen Freunde immer „Nigger" gerufen, klarerweise war das scherzhaft gemeint. Panji wollte von mir immer „Nigs" gerufen werden, als wir noch auf die gleiche Schule gingen. Ich war nie rassistisch. In meinem Zimmer hing ein großes Snoop Doogy Dogg Poster, auf dem er eine Pistole hält. Als ich zwölf war, hatte ich einen großen Streit mit Panji und nannte ihn „Nigger". Er hatte mir unabsichtlich einen Stein ins Auge geworfen und darüber gelacht. Ich holte weit aus und bereute es gleich wieder. Bald danach wurden wir gute Freunde und ich legte meine Vorurteile ab. Ich wurde ihm gegenüber mitfühlender. Er hatte es ohnehin schon schwer genug. Seine Identität als einziger Schwarzer in einer Schule voller weißer Kids war eine große Herausforderung.

Nach der Afro – Spöttelei begannen zwei Studenten Kev aus Vergeltung zu schlagen. Ich kümmerte mich um einen und schlug ihm immer wieder auf den Kopf. Dann flüchteten wir vor dem anfahrenden Polizeiwagen, wurden allerdings bald gefasst. Nach einigen Stunden in der Zelle wurde mir mitgeteilt, dass ein Anruf auf mich wartete. Eigenartig, denn ich hatte niemandem erzählt, dass ich festgenommen worden war. Es war mein Rechtsanwalt. Er berichtete mir, dass der Kerl den ich angeblich geschlagen hatte, im Krankenhaus liegt. Am nächsten Tag wurden wir ohne jegliche Konsequenzen wieder entlassen. Ich konnte kaum gehen. Mein Fuß schmerzte mich immer noch vom Treten.

Am nächsten Morgen waren wir auf der Titelseite der Studentenzeitung *Mancunion* abgebildet, darunter stand groß zu lesen „Eine rassistische Attacke!" Wie man sieht, verdrehen Zeitungen die Wahrheit ständig! Oder war es vielleicht sogar die Wahrheit? Immerhin hatte sie mein Freund ja Afro genannt. Trotzdem, man hatte uns zuerst getreten weil Kevin einen ungeschickten Kommentar abgegeben hatte. In der Zeitung wurden wir einer rassistischen Gruppe zugeteilt – was für ein Blödsinn! Diese Möchtegern – Journalisten hatten keinen blassen Schimmer. Lauter Idioten! Sie wussten einfach nicht, wie man Spaß haben konnte, so wie wir, unsere Gangster – Freunde, Snoop oder die Typen aus den Gangsterfilmen. Ein Teil von mir, das muss ich Beschämenderweise zugeben, war stolz auf unsere Taten. Ich war in Auseinandersetzungen stets erfolgreich und hatte mir bereits einen Namen gemacht. Ich hatte mich scheinbar in ein abscheuliches Arschloch entwickelt. Zu diesem Zeitpunkt wollte ich bereits zu schreiben beginnen, aber daraus wurde erstmal noch nichts. Es blieb ein großer Traum. Allerdings weiß man nicht viel über das Leben, wenn man ständig darüber schreibt – du musst raus gehen und es einfach erleben, dachte ich jedenfalls. Ich holte mir noch Meredith's Adresse in London bevor ich Manchester für den Sommer nach Gloucester verließ.

…

In meiner ersten Nacht zurück in Gloucester, im Sommer 1995 geriet ich in eine Schlägerei mit einem alten Freund, Daniel Roberts. Ich hatte ihn einige Zeit nicht gesehen. Er war wegen Einbruch und Diebstahl zwei Jahre im Gefängnis gesessen. Ich startete die Auseinandersetzung indem ich ihm sein Bier aus der Hand nahm und es in einem Schluck entleerte. Es war meine Art ihn willkommen zu heißen und ich hatte natürlich vor, ihn im Nachhinein auf einige Gläser einzuladen. Nur einen kurzen Moment später erhielt ich einen dumpfen Schlag auf meine Backe. Normalerweise ginge man nach so einem Schlag zu Boden, ich nicht. Ich stand nur da. Daniel hatte mich geschlagen. Scheinbar hatte er im Gefängnis einige Gewichte gestemmt. Seine Hände waren zur doppelten Größe herangewachsen. Instinktiv fasste ich ihn und schlug ihn auf den Boden. Als Duncan versuchte mich zu stoppen, strangulierte ich ihn. Der Rausschmeißer packte mich und warf mich auf die Straße. Ich versuchte mich wieder

zu beherrschen und wollte zurück ins Lokal. Ein
vergeblicher Akt. Daniel war ebenfalls draußen gelandet.
So also behandelte ich meine Freunde. Sollte ich
wirklich mit dieser Art von Leuten rumhängen?
Am nächsten Tag entschuldigte ich mich bei Dunc und
ansatzweise auch bei Daniel. Wir waren bei Peach
zuhause und ich erinnere mich daran, dass Daniel
Peach's achtjährigen Bruder durch die Luft warf und
dabei meinte:" Wenn ich einen Bruder wie dich hätte,
würde ich ihn jeden Tag verprügeln und ihn zu einem
harten Arschloch machen." Um Gottes Willen. Mein
Leben konnte nicht mehr lange so weitergehen. Ich
erklärte meinen Freunden, dass ich lieber schwimmen
gehen würde. Ich war ohnehin ohne sie verrückt genug.
Noch ein Anstoß und ich würde wieder über die Linie
schießen. Alle wussten, dass ich in Coney Hill gewesen
war, ich musste das nicht ständig wieder unter Beweis
stellen. Manchmal versuchte ich mir selbst einzureden,
dass es gut wäre einen Ruf wie meinen zu haben. In
meinem tiefsten Innersten aber tat ich mir selbst leid. Ich
fühlte, dass in mir ein großes gefährliches Tier wachte:
meine psychische Erkrankung.
In diesem Sommer trank ich jeden Abend. Nach einer
Woche fuhren wir zu Dom nach Hossegor, im Süden
Frankreichs. Er wollte mit seiner Freundin campieren
und sie borgten mir ein Zelt. Dom war ein richtig guter
Surfer geworden und nach einigen Tagen unter seiner
Anleitung, kaufte ich mir selbst ein Boogie Board,
Schwimmanzug, Flossen, Surfzeitschriften und Wachs,
um auf dem Board stehen zu bleiben. Ich lernte Boogie
boarden und tat dies mit Leidenschaft einige Stunden am
Tag, sechs Wochen lang. Ich wurde fit, das Trinken
machte mir nichts aus.
Der Urlaub in Frankreich war eine willkommene
Abwechslung zum Grau und dem Regen in Manchester.

Hossegor war wunderschön, heiß und jeden Tag sonnig.
Es hatte bis zu 33 Grad im Schatten. Es fühlte sich nicht
so heiß an wie es in Washington war. Die
Luftfeuchtigkeit war gering. Der Campingplatz auf dem
wir lebten war groß und ich bezahlte die ganze Zeit über
nichts. Jeden Abend grillten wir und hatten wunderbares,
französisches Brot zum Frühstück. Ich holte mir meine
erste schöne Bräune. Das einzige worüber wir uns
uneinig waren, war der Abwasch. Wir kauften uns
Plastiksessel und aßen oft mit einem deutschen Pärchen.
Der Mann, Axel, hatte ein langes Board und eine teure
Ausrüstung. Er war jeden Sommer da zum Surfen, aber
ich denke, er hatte nie eine anständige Welle erwischt.
Der Strand war „Oben – ohne" und es gab einige verflixt
hübsche Frauen da. Tatsache aber war, dass Dom
glücklich mit seiner Paula war und alle anderen -
Überraschung – sprachen nur Französisch! Jeden Abend
tranken wir Kronenbourg 1664 und billigen 12%
französischen „Grappe."
Wir besorgten uns Boccia und spielten fast jeden Tag
damit im Sand. Einmal während einer
Auseinandersetzung bewarf mich Dom mit einer Kugel.
Er stand etwa 30 Meter von mir entfernt, die Kugel
sauste durch einen Plastikstuhl und verpasste nur knapp
meinen Fuß. Ich würde sagen, das war knapp. Er hatte
scheinbar ein Temperament wie alle meine Freunde. Ich
denke einen Teil davon kann man auf die Hormone
zurückführen, aber ich schien zu aufgebrachten Leuten
zu tendieren.
Paula reiste nach sechs Wochen wieder ab und Dom
wollte noch ein paar Tage dranhängen. Wir flogen von
Biarritz wieder zurück. Ich hielt nie viel vom Kiffen,
aber nachdem Dom und Paula abends im Zelt
verschwunden waren, verbrachte ich meine Abende mit
einer Gruppe Franzosen, die gern ihre Tüten mit mir

teilten. Die meisten von ihnen schliefen in Hängematten und einige hatten wunderschöne Bongs aus Bambus. Das war das letzte Mal dass ich rauchte, mit einer Ausnahme einige Jahre später, während einer manischen Phase.

Nach einigen Tagen aus Biarritz zurück fuhren wir nach Newquay und ritten die größte Welle die ich jemals gesehen hatte. Von 40 Leuten die versuchten wieder raus zu kommen, schafften es nur drei oder vier. Ich brauchte einige Minuten, man stelle sich das vor, und als ich es schaffte, musste ich mich erst setzen, um den Krampf in meinen Waden los zu werden. Als ich abhob, war das der abenteuerlichste Moment meines Lebens. Ich ritt etwa eine Minute auf der Welle und sprang dann ab, als ich realisierte, dass mein Board mit mir auf die Felsen der Fistral Beach zusteuerte. Ich verließ Newquay unverletzt und mit dem größten Gefühl von Begeisterung, dass ich bis zu diesem Sommer erlebt hatte.

Kev und Craig arbeiteten als Securities am Trevelgue Campingplatz und verschafften mir ebenfalls einen Job. Allerdings machten wir uns nach ein paar Wochen davon, denn wir waren völlig blank. Ich erinnere mich, eine Jungfrau in unserem kleinen Wohnwagen flach gelegt zu haben. Craig hatte ihn aufgebrochen. Wir schliefen drinnen am Boden, aßen die Lebensmittel, die die Inhaber zurück gelassen hatten, fuhren mit ihrem Auto durch die Gegend und zerstörten den Wohnwagen völlig. Die Gloucester – Boys waren also wieder vereint und es lag immer ein Hauch Gewalt in der Luft, wenn wir uns versammelten. Jeder der mit uns in Kontakt kam konnte von Glück sagen, dass wir ihm nicht die Seele aus dem Leib prügelten.

Wir freundeten uns mit südafrikanischen Türstehern an. Die waren wenigstens auf unserem Level. Kev und ich schafften es, einen Job als Türsteher in einem Nachtclub in Newquay zu bekommen und eines Nachts gingen wir mit den zwei Südafrikanern weg. Wir spielten den ganzen Abend Billard und verwendeten dabei ganz offensichtlich das Geld der Anderen, das sie auf dem Tisch abgelegt hatten. Jeder realisierte, was wir taten jedoch getraute sich niemand diesen vier stämmigen Idioten Paroli zu bieten. Wir verbreiteten diese „Sprich mich an und ich verpass dir eine – Stimmung." Als wir nach Hause gingen, bedrohte Kev an die Hundert Leute. Ich hatte noch nie etwas Ähnliches gesehen. Er war verrückt. Er ging auf eine Gruppe von vier Typen zu und forderte sie zu einer Schlägerei heraus. Erst wollte er einen Mann zu Mann – Kampf und dann alle vier auf einmal fordern. Ich agierte diplomatisch, aber niemand wollte sich mit diesem Kaliber von Mann anlegen. Er hatte Feuer in seinen Augen und verspürte wohl etwas in seinem Bauch an diesem Abend. Die Erinnerungen an die entspannenden Wochen in Biarritz verblassten immer mehr, nachdem ich mit den Gloucester – Boys unterwegs war. Bald würde ich wieder nach Manchester zurückkehren, mit ihnen zusammenziehen, Zuflucht bei diesen Alkoholikern finden und immer mehr selbst zu einem werden.

…

Im August 1995 kehrte ich nach Manchester zurück und hatte zwei Wiederholungen zu absolvieren. Hätte ich meine Philosophiearbeit rechtzeitig abgegeben, wären mir diese beiden Prüfungen erspart geblieben. Ich bat meinen Bruder um Aufsätze über Platon und Aristoteles. Er war ein philosophisches Genie aber zu dieser Zeit derart instabil, dass er mir einen ganzen Block aus einer Buchseite kopierte und sie mir zurückgab. Jahre später erst fragte ich ihn, wie er bloß auf diese Idee gekommen war. Er meinte: "Ich war so schwach, ich hatte keinen Schimmer, was ich da tat … Es gab eine Zeit vor drei Jahren, da hätte ich dir diesen Aufsatz aus meinem Gedächtnis diktieren können. Kürzlich musste ich aus Dad's Haus ausziehen, zu Oma. Meine Pläne ein geachteter Professor zu werden fanden jäh ein Ende, als ich auf der Couch einer altersschwachen, geistig angeknacksten alten Dame meinen Schlafplatz fand. Keiner wird je verstehen was es für mich bedeutet hatte, aus meinem Zimmer geworfen zu werfen. Ich fühlte mich, als hätte mir jemand den Boden unter den Füßen weggezogen und ich konnte nur noch im Abgrund versinken." Dad und Claire hatten ihre Gründe. Claire hatte viele Jahre über all die häuslichen Routinearbeiten für Harvey und mich erledigt. Sie hatte außerdem schon zwei Mädchen aufgezogen. War es nicht Zeit für uns, auf unseren eigenen Füßen zu stehen? Ich konnte das verstehen. So ist es nun mal, manche Dinge passieren einfach ohne vorherige Beratung.

Zurück an der Uni fühlte ich mich von meiner Abteilung hängen gelassen. Ich war durch meinen Bruder von Philosophie beeindruckt. Er ermutigte mich Platon und Bertrand Russel zu lesen, als ich elf war. Im ersten Semester wusste ich alles über Erkenntnistheorie und Metaphysik. Der Dozent wies uns darauf hin, dass es für Interessierte ein besonderes Lernprogramm gab. Ich freute mich wirklich darauf. Genauso sehr wie ich es in der Schule genossen hatte, mit intelligenten Leuten zu diskutieren gehörte Philosophie zu meinen Stärken. Zu diesem speziellen Angebot erschien niemand, außer mir. Ich wurde richtig wütend. Ich konnte es einfach nicht glauben. In meinen Augen war sich der Dozent seiner Verantwortung nicht richtig bewusst. Vielleicht aber hatte ich alle verängstigt. Möglicherweise war ich in der Vorlesung vom Thema so gefesselt, dass es alle als anmaßend empfanden, mit mir in einem Raum zu sitzen. Vielleicht hatten sie den Ort geändert ohne mir Bescheid zu geben, aber so paranoid konnte ich nicht sein. Ich war im richtigen Saal.

Ich war dermaßen sauer, dass ich für drei Monate keine Philosophie – Vorlesung mehr besuchte und dann nur, weil ich schriftlich dazu ermahnt worden war. Der Philosophie Professor hatte meinen Traumstart an der Uni zerstört. Ich war wie eine Bombe kurz vorm hochgehen und er hatte den Auslöser gedrückt. Schließlich schaffte ich doch noch alle Prüfungen und hatte noch eine Woche frei. Wir wohnten zu sechst in einem Haus in Mosside: Kev, Craig, Roger, Chris, Todd und ich. Im November zogen wir in eine Wohnung um und niemand scherte sich darum, das alte Haus zu reinigen. Der Garten glich einer nuklearen Katastrophe. Wir nutzten ihn nur dazu, unseren Müll abzulagern. Man öffnete die Tür einen Spalt, schloss die Augen, um dann den Müllsack so weit wie möglich nach hinten zu schleudern. So würde einem der abscheuliche Geruch beim nächsten Mal nicht gleich in die Nase steigen. Außerdem bezahlte ich keine Miete, so war mehr Geld da zum Trinken.

Mittlerweile konnte ich sechs Liter Cider 8,4% in einer Nacht saufen – jedes der 12 Pints in einem Zug. Ich war stolz auf mich und nahm an, dass niemand der ebenfalls die Dart Weltmeisterschaften in Lakeside verfolgte, dazu imstande war. Die neue Wohnung war in Victoria Park und es wurde in den ersten sechs Wochen fünfmal eingebrochen. Jeder wurde beraubt, außer mir. Man hielt mein Zimmer wohl für einen Schrank (obwohl es eigentlich groß war). Ich hatte schon angenommen, dass man uns in dieser rauen Gegend wohl oder übel mal ausrauben würde. An dem Nachmittag als wir eingezogen waren, konnten wir gerade noch eine

Schlägerei mit Asiatischen Typen verhindern.
Vorsichtshalber deckte ich meine Stereoanlage und all
die anderen sichtbaren Kostbarkeiten mit schwarzen
Tüchern ab. So konnte man nichts Interessantes
erkennen, wenn man durch das Schlüsselloch guckte.
Schließlich zog ich mit Meredith zusammen. Ich wusste,
dass man mich von der Universität schmeißen würde,
wenn ich weiterhin ständig mit Roger auf Achse war.
Meine Freundschaft mit Kev hatte sich in ein Jekyll und
Hyde Szenario gewandelt. Er war frustriert, dass ich
nicht mehr weggehen und mich besaufen wollte. Ich war
immerhin ein Alkoholiker, der auch gut zuhause auf
seinen Spiegel kommen und mal die eine oder andere
flach legen konnte, wenn ich das wollte. Das war alles,
was ich brauchte. Ich hatte mich zu einem unbeholfenen,
sozialen Menschen entwickelt, der mit den gewalttätigen
Stimmungen eines Türstehers nicht mehr umgehen
konnte. Er bedrohte mich einmal in der neuen Wohnung,
das war der letzte Zug. Kev erzählte mir, dass er die
Kaution vom letzten Vermieter nicht zurückbekommen
hatte. Ich meinte, er hätte dieses Arschloch einfach
zusammenschlagen sollen. Außerdem hätte er von
Anfang an nicht soviel Miete bezahlen sollen. Ich hatte
es jedenfalls nicht gemacht. Kev antwortete:" Vielleicht
sollte ich dir einfach eine verpassen!?". Ich war sauer,
trank und wir verließen das Haus zwei Minuten danach.
Ich war immer wieder mit Kev unterwegs. Es war eine
Art Zusammengehörigkeit, wenn wir gemeinsam
tranken. Zu diesem Zeitpunkt war ich anfällig, eine
Flasche Wein mit einem Strohhalm in einem Zug zu
entleeren.
Kurz nachdem ich außer Haus war, traf ich diese
asiatischen Mädchen, von denen ich eine einige Wochen
zuvor vernascht hatte. Ich meinte zu Kev, dass wir
besser die Straßenseite wechseln, denn ich wollte sie

keineswegs treffen. Nachdem die Mädchen vorüber waren, schrie Kev mich an:" Wer denkst du, dass du bist? Niemand sagt mir, was ich zu tun habe außer meinem Alten! Wenn du noch einmal etwas Derartiges verlangst, schlage ich dich zusammen!"

Diese Drohung machte mir klar, wohin sich meine Leben gerade entwickelte. Wenn sich nicht bald etwas änderte, würden meine Probleme katastrophale Ausmaße annehmen. Ich war dabei, durch die Uni zu fallen, gesundheitlich klarerweise einen Rückfall zu erleben, und wahrscheinlich wegen Raub, Vandalismus oder sogar Mord im Gefängnis zu landen.

Einige Wochen vor dieser Drohung hatte ich versucht mich mit Merediths Wohnungskollegin Lucy davon zu machen. Sie und Harriet, die sich mit Meredith eine Wohnung teilten, behandelten Meredith wirklich schäbig, nahmen ihr Geld und ihr Essen und hatten sie sogar schon aus ihrer eigenen Wohnung ausgesperrt. Ich war so außer mir, dass ich anfangs loszog, um mich an Lucy heran zu machen. Sie veranstalteten eine Party, ohne Meredith einzuladen. Die böse Kuh und ich teilten uns ein Bett ohne es zu machen. Sie wollte mich nicht ranlassen.

Am nächsten Morgen ging ich in Merediths Zimmer und erzählte ihr, was in der Nacht davor passiert war. Sie meinte, es wäre in Ordnung. Ich wollte sie nicht mehr sehen, denn mein Verhalten war alles andere als angebracht. Ich ging und kickte weinend die Dosen auf der Straße weg. Es war der erste Funken von Sensibilität, den ich seit langer Zeit gezeigt hatte – seit Monaten, vielleicht sogar seit Jahren.

Fünf Minuten nachdem ich zuhause angekommen war, stand Meredith vor der Tür. Ich konnte es nicht fassen. War dies das gleiche Mädchen, das mich bei unserem ersten Zusammentreffen so grausam behandelt hatte?

War dies das gleiche Mädchen, das mich dazu brachte ein Glas Pisse zu trinken und meinen Schwanz als zu klein bezeichnet hatte? Ja, sie war es. Ich meinte zu ihr, es wäre zu spät. Sie ging wieder und einige Minuten später erhielt ich einen Anruf von einem Mädchen, mit dem ich von Zeit zu Zeit schlief. Ich beauftragte Roger zu sagen, dass ich nicht da sei. Er tat es, aber sie beharrte darauf, dass sie mich sehen wollte. Ich hatte bereits ihre vorherigen Anrufe ignoriert und dieser war nun ihr letzter.

Eine Woche nachdem sie weinend meine Haustüre verlassen hatte, rief ich bei Meredith an. Man erzählte mir, dass sie versucht hatte, sich mit einer Überdosis umzubringen in der Nacht, in der ich unsere Beziehung beendete. Wir hatten uns vermisst und zum ersten Mal, sprachen wir uns ordentlich aus. Wir ließen alles Chaos hinter uns und es wurde offensichtlich, dass sich hier zwei Seelen mit prächtig vermasselten Leben nach einer Schulter zum Anlehnen sehnten. Sie war intelligent und einzigartig. Wir verbrachten die folgenden Nächte und das Neujahr zusammen in London. Es war eine schöne und überraschenderweise romantische Zeit. Obwohl Meredith beschlossen hatte, ihr Studium in Kunstgeschichte an den Nagel zu hängen, wollten wir uns in Manchester eine gemeinsame Wohnung suchen. Wir zogen nach Chorlton-cum-Hardy, eine nette Gegend in der die Bee Gees gewohnt hatten. Meine Beziehung mit Meredith wuchs und wurde immer interessanter, je mehr Zeit wir miteinander verbrachten.

Im Januar 1996 zogen wir um und waren glücklich bis Oktober im selben Jahr. Vor allem gefiel mir, dass wir in den ersten Monaten keinen Fernseher hatten. So verbrachten wir viel Zeit mit Gesprächen, lernten uns besser kennen und waren phantasievoller. Sie war künstlerisch sehr begabt und unsere Wohnung war voll mit ihren Bildern. Wir waren beide am Boden als wir einzogen, stützten uns gegenseitig und entwickelten uns immer besser. Sie war meine erste Liebe.

Mein Alkoholkonsum reduzierte sich auf drei bis vier Räusche pro Woche. Es war ein neuer Anfang. Ich widmete mich wieder meinem Studium und die Ergebnisse konnten sich sehen lassen. Ich war sogar richtig interessiert an meinen Kursen. Ich bewunderte wieder die Römer und vertiefte mich mehr in die Tragödien der Griechen. Ich las sogar Lucan's *Civil War* von Anfang bis zum Ende. Ich liebte die grausigen Luder die beschrieben waren, alles bis ins letzte Detail erzählt, Blut spritzende Szenen, in denen Köpfe abgehackt wurden. Mein Leben gewann an Stabilität obwohl ich immer noch diese aggressive Ader in mir hatte, vor allem im betrunkenen Zustand.

Offensichtlich wurde das an meinem einundzwanzigsten Geburtstag. Ich war betrunken zusammen mit einem Freund, der bei Kev gewohnt hatte. Sein Name war Charlie. Ich hatte zehn Stellas, während er nach Acht aufhörte und ging um seine Freunde zu treffen. Ich wurde wütend und schleuderte ein leeres Bierglas über die Bar. Es krachte gegen einige volle Flaschen und ich sah mich nicht mal mehr um, als ich nach draußen ging. Meredith war gleich nach der Arbeit gekommen, um mich zu einem gemütlichen Drink zu treffen aber ich denke, ich habe ihr den Abend gründlich versaut. Außerdem waren meine Eltern zu meinem Geburtstag extra nach Manchester gekommen, um uns neue Sachen für unsere Wohnung zu spendieren. Sie kauften einen Toaster, etwas Geschirr, ein Bügelbrett, einen Kessel und ähnliche Dinge.

Im Sommer, nachdem ich mit Leichtigkeit mein zweites Jahr abgeschlossen hatte, arbeitete ich für Ladbrokes und Safeway sechs Wochen lang Halbtags. Im Bookies fühlte ich mich nicht besonders wohl. Es war immer voll mit betrunkenen, Kettenrauchenden Eigenbrötlern die ihr Geld beim Fenster rausschmissen. Sie bedankten sich nie, grunzten lediglich und hingen den ganzen Tag an den Bildschirmen bei Hunde- und Pferderennen.

Der Job im Safeway war in Ordnung. Ich startete um sechs Uhr morgens bis zehn Uhr von Montag bis Freitag und war verantwortlich die Regale nachzuschlichten. Es forderte mich einige Wochen, bis ich alles im Griff hatte und ich konnte mein natürliches Geschick für optische Arithmetik erkennen. Ich erkannte auf einen Blick, wie viel Käse sich in einem Regal befand. 13 Reihen und 13 Spalten Käse machten insgesamt 169 Platten guten reifen Cheddar.

Ich verwendete auch eine Computerdatenbank um meine Ergebnisse festzuhalten. Ich hatte eine verantwortungsvolle Aufgabe. Als mein Vorgesetzter weg war, stieg auch der Bürokratieaufwand. Ich bekam ein Gerät, das die Produkte für mich abzählte. Ich erklärte einem der Manager, dass diese Maschine langsamer arbeitete als mein Kopf und sie nur ein Ärgernis für mich war. Man trug mir auf, dass ich sie weiterhin benutzen sollte. Das war der letzte Streich. Ich ging und holte mir nicht mal mehr meine Arbeitsbestätigung.

Obwohl ich beide Jobs nicht behalten hatte, war ich verändert und fühlte mich wieder wie ein Mensch. Ich hatte meine Freunde in den letzten Monaten nie gesehen. Sie mussten ahnen, dass ich sie verlassen hatte. Ich war jetzt mutig genug für eine Veränderung. Den hektischen Lebensstil meiner Freunde aufzugeben war eine Entscheidung, die sich als mehr als nützlich herausstellte.

Im letzten Monat vor meinem Abschlussjahr las ich den gesamten Lehrplan um den anderen voraus zu sein. Ich

wollte mich noch mal verbessern und alles für einen
fantastischen Abschluss geben. Mit Merediths Hilfe, sie
arbeitete als Empfangsdame in Chorlton, begann ich
einen modernen Film über die griechische Tragödie *Ajax*
von Sophokles zu schreiben und zu produzieren. Es geht
um den geistig kranken Helden Ajax und wie er sich aus
Verzweiflung während eines Rückfalls seiner Krankheit
selbst tötet, weil er sich dermaßen gedemütigt fühlt. Jetzt
war ich dran. Das war eine Art für mich, mich meiner
eigenen Situation zu stellen und sie zu verarbeiten.
Niemand konnte mich noch stoppen. Ich war ganz bei
mir. Ich hatte etwas gelöst. Mein Film basierte auf der
Hellenistischen Gesellschaft der Klassik. Ich hatte gutes
Personal, einen Kameramann, einen Produzenten, eine
Ausrüstung, Berater und sogar schon ein
Erscheinungsdatum. Einer meiner Professoren half mir
dabei, die Schauspieler zu wählen. Alles war nun an
seinem Platz.

Kapitel 5 – Oh nein, nicht schon wieder ....

Gerade als ich meinem Leben wieder Sinn gegeben hatte und ich mich mit einer Aufgabe identifizieren konnte und so etwas wie Zufriedenheit verspürte, strafte Zeus mich mit einem Feuerblitz.

In der gleichen Art und Weise wie ich drei Jahre zuvor verpasst hatte, den Aufnahmetest an der Oxford Universität zu absolvieren, verpasste ich die Premiere meines eigenen Stückes. *Ich war etwas gedankenverloren .... Ein kleines bisschen verrückt ... etwas high .... Eigentlich ziemlich high sogar.* Ich war wieder manisch, zu manisch, wieder einmal – obwohl der Grund dafür etwas demütigend war.

Ich ging durch Mosside und kaufte mir eine Minderheiten – Zeitung. Gleich kam mir die Idee, wie sich ihre Lage durch meinen Film drastisch verbessern würde. Ich würde die Welt retten, ich hatte mich mit einem Top - Thema auseinandergesetzt. Ich blieb die ganze Nacht auf und schrieb kleine Notizen in meine Bücher und angesammelte Broschüren. Außerdem hinterließ ich überall meine Telefonnummer für den Fall, dass ein nuklearer Extremfall auftauchen würde und man meine Hilfe benötigte.

Prompt folgten am nächsten Tag um vier Uhr morgens die ersten Berichte über einen neuen Krieg und ich überlegte mir ernsthaft, Snoop Doggy Dogg anzurufen und um Unterstützung zu bitten. Auf dem Cover seiner CD gab es eine Telefonnummer für Notfälle, die von seinem Team bearbeitet werden. Ich wählte diese Nummer und brauchte nicht einmal mit jemandem zu sprechen, denn meine telepathischen Fähigkeiten hatten sich soeben von selbst wieder aktiviert. Die ganze Nacht zum 26. Oktober über praktizierte ich sexuelle Rituale, die zu widerlich sind, um sie hier zu erwähnen. Um 7.30

Manie in Dosen

Uhr morgens dachte ich, dass sich nun die gesamte Welt in den Zustand des Rotlichtbezirks in Amsterdam verwandelt hatte und Chorlton und Manchester das Zentrum des Weltenbewusstseins wären. Ich hatte mich noch niemals so glücklich und faszinierend gefühlt, nicht einmal während meiner ersten manischen Episode. Meredith wusste, dass etwas eigenartig war und nahm sich erstmal frei. Gut für mich, ich konnte immerhin Hilfe bei der Umsetzung meiner Antikriegspläne brauchen. Als sie in die Arbeit ging um mit ihrem Chef zu sprechen, begann ich meine Pläne in Realität umzusetzen. Als erstes würde ich mit den Obdachlosen telepathisch kommunizieren. Ich wollte ihnen helfen, von der Strasse wegzukommen um sich dann mir, als meine Rekruten anzuschließen. Ich flitzte mit meinem Skateboard um sie herum und verteilte Bananen und Bücher, in die ich meine kryptischen Anweisungen gekritzelt hatte. Ich war richtig erleichtert, dass ich dabei war, die Welt vor einer neuen atomaren Katastrophe zu retten. Um den Feind zu verunsichern, brachte ich mein *Die üblichen Verdächtigen* Poster an der Garage eines Nachbarn, etwa hundert Meter von meiner Wohnung, an. Mein Verstand rotierte und mein kritisches Denkvermögen hatte sich völlig abgesetzt. Zu diesem Zeitpunkt war ich mir dessen allerdings nicht bewusst. Stattdessen fühlte ich mich wie im Himmel – die flüchtigen Momente der Hölle hatten sich tief in meinem Unterbewusstsein begraben und warteten auf ihren Zeitpunkt.

Wir verbrachten den Nachmittag im Haus und ich montierte mein Boogie Board auf meinem Rücken um jederzeit davon fliegen zu können. Ich war außerdem sehr stolz darauf, dass ich in fünf Sekunden unter Wasser bis nach Australien schwimmen konnte. Während dieser Gedanken beschloss Meredith mich zu

meiner Mutter nach Powys zu bringen, denn sie hatte
keine Ahnung, wie mir noch zu helfen war. Ich hatte ihr
zuvor schon mal über meine Manische – Depression
erzählt und sie meinte, es würde sie nicht stören. Wie
Kev dachte sie wahrscheinlich, dass die Sache eigentlich
ziemlich interessant sei. Leider war sie gerade dabei sich
aus erster Hand ein Bild über meine Situation zu
machen. Sie bekam mehr, als sie jemals hätte aushandeln
können.

Wir fuhren von der Picadilly Station direkt zu meiner
Mutter. Ich war froh über diese Route, denn sie war
Garantie für eine spannende Zeitreise. Ich konnte sie
wunderbar beeinflussen indem ich mit meinen Fingern
schnippte …. Jetzt ….. jetzt … Jetzt … Mir gegenüber
saß eine alte, senile Dame die nicht weniger bekloppt als
ich zu sein schien. Ich war jetzt der beste Sportler der
Welt. Es war eine Wohltat zu wissen, jede Sportart
dieses Planeten präzise, perfekt und einzigartig
auszuführen imstande zu sein. Vergessen sie *Sport Billy,
hier ist Sport Jase* ... Das war die Realität … Ich war
real.

Wir trafen in Leominster ein und stiegen direkt ins Taxi.
Ich wollte öffentlich nicht gesehen werden, denn meine
Position in der Gesellschaft war einfach zu wichtig …
dieser Moment war zu entscheidend…Wenn ich jetzt
meine Verantwortung die Welt zu retten vermasselte,
wäre alles am Ende. Ich war der einzige, der dieses
Potential in sich trug – Ich war Jesus – Christus, Gott auf
Erden …

Außerdem war es mir bestimmt, der größte Filmdirektor
dieses Planeten zu sein … Menschen würden in die
Kinos strömen und von meinen Filmen beeinflusst
werden … Ihr Leben würde sich dadurch für immer
verändern, auch das ihrer Freunde und aller, die mit mir
in Kontakt kommen … Egal wie gering dieser Kontakt

auch ausfallen würde, die Veränderung währt lebenslang und beständig … Ich konnte nicht scheitern, dies war meine Bestimmung …. Meine Bestimmung war unvergleichlich mit jener des Äneas, der zur Gründung Troja beitrug. Virgils *Äneas* war mein Lieblingsbuch und ich war erleichtert nun endlich die Taten eines Helden zu begehen.

Als wir bei meiner Mutter ankamen erklärte Meredith, dass ich mich eigenartig verhalten würde und sie sich große Sorgen mache. Meine Mutter sah mich sorgenvoll an, eigentlich nicht weiter ungewöhnlich. Alle Mütter tragen diesen besorgten Blick.

Versetz dich in ihre Lage, würdest du nicht voller Sorge sein als Mutter des einen Gottes? Damit geht ein hohes Maß an Verantwortung einher und sie untersteht einem mächtigen Druck. Natürlich, mir machte es nichts aus, dass sie sich sorgten …Ich wusste, dass sie noch nicht verstehen konnten, aber bald …. Allerdings wusste ich noch nicht, wann der richtige Zeitpunkt dafür sein würde … bald …wirklich bald, soviel stand fest … Meredith ging bald ins Bett, sie war erschöpft.

Ich blieb wach und unterhielt mich mit meiner Mutter. Währenddessen aber sendete ich telepathische Botschaften über den Fernseher in die ganze Welt, um den Weltfrieden zu programmieren. Im Gedanken schlief ich mit meiner Mutter und konnte sie dadurch endgültig erobern, während ich mit Zündhölzern und Feuerzeugen hantierte. Jetzt war ich der König der Welt. Ich war König des Schlosses, König der Berge, der König der Vergangenheit, der Gegenwart und der Zukunft, sogar König von Old Trafford. Ich war der König von Allem und Jedem…

Bevor ich zu Bett ging, musste ich noch einige Rituale durchführen. Im Badezimmer reinigte ich meinen Mund indem ich ihn mit Seife und Wasser gut durchspülte.

Wie in meiner ersten Episode war ich überzeugt, König von Allem zu sein und rasch wieder zu der unterwürfigen Haltung eines Sklaven der Menschheit gewechselt. Meine Mutter und Meredith waren nun die Anführer und um ein guter Sklave zu sein, musste ich an dem kleinen Teddy Daffy Duck saugen, den ich in Seifenwasser getränkt hatte. Ich saugte einige Minuten lang bis ich von den zwei Göttinnen weggeführt wurde. Ich war froh, mich dieser Rituale untergezogen zu haben. Jetzt war mein Leben als Sklave endlich angenommen…. Ich allein werde der nächste Manager des Fußballclubs Manchester United sein. Wir werden gewinnen und mit unserem sexy und aufregenden Stil andere beeinflussen und den Weltfrieden sichern … Nun fehlten uns nur noch mehr Frauen und wir würden unseren Pfad beschreiten…

Trotzdem, als ich in dieser Nacht neben Meredith im Bett lag, realisierte ich zum ersten Mal während einer manischen Phase dass ich tatsächlich manisch und somit krank war. Ich sagte:" Ich weiß, ich bin krank. Ich brauche Hilfe." Ich brach in Tränen aus und Meredith hielt mich in ihren Armen. Jetzt weinten wir beide und die Situation verschlimmerte sich. Am nächsten Tag kam eine Sozialarbeiterin vorbei. Sie wollte mich zurechtweisen, nachdem ich nackt und mit gekreuzten Beinen unter einem Baum im Garten die Geschichte der Altphilologie studierte. Es war an einem kalten Herbsttag und mein Stiefvater rief mich ins Haus, nachdem er mein Verhalten für eigenartig befunden hatte. Ich lief weg von der Sozialarbeiterin, denn sie war böse … und vor allem verspürte ich panische Angst, denn sie war der Feind.

Ich lief ins Pub und forderte einen Reisenden an der Bar zu einem Billard - Wettbewerb heraus. Wir gingen in den Spielraum und ich wettete, dass ich die Weiße nah

an das Loch bringen würde, ohne sie zu versenken. Er
nahm an und ich führte ordnungsgemäß aus, ohne die
weiße Kugel zu versenken. Er bezahlte mir ein Bier und
ich leerte es in einem Zug. Am Weg nach draußen
eröffnete ich ihm, dass ich kein Geld bei mir hatte und
ihn nicht hätte einladen können. Er meinte, das wäre
schon in Ordnung und zog ein Messer. „Das geht in
Ordnung, ich hätte dich dann eben aufgeschlitzt, du
Fotze." Während wir beide lachten, überlegte ich mir
eine Rolle für ihn in meinem nächsten Film. Ich verließ
das Pub, denn alles wurde langsam zu kompliziert. Ich
musste mich wieder auf meine Mission konzentrieren…
Ich ging Richtung Gesundheitszentrum als mein
Stiefvater aus dem Auto stieg. Er befahl mir, ins Auto zu
steigen. Er würde alles meinem Vater erzählen und
drohte ihn zu schlagen, wenn der nicht irgendetwas
dagegen unternehmen würde. Er meinte, meine Mutter
hätte es nicht verdient das alleine durchzustehen und
mein Vater sollte seinen Teil der Lasten übernehmen.
Wie auch immer, zu diesem Zeitpunkt interessierte mich
sein Standpunkt kaum. In meinem manischen Kopf
erwachten viel interessantere Statements und
Formulierungen. Als ich bei meiner Mutter ankam
warteten ein Arzt und ein Krankenwagen auf mich. Sie
meinten, sie würden mich an einen Platz zum
Entspannen bringen. Das war in Ordnung für mich. Ich
hatte wohl eine Rast verdient, nicht wahr? Schließlich
findet man nicht jeden Tag heraus, dass man Gott ist,
oder? Vielleicht treffe ich ja auf mögliche Schauspieler
für meine Film … Ich legte mich in den Rettungswagen,
als würde ich nun meine wohlverdiente Yachtreise durch
die Karibik antreten.
Etwa 45 Minuten später langten wir in der Mid Wales
Institution für psychische Krankheiten, Talgarth ein. Es
gab einen großen Empfangsraum, größer als in Coney

Hill. Die erste Person auf die ich traf war eine schottische Patientin, die das Personal mit ihren Zwischenrufen auf Trab hielt. Ich war heiß auf sie, denn offensichtlich hatte sie telepathische Fähigkeiten wie ich. Möglicherweise war auch sie eine Sklavin. Das Pflegepersonal interviewte meine Mutter und Meredith während ich in meinem neuen Filmstudio herumgeführt wurde … Beide weinten sie als sie gingen und ich fand erst heraus, dass etwas nicht stimmte als fünf Pfleger mich festhielten, um mir Haliperidol in meinen Arsch zu injizieren. (Bis 2002 wusste ich nicht, dass ich dagegen allergisch war und diese Information erhielt ich von einem Rechtsanwalt, nicht von einem Arzt.)

Ich verbrachte mehr als zwei Monate in diesem Krankenhaus nahe den Black Mountains, irgendwo im Nirgendwo. Für mich waren es wie zwei Jahre, denn diesmal traf mich die Depression noch viel schlimmer. Im Januar wurde ich auf meinen Wunsch in das Withington Hospital in Manchester verlegt. Dort war ich der Hölle näher, wie noch nie in meinem Leben. Damals, und soviel ich weiß auch noch Heute, ähnelte es den Beschreibungen in Michel Foucaults *Madness and Civilization*: enge Gänge, keine Farben, Personal das die Patienten wie Kriminelle behandelt. Also kein Platz, der Möglichkeit zur Rehabilitation gibt. Möglicherweise war ich zu schnell nach Manchester zurückgekehrt.

Mein beratender Arzt in Mid Wales wollte mich an das ECT hängen, eine Horror – die Behandlung die auch Jack Nicholson in *Einer flog über das Kuckucksnest* über sich ergehen lassen musste. Ich wusste darüber ebenso viel wie jeder andere – eigentlich nichts – wobei der Gedanke, mit Elektroschocks behandelt zu werden nichts Menschliches an sich hatte. Mir wurde erzählt, dass dadurch dich Phasen der Depression verkürzt werden konnten, besser als durch Antidepressiva.

Allerdings waren bereits kurzzeitiger Gedächtnisverlust oder – in wenigen Fällen – permanenter Gedächtnisverlust vorgekommen.

ECT wird heutzutage kaum mehr angewendet, aber ich denke, die Öffentlichkeit sollte trotzdem darüber informiert werden. Am besten wäre ein Film darüber. Somit könnte man am besten aufzeigen, wie krank und zerstörend diese Methode auf den Körper wirkt. Ich konnte die Behandlung abwehren, ging mir doch immer das Bild des Chief als er Jack Nicholson zum Schlafen brachte durch den Kopf. Ich wurde diese Bilder nicht wieder los.

Als Dr. Cooper mir ECT anbot in Mid Wales, war ich erschrocken und gedemütigt. Wir diskutierten darüber in der wöchentlichen Arztvisite.

„Ist das Leben lebenswert?", fragte Dr.Cooper.

„Ist mir egal."

„Ist dir egal?"

„Keine Ahnung."

„Bist du diesmal depressiver als bei unserem letzten Treffen?"

„Ja"

„Hast du Selbstmordgedanken?"

„Manchmal."

„Denkst du, du könntest ihnen nachgehen?"

„Ja."

„Es scheint, als würden die Antidepressiva nicht schnell genug wirken. Wir sprachen beim letzten Treffen über die Möglichkeit einer ECT – Behandlung. Würdest du so etwas in Erwägung ziehen?"

„Wie gut funktioniert das?"

„Gemeinsam mit den Antidepressiva sollte es deinen Heilungszeitraum halbieren."

„Was ist mit den Nebenwirkungen? Ich habe gehört, man könnte damit auch einen Gehirntod auslösen?"

„Die Behandlung funktioniert heute schon um einiges besser. Es gibt so gut wie keine negativen Erfahrungen."
„Werde ich meine Erinnerung nicht verlieren?"
„Kurzzeiterinnerungen treten häufiger auf, jedoch die Chancen auf einen Langzeitgedächtnisverlust sind äußerst gering."
„Wie gering?"
„Das kann ich nicht so genau sagen."
„Ich hörte etwas von eins zu fünfzig."
„Nein, ich denke weniger als das."
„Der Gedanke daran erschreckt mich."
„Der Gedanke ist sicherlich nicht angenehm, aber es gibt Tausende von Patienten, die schon sehr gute Erfahrungen machen durften. Ich gebe ihnen jetzt etwas Zeit, darüber nachzudenken. Sie melden sich bei der Schwester, und sie wird mich benachrichtigen. Dann werden wir mit der Behandlung beginnen. Gibt es noch etwas, worüber sie mit mir diskutieren wollten?"
„Keine Ahnung."
„Nun dann, Jason (Hände schütteln), ich hoffe es wird ihnen bald besser gehen."
„Danke."

Ich fühlte mich, als würde eine Python mich langsam erwürgen. Mein ganzer Lebenswille wurde aus mir herausgezogen. Trotzdem verweigerte ich die ECT – Behandlung. Es gibt ein Maximum von acht Behandlungen über einen Zeitraum von vier Wochen und das Betäubungsmittel verhindert, dass man jegliche Art von Schmerzen fühlt. Die Technik dafür hat sich über die Jahre verbessert und mein damaliger Arzt und auch der Psychologe meinten, es wäre die beste Behandlung für mich in diesem Zustand. Meine depressive Phase könnte sich drastisch verkürzen. Tja, ich denke sie kennen ihr Handwerk und von ihrer Warte aus sollte ich rasch eine Entscheidung treffen. Ich habe

Patienten gleich nach diesen Behandlungen gesehen und damals musste ich immer weinen.

Andy, ein Musiker der mir *Imagine* und *Jealous Guy* auf der Gitarre in Mid Wales beigebracht hatte, war einer von ihnen. Er fing danach an, Gespräche die wir bereits geführt hatten ständig zu wiederholen. Er vergaß unsere Namen und war gerade mal in seiner Lebensmitte. Es war herzzerreißend einen Menschen wie ihn so gedemütigt zu sehen. Er hatte den Glauben an sich selbst verloren und sich in ein schwindendes Wrack verwandelt; dieser Mann hatte mal vor 2000 Menschen Solo gespielt.

Die meisten ECT - Behandelten leiden unter Kurzzeitgedächtnisverlust und einige wenige gar unter Langzeitgedächtnisverlust. 2001 berichtete die Gesellschaft für psychische Gesundheit *Mind*, dass pro Woche etwa 1300 dieser Behandlungen in Großbritannien durchgeführt werden. Zweidrittel jener, die sich einer Behandlung unterzogen hatten würden es nicht wieder tun, 40% von Ihnen berichteten über einen dauerhaften Gedächtnisverlust über Ereignisse in der Vergangenheit, 36% berichten über steigende Konzentrationsschwierigkeiten, während dreiviertel aller Betroffenen nicht über möglich auftretende Nebenwirkungen informiert wurden.

Jetzt haben wir's. Ob ein Patient ECT braucht oder nicht, sollte sehr sorgfältig ausdiskutiert werden. Jeder Fall gehört einzeln und eingehend betrachtet. Man kann derart intensive, offensichtlich unmenschliche Behandlungsmethoden – wie wissenschaftlich bewiesen es auch immer sein mag – nicht durchführen, ohne vorher das Gehirn des Individuums eindringlich untersucht zu haben. Ansonsten riskiert man, das Leben dieser Menschen ohne Skrupel zu zerstören. Ich möchte allerdings auch kein Arzt sein, der die Last der

Verantwortung über Leben oder Tod bzw. möglichen
Selbstmord des Patienten danach auf seinen Schultern
trägt. Wie würden sie das den Familien erklären? Was
erzählen sie den Eltern?

Andererseits wäre es naiv und defätistisch die
Wissenschaft zurückzuhalten und viele Ärzte sind der
Meinung, dass zusammen mit Antidepressiva ECT die
depressiven Phasen halbiert. In vielen Fällen nimmt man
sogar an, dass Selbstmorde verhindert werden konnten
und ECT für akut Suizidgefährdete Patienten eine viel
versprechende Lösung ist. Ich habe festgestellt, dass sich
die Wissenschaft überraschend ignorant gegenüber
psychisch kranken Menschen verhält. Es gibt keine
Heilung – nur eine große Menge an Versuchsreihen um
die Patienten so gut als möglich zu stabilisieren.
Manische Depression ist wie Grippe: sie kommt und
geht wie es ihr passt – und man kann schwer sagen,
warum.

Das gleiche gilt für Schizophrenie. Ich lernte einen
„Schizo" aus Mid Wales kennen, der zu
bemerkenswerten Denkleistungen imstande war. Ich
hatte vorher noch keinen Menschen wie ihn getroffen.
Der Witz eines Paul Merton, die kritische Genauigkeit
eines Germaine Greer und die Faszination Shakespeare's
vereinten sich in einem Menschen. Sein Name war
Magnus Robertson und wir schrieben zusammen
Gedichte.

Er war völlig paranoid und glaubte sich von Geistern
verfolgt. Sie folgten ihm durch das gesamte
Krankenhaus und wollten seine Psyche vereinnahmen.
Er wurde 1953 geboren und war 45, als ich mit ihm die
Zeit im Krankenhaus verbrachte. Er war ständig drin und
wieder draußen und das letzte Mal als ich von ihm hörte,
wohnte er in Neath bei seiner Mutter.

Am 7. Januar 1997 überreichte er mir einen Gedichtband
mit einer persönlichen Widmung:
Für Jason, in wärmster und tiefster Hochachtung, um
nie in Vergessenheit zu geraten, In Liebe Magnus.
„Wann sollen wir drei uns wieder treffen …?"
Wahrscheinlich spielte er damit auf mich, ihn und das
Buch an, jedenfalls war seine Poesie unglaublich
wundervoll. Er beschämte mit seinem Verstand sogar
den Intellekt meines Bruders und ich fühlte mich
unglaublich geehrt, ihn kennen gelernt zu haben. Er
schrieb seine Gedichte mit einem Leuchtstift an seine
Zimmerwand und wir verteilten unsere Gedichte an alle
Patienten und das Personal im Krankenhaus, um sie
aufzuheitern. Als kreative Menschen brauchten wir
immer wieder die Bestätigung, dass unsere Kunst gut
war und Schreiben war die beste Therapieform für uns
beide.
Außerdem blieb ich in Kontakt mit einem 60 jährigen
Mann der damals mit mir im Krankenhaus war und jetzt
in der Nähe meiner Mutter lebt. Sein Name ist Alan
Greenwood. Er ist ebenfalls Manisch Depressiv und
hatte zu diesem Zeitpunkt 18 Einweisungen ins
Krankenhaus hinter sich. Er ist arbeitsunfähig,
Kettenraucher, sieht bis in die frühen Morgenstunden
fern und seine Wohnung ist ein hygienisches Desaster.
Einfach grauenhaft. Seine Toilette bringt einen zum
Übergeben. Es ist das Ähnlichste zu *Trainspotting*, das
ich je in meinem Leben gesehen habe. Er hatte schon oft
versucht, sich umzubringen und ich denke, es war ihm
ernst. Sein Problem ist, dass er zu ungeschickt und zu
durcheinander ist, um die Sache anständig
durchzuführen. Er wandert durch lokale Pubs und bittet
andere, ihm Drinks zu spendieren. Von den meisten, wie
auch meinem Stiefvater wird er als *Landplage*
bezeichnet. Sieht man über diese unangenehmen

Verhaltensweisen hinweg und lässt sich auf ein
Gespräch mit Alan ein, merkt man rasch, dass ihn sein
brillanter Verstand auszeichnet. Seine Sprache ist
überdurchschnittlich, er durchblickt Abläufe kritisch und
zeichnet sich durch eine außergewöhnlich kraftvolle
Phantasie aus. Ich habe einige seiner Kurzgeschichten
gelesen und war fasziniert. Zugegeben etwas
unterschwellig, pervers und doch verrückt, aber in seiner
Art raffiniert. Alan jedoch, passt auf sich selbst nicht
auf. Er mag eine mehr ausgeprägte Form von Manischer
Depression haben als ich, jedoch auch wenn es nicht so
wäre, würde ich mein Leben anders gestalten – vor allem
würde ich mich nicht aufgeben und mich beugen.
Während meiner zweiten Episode blieb ich einmal mehr
als acht Tage durchgehend wach. Ich war gerade dabei,
einen neuen Job zu beginnen als mich ein Freund Mark
Doran davon überzeugen konnte, dass ich wohl besser
mal einen Arzt aufsuchen sollte. Ein richtiger Schritt,
denn ich war tatsächlich manisch, allerdings zwei
Stunden zu spät und ich war derart konfus, dass ich
ohnehin nie an meiner neuen Arbeitsstelle eingelangt
wäre. Aber in jedem Fall konnte ich meine magischen
Kräfte benutzen, um die Mauern des Hauses zu
versetzen – wozu sollte ich eigentlich noch einer Arbeit
nachgehen? Verdammt, ich war derart magisch, dass ich
nicht einmal mehr meine Gedanken benutzen musste.
Alles funktionierte wie von selbst durch mich mehr als
durch meinen Willen. War das nicht eine unglaubliche
Sache? Mit diesen Kräften konnte ich mit Leichtigkeit
Sklave jeder beliebigen Herrin werden.
Sexuelle Perversionen und Phantasien nehmen leicht
überhand, wenn ich in einer manischen Phase bin. Ich
habe keine Ahnung, ob das bei anderen Betroffenen
ebenso ist. Es wäre mir zu peinlich einmal nachzufragen,
denke ich … Ich werde darüber mit meiner Psychologin

sprechen, wenn sie soweit ist. Ich versuche diese
Themen anzusprechen, aber sie lenkt dann meist ab und
stellt neue Fragen. Möglicherweise versucht sie eine
Übertragung zu vermeiden, wer weiß? Möglicherweise
war ich immer ein Perverser und werde immer einer
sein. Ich denke nicht, dass ich das Potenzial in mir zu
einem Vergewaltigung oder Pädophilie hätte, aber wer
weiß? Was ist das in einem menschlichen Verstand, das
einem zu derartigen Handlungen führt? Zeigen sie mir
die aufschlussreichste Anthropologische Studie dazu und
ich werde mich einsetzen, dass dieses Verhalten bei mir
und anderen aufhört. Ich kenne mich, man könnte mich
zu einem Mörder machen. Ich kann von großem Glück
sprechen, dass ich in meinen Schlägereien nie jemanden
umgebracht habe. Darum habe ich aufgehört, Alkohol zu
trinken. Aus diesem Grund habe ich versucht, meine
Leben zu ändern und trotzdem kam die Manie zurück
und katapultierte mich in die Vergessenheit.
Es müsste mehr Forschung im Psychiatrischen Bereich
geben und dafür braucht es viel mehr Subventionen.
Leider sind diese Einrichtungen selten angenehme
Plätze, die den Prozess der Gesundung fördern. Meist
geht es beinahe überdiszipliniert zu, beinahe
reglementiert, zuviel untrainiertes und zuwenig
engagiertes Personal, das mit zuviel Bürokratie
beschäftigt ist. Es gibt kaum unterstützende
Therapieformen, Menschlichkeit und Angebote die einen
von den eigenen Gedanken ablenken, wie etwa
Komödianten. Warum kann man dort nicht jeden Tag
Comedy – Videos zeigen, Clowns, Kabarettisten oder
Musiker einladen? Ein Vorschlag meiner Großmutter
seit 60 Jahren. Wahrscheinlich deshalb, weil sich die
Mehrheit der Bevölkerung einen Dreck darum kümmert,
wie es anderen geht, außer sie sind selbst betroffen oder
jemand der ihnen nahe steht.

Das Mid Wales Krankenhaus war ausgestattet mit einem
Fernsehbereich und einigen Lehnsessel, einer großen
Cafeteria, einem Billardtisch, einem Ruheraum und
einem großen Sandsack im Außenbereich. Billard und
der Sandsack waren meine Form der Therapie und
erlaubten mir, mich vor anderen Angeboten zu drücken.
Trotzdem war das Krankenhaus in seiner Struktur sehr
militärisch. Vor jeder Mahlzeit musste einer der
Patienten alle Tische decken, ansonsten gab es kein
Essen. Das Personal kommandierte die Patienten herum
wie kleine böse Kinder. Ich bekam erst mein eigenes
Zimmer, nachdem mein Vater sich darüber beschwert
hatte, dass ich wegen der Schnarcherei im Schlafsaal
nicht schlafen konnte.
Eine Patientin sprach nicht mit mir weil sie mich für den
Teufel hielt. Das war eines der seltenen Male, dass ich in
der Institution laut lachen musste. Dafür wurde ich von
einem anderen Patienten fast angegriffen. Sie
beschimpfte mich und nannte mich einen Idioten, also
meinte ich: "Wenigstens sehe ich nicht aus wie eine
Hure." Sie nahm ihre Cafetasse und ich warnte sie davor,
sie mir ins Gesicht zu schleudern. Kurz sah es ganz
danach aus, aber dann rannte sie weinend in ihr Zimmer.
Als sie nach einigen Minuten wieder zurückkam,
entschuldigte ich mich bei ihr, nachdem mich ein
anderer Patient aufgefordert hatte, etwas mehr Mitgefühl
zu zeigen. Sie war Anwältin und hatte ihren Beruf
aufgegeben, um zu schreiben. Normalerweise war sie
ruhig und angepasst. Sie meinte, es hätte in ihrem Leben
noch keinen Moment gegeben, in dem sie sich derart
aufgeladen wie eben gefühlt hatte. Es schien ihr alles
zuviel zu werden.
Ich weiß, ich war zu weit gegangen, doch da gab es
mittlerweile einen Teil in mir, dem das alles egal zu
werden schien. Ich war so deprimiert, und war auf dem

besten Weg, mich selbst aufzugeben. Ich hatte soviel mitgemacht, dass mein Wille mittlerweile einfach zu schwach war, dachte ich jedenfalls. Tatsächlich aber war ich klinisch depressiv und es gab nur die Möglichkeit, abzuwarten. Zeit heilt alle Wunden. Medikamente und das Umfeld unterstützen lediglich den Prozess. Während der depressiven Phase fühlt man sich ständig schuldig, was völlig falsch ist. Es ist eine Tatsache, die man einfach erdulden muss.

Ich ging zurück nach Manchester mit Meredith. Meine Mutter meinte, es wäre noch zu früh und ich sei noch nicht bereit. Sie meinte, dass ich mit meiner Stimmung nur Meredith deprimieren würde und damit lag sie auch gar nicht so falsch. Tatsache ist, dass ich verzweifelt ein Leben zurück haben und wieder weitermachen wollte und es kam mir eigentlich gelegen, dass Meredith während der Woche viel arbeitete und ich sie ohnehin nur am Wochenende intensiv sehen würde.

Obwohl ich ernsthaft depressiv war, gab es in mir immer noch schwindende Kräfte, die den Kampf dagegen aufzunehmen bereit waren. Man brachte mich ins Withington Krankenhaus nach Manchester. Um 9 Uhr abends wurde ich übergeben. „Übergeben werden" war ein Ausdruck den die Krankenschwestern bei der Dienstübergabe benutzen. Ich fühlte mich dadurch mehr wie ein Hund behandelt, als ein menschliches Wesen. Die Einrichtung war dunkel und unfruchtbar. Die Station war vergleichsweise klein zu dem, was ich von Mid Wales her gewohnt war. Warum wollten sie Mid Wales schließen, wenn die Rahmenbedingungen dort offensichtlich einladender waren als wo ich jetzt gelandet war? Warum hatten sie Coney Hill demoliert, wenn es dort vergleichsweise paradiesisch zuging, im Gegensatz zu dieser Hölle hier? Wie sollte ich diese neue Situation wieder verkraften? Ich war so schon depressiv genug. Jetzt musste ich mit all der Scheiße hier fertig werden. Mann, hatte ich nicht schon genug am Hals?

Meine erste Intention war, möglichst positiv zu denken, nachdem ich immer noch ein positiv gestimmter Mensch war. Der erste Patient, den ich mit einem freundlichen „Hallo" begrüßte, schnauzte mich barsch an. Das war gleich nach meiner Ankunft, nachdem sich das Personal nur kühl und distanziert verhalten hatte. Man schrieb meinen Namen mit einem leuchtgrünen Stift auf eine kleine Tafel an meinem Bett, so als wäre ich eine Nummer in einem Gefängnis oder besser gesagt, ein neues Experiment. Es gab eine Art Stationsdiagramm, wo das Verhalten eines jeden aufgezeichnet wurde. Jeder wurde ständig beobachtet und kontrolliert für den Fall, dass etwas aus den Fugen geriet.

Ich wurde in einem Zimmer mit vier anderen untergebracht, obwohl ich vor meiner Ankunft um ein Einzelzimmer gebeten hatte. Wenigstens nur zu viert und ich betete, dass ich hier besser schlafen würde als in Talgarth, solange es keine schnarchenden fetten, alten Männer gab. Nachdem mich ein neuer Mitarbeiter mit der Einrichtung vertraut machte, allerdings etwas eilig, fiel mein Blick auf einen alten großen Pool – Tisch in einer Ecke des Korridors. Es war zuwenig Platz, um richtig spielen zu können. Eine große Frau grüßte mich mit Manchester Akzent. Ich konnte gleich erkennen, dass sie depressiv war und diese Begrüßung viel von ihr abverlangte. Ich fühlte einen Funken Menschlichkeit in meiner Seele als sie mich um eine Zigarette bat. Der Funke verblasste rasch wieder und sie nannte mir ihren Namen. Sie hieß Cecilia.

Die Übergabe war beendet. Ich war gedämpft, fühlte mich unwohl und beinahe ängstlich als man mich entlang durch den Korridor zu meinem Zimmer brachte.

Manie in Dosen

Ein Teenager, etwas jünger als ich schlief in einem der
Betten. Mir gefielen seine Turnschuhe. Mein Bett war
nicht angezogen und es gab ein Fenster, das man nicht
ordentlich schließen konnte. Mein Bett war wohl etwas
verhängt, wie in einem Krankenhaus, allerdings war der
Laken durchsichtig und es gab keine Spur von
Privatsphäre. Ich hörte die Stimme der
Krankenschwester wie ein Echo in meinen Ohren. Sie
meinte, dass ich das Beste aus meiner Situation machen
sollte und ohnehin das Schlimmste bereits hinter mich
gebracht hätte. Ich fühlte mich nach kurzer Zeit, als ob
ich bereits Jahre an diesem Ort lebte.
Ich wurde allein gelassen und vorher noch aufmerksam
gemacht, meine Habseligkeiten im Büro abzugeben. Die
Schränke waren alle aufgebrochen worden. Der Zustand
der anderen Patienten schien sehr bedenklich zu sein und
das machte mir Sorgen. Ich fürchtete, man würde mir
meine Kleider stehlen und ich müsste am nächsten
Morgen nackt durch die Station laufen. Als die
Schwester weg war, kam ein etwa 80 jähriger Mann auf
mich zu: „Gib mir eine Zigarette." Ich meinte, dass ich
nur wenige bei mir hätte. „Gib mir jetzt eine verdammte
Zigarette." Ich gab ihm eine und versuchte sofort den
Raum zu verlassen. Als ich ging hörte ich ihn noch
sagen: „ Ich habe im Korea Krieg für dich gekämpft und
du gibst mir nicht mal eine Kippe ab. Du verdammter
undankbarer Bastard, sieh dich vor. Ich werde dich
kriegen, pass bloß auf, was hinter deinem Rücken
passiert."
Ich war verzweifelt. Dieser Mann schlief mir gegenüber.
Was sollte ich nur tun? Wenn ich ihn schlug, würde man
mir sechs Monate Konsequenzen aufbrummen.
Außerdem fühlte ich mich für einen Kampf gegen ihn
ohnehin zu schwach. An das Personal konnte ich mich
nicht wenden. Sie wirkten auf mich, als wäre ihnen

ohnehin alles egal und es hätte die Gesamtsituation nur
noch mehr angespannt. Ich hasste es, nicht für mich
selbst gerade zu stehen. Ich fühlte mich wie ein
Verlierer. Als ich aus dem Zimmer ging meinte er noch:
"Wenn du zurück kommst, will ich eine Tasse Tee von
dir mit zwei Stück Zucker, hörst du?" Ich ging zur
Toilette und brach beinahe in Tränen aus.

Ich ging in die letzte Ecke des Korridors und zündete
mir eine Zigarette an. Als ich ein Stück herumwanderte,
einen Teil den mir der Mitarbeiter nicht gezeigt hatte,
machte mich Cecilia darauf aufmerksam, dass dort das
Rauchen verboten war. Eine fixe Regel auf der Station,
von der ich nichts wusste. Ich setzte mich, noch
gequälter und blickte auf sie, den Fernseher und den
Boden. „Woher kommst du?", fragte sie mich. „Ich bin
manisch depressiv und komme aus Wales", antwortete
ich.

Sie nickte und nahm einen tiefen Zug von ihrer
Zigarette. Mir fiel auf, dass ihre Hände mit Brandflecken
übersät waren und sie sah aus, als hätte sie seit ihrer
Geburt keine Bewegung gemacht. Sie schien hunderte
Donuts täglich zu verschlingen und seit Wochen die
gleichen Kleider zu tragen. War das mein einzig
möglicher menschlicher Kontakt hier? Gleich darauf
versuchte ich meine Vorurteile gegenüber Dicken zu
überdenken. Ich hatte Vorurteile wegen ihres
Erscheinungsbildes, eben so wie andere Menschen
psychisch Kranken gegenüber Vorurteile haben.
Minderheiten werden von der Masse meist verurteilt.
Diese Art von Vorurteilen schüren rassistisches
Verhalten und dem muss ein Ende gemacht werden.
Großbritannien ist nun eine multikulturelle Gesellschaft
und damit sie funktionieren kann, muss man die Kultur
des anderen verstehen und akzeptieren lernen. Es ist eine
Schande für die Nation, dass die Britische Nationale

Partei derart viel Unterstützung in Teilen wie Oldham und Bradford findet. Wir befinden uns im neuen Jahrhundert, ich meine, was ist nur los mit den Menschen? Warum sind alle so ignorant? Je mehr Kulturen sich mischen, desto mehr kann man doch voneinander lernen und das Leben abwechslungsreicher gestalten! So einfach ist das. Wir brauchen dafür keine Moralapostel oder Puritaner – das versteht sich eigentlich von selbst.

Ich musste aus diesem Scheißloch irgendwie rauskommen. Ich wusste, dass ich krank war aber das Withington würde die Situation dramatisch verschlimmern. Dieser Platz war für niemanden gut. Die Zeit verging dort extra langsam.

Eine Mitarbeiterin tauchte mit einem Sandwichwagen auf. „Jeder nur ein Sandwich", meinte sie zu dem Schwarzen der mich anfangs angeschnauzt hatte. „Es gibt auch Tee", erklärte mir meine neue Freundin und zeigte auf einen großen Teekessel. Der Kessel war proportional etwa so groß wie sie selbst. Er fasste wohl mehr als 30 Tassen. Ich trank lauwarmen Tee in wenigen Sekunden und aß etwas Sandwich, ohne es gut zu kauen. Bald legte ich mich mit all meinen Kleidern an schlafen. Trotzdem fror ich. Der alte Mann sprach mit sich selbst, fluchte und erinnerte immer wieder daran, wie schäbig das Leben zu ihm gewesen war. Ich dachte, dass er wohl schizophren sein musste. Er war offensichtlich krank und hatte ein Aggressionsproblem. Nachdem er zwei Stunden lang nur Quatsch vor sich hin gemurmelt hatte bat ich ihn, ruhig zu sein. Er wurde zornig und schrie mich an:" Wer denkst du dass du bist? Du bist gerade erst gekommen und denkst, das hier gehört verdammte noch mal alles dir? Wo ist mein verdammter Tee, ha? Ich habe im verdammten Krieg für Drecksäcke wie dich gekämpft und das ist jetzt dein Dank? Du solltest dich schämen. Ich habe schon Leute umgebracht mit meinem Bajonett und ich fürchte mich vor niemandem." Ich erwiderte:" Schau, ich hab dich nur gebeten leiser zu sein. Vergiss es einfach."

„Ich werds dir zeigen!", meinte er, ging auf mein Bett zu und fixierte mein Knie auf dem Bett, so dass ich nicht aufstehen konnte. „Denk ja nicht, dass du kleiner Schwachkopf besser bist als ich." Ich bin groß gewachsen und stämmig, aber dieser alte, verrückte, böse Bastard jagte mir wirklich Angst ein. Ich war wirklich zu schwach und verließ den Raum. Er sollte mich „einfach in Ruhe lassen". Auf der Station kam ich zu einem schmutzigen, perversen, rundlichen Mann. Er roch furchtbar und hatte gelbe Finger vom Rauchen. Er hatte versucht, Cecilia am Arsch zu begrapschen, also schlug sie immer wieder auf ihn ein. Er bat sie damit aufzuhören. Dann sprang er auf und stapfte davon, seine Pyjamahose rutschte ihm dabei immer weiter nach unten, sodass sein eigenes Hinterteil gut sichtbar hervorblitzte. Sie trat ihm noch in den Rücken und schimpfte ihn einen „verdammten Perversen". Das klang doch beängstigend mit ihrem schottischen Akzent. Mit ihren aufgerissenen Augen und der donnernden Stimme wirkte sie auch alles andere als beruhigend. „Wenn du heute Nacht zurückkommst, schlage ich dich windelweich, du verdammter Perverser. Er ist ein perverses Arschloch, halt dich von ihm fern.", riet sie mir.

Fünf Minuten saßen wir schweigend da und rauchten unsere Zigarette. Sie hatte mir eine von ihren gegeben. Der schmutzige Mann war zurückgekommen, um mir eine abzuquatschen aber Cecilia jagte ihn gleich wieder weg. „Er ist ein verdammter Perverser, ein verdammter Perverser. Ein Perverser.", wiederholte sie. Eine

Nachtschwester kam herein und fragte nach dem Grund der Unruhe. „Er ist ein verdammter Perverser. Ein dreckiger, alter Mann. Und er ist hässlich", schimpfte sie. Die Schwester ging weg, offensichtlich verärgert, dass man sie gestört hatte. Sie war keine Detektivin, dachte ich. Warum zum Henker konnte sie nicht ihre Arbeit verrichten, anstatt ihre Boulevardzeitungen zu lesen? „Ihr solltet schon alle im Bett liegen. Seid jetzt ruhig und legt euch schlafen.", schnarrte sie uns an. Nachts bin ich oft im Krankenhaus herumgeirrt und habe dabei so manche Mitarbeiter beim Schlafen erwischt, wenn sie eigentlich wach hätten sein sollen. Ich verspürte großen Antagonismus gegen das psychiatrische Personal. Sie übten Macht über mich aus, wie es in meinem Leben als Erwachsener niemals jemand versucht hatte. Es schien, als wären wir Patienten des Lebens unwürdig. Sie waren im Dienst und niemand hatte das Recht uns zu kommandieren. Meinem Empfinden nach dachten sie von uns, dass wir ohnehin zu keinen Gefühlen und Empfindungen fähig wären und wir keiner besonderen Pflege und Zuwendung bedurften. Das Problem einer psychischen Erkrankung ist die Einsamkeit die diese Krankheit mitbringt. Es schien, dass uns das Personal am liebsten den ganzen Tag über in einen Schlafzustand gesehen hätte, als würde man dadurch schneller gesund und vor allem wären wir dann keine Plage und kein Umstand. Außerdem schienen sie der Ansicht zu sein, dass psychisch Kranke mit niemandem über ihre Sorgen reden wollten. Schließlich konnte man in unserem Zustand nicht klar und vernünftig denken.

Nun, zurück in der Senkgrube bekannt als Withington. Ein etwa fünfzehnjähriges Mädchen trat aus dem Frauenquartier in den Aufenthaltsraum, mit einem Buch unter dem Arm und Zigaretten. Es war etwa halb ein Uhr nachmittags. „Was machst du?", fragte ich. „Ich schreibe ein Gedicht.", antwortete sie. „Ich würde es gerne einmal lesen.", meinte ich. „Hast du ein Stück Papier für mich?". Sie riss mir eines ab. „Gute Nacht", Celia blickte ins Zimmer „und halte dich von diesem alten Mann dort fern – er ist ein Perverser", meinte sie. „Gute Nacht, Celia." Ich schrieb in wenigen Minuten ein sich reimendes Gedicht. Es war nichts woran man sich schnell erinnert. Eines von Tausenden, die ich während meiner Zeit im Krankenhaus geschrieben habe. In diesem Moment aber, tat mir das Schreiben gut. „Kann ich dein Gedicht lesen?", fragte ich. „Klar", meinte sie," hinten gibt es noch mehr." Ich ging sie alle durch und sie waren nicht mal schlecht. „Kann ich mir deine Bänder mal anhören?", fragte sie mich. „Natürlich", meinte ich. Wir saßen in der Stille. Ich las ihre Gedichte und sie rauchte während sie sich meine Hardcore Musik anhörte. Ich sagte ihr, dass ich ihre Gedichte mochte und dann ging jeder wieder zurück in sein Bett. Der alte Mann gegenüber war nun eingeschlafen. Ich rollte mich in meinem Bett zusammen, versuchte zu vergessen, was mit mir heute alles passiert war – ich hatte soviel Scheiße erlebt und wollte gar nicht darüber nachdenken, was da wohl noch auf mich zukommen würde. Diese Nacht war eine der schlimmsten in meinem ganzen Leben. Ich wusste, dass ich von dort weg musste, wenn ich mir etwas Selbstrespekt behalten und wieder gesund werden wollte. Ich verlor dort schnell meine Würde und meinen Lebenswillen. Mit geschlossenen Augen konnte ich immer noch das Mondlicht durch die durchscheinenden Vorhänge sehen. Ich fühlte mich wie auf Eis gebettet und meine Beine krampften. Ich war zu deprimiert um etwas dagegen zu unternehmen und rollte mich noch enger zusammen. Nach einer Weile stand ich auf und zog meine Jeans und einen zweiten Pullover an, trotzdem fror es mich und das verdammte Fenster ging nicht richtig zu. Eine Träne rollte an meiner Wange runter. Ich legte mich in mein Bett und begann zu weinen. Mein einziger Trost war Meredith, die sich für den nächsten Tag angekündigt hatte. In der Finsternis in der ich mich befand, versuchte ich sie mir als Licht am Ende des Tunnels vorzustellen.

Gleich nach der Arbeit würde Meredith mich besuchen. Wenigstens gab es etwas Zuverlässiges in meinem Leben – einen schönen Aspekt. Wir bedeuteten einander viel und waren ein gutes Team. Wir sind unter außergewöhnlichen Umständen zusammengekommen und waren an der Umsicht füreinander gewachsen. Ein seltsamer Weg, um sich zu verlieben. Wir waren füreinander bestimmt und ich war zum ersten Mal in meinem Leben treu. Wir waren dankbar für die Unterstützung des anderen und keiner schien alleine so richtig zu funktionieren.

Meredith hatte mich inspiriert, oder besser gesagt mich dabei unterstützt mein erstes Drehbuch im Sommer 1995 zu schreiben: *A Can of Madness*. (Klingt das nicht vertraut?) Es handelte von meiner ersten manischen Episode, wobei ich die Namen änderte. Ich wollte niemanden der mir nahe stand kränken. Meine Erfahrungen jemand anders erleben zu lassen, war wie Therapie für mich. Es war mein erstes Stück, das auf einer wahren Begebenheit gründete. Ich hatte schon Kurzgeschichten über meine Prügeleien und lange Gedichte geschrieben – am besten fand ich eine Sammlung zum Thema Ecstasy, genannt *E*. Die Sammlung beschreibt wie ich mich fühlte, als ich Ecstasy konsumiert hatte und über die chemische Generation, der auch ich angehöre.

Am nächsten Morgen realisierte ich, dass meine Bänder gestohlen waren. Sie bedeuteten mir sehr viel und das Personal zeigte keinerlei Sympathie. Sie erinnerten mich aber noch mal an die Hausregel: "Alle Wertsachen bleiben im Büro oder in deinem Zimmer". Ich meinte, dass es für meinen Schrank kein Schloss gab und man versicherte mir, dass man sich darum kümmern werde, „sobald Zeit dafür übrig wäre." Tja, in einem Krankenhaus – speziell in diesem – bedeutete das wohl so gut wie nie. Das Personal vergaß einfach Versprechungen wie dieser. Meine Hoffnungen, die Bänder je wieder zu sehen schwanden und es kam auch nie wieder jemand auf mich zu, um sich danach zu erkundigen. Ich unternahm einige Anläufe nachzufragen, aber niemand kümmerte sich darum.

In diesen Wänden gab es keine Gerechtigkeit. Man wurde ständig zum Narren gehalten und wenn man auf etwas bestand, wurde man abgeschüttelt mit einer Begründung wie: „Es gibt wichtigere Dinge zu erledigen." Offensichtlich verfolgten sie damit eine bestimmte Absicht. Nachdem ich aufgegeben hatte, die Bänder zu suchen, bat ich das Personal mein Geld zu versperren. Bei Bedarf musste ich um Erlaubnis fragen, um Zugang zu erhalten. Ich musste dann eine Unterschrift geben und es wurde genau festgehalten, wie viel Geld noch übrig war. Manchmal fühlte ich mich wie Fort Knox wenn ich versuchte ins Personalzimmer zu gelangen, um dann genervte Mitarbeiter um mein eigenes Geld anzubetteln, damit ich mir Süßigkeiten oder Zigaretten besorgen konnte.

In jener Nacht in der ich dort eintraf, gab es einen grausigen Fall von dienstwidrigem Verhalten eines Mitarbeiters. Diese Fotze verweigerte mir mein Lithium, ich meine, er nahm es mir weg. Ich erklärte ihm, dass ich es brauchte und es mich am Leben erhielt. Er aber meinte, es wäre nicht erlaubt im Krankenhaus eigene Medikamente einzunehmen. Ich antwortete, dass ich das wohl verstehen würde, allerdings wäre ich noch nicht auf der Liste und hätte bereits die Erlaubnis erhalten, an diesem Abend meine eigenen Meds zu nehmen. Dieser Schwanzlutscher. Ich verbrachte die Nacht ohne Lithium wegen ihm und er war eigentlich beauftragt, nach mir zu sehen. Ein anderer Mitarbeiter meinte, ich müsste eben bis zum nächsten Morgen warten. Ich fühlte mich hilflos: Ich konnte nicht mal meine eigenen Tabletten verteidigen. Ich war ein richtiger Verlierer geworden. Das Essen im Krankenhaus war entsetzlich. Es gab eine Kantine am Gang, aber die Mitarbeiter dort waren ungeduldig und unfreundlich. Eine weitere unangenehme Aufgabe mit der sich eine psychiatrische Krankenschwester aufhalten musste. Ein weiteres Beispiel dafür, mit welch unnützen Aufgaben das Personal beauftragt ist, anstatt sich um gute Pflege kümmern zu können. Ein typischer Kommentar war:" Wenn du es nicht magst, tut mir das leid. Ich bin mir sicher, dass jemand anderer gerne noch mehr möchte." Pudding mit Vanillesauce war die einzige Kost, die mir dort schmeckte. Der Genuss ließ mich für eine Sekunde gut fühlen, so als würde ich ein Gedicht schreiben. Die Zeit stand für einen kurzen Moment einfach still. Diese Lichtblicke wurden leider immer weniger, denn zurück in Manchester rutschte ich immer mehr im meine Depression hinein.

Als Meredith am zweiten Tag auftauchte, wirkte sie erschöpft. Sie hatte nichts gegessen und ihr Haar war dunkelbraun gefärbt. Es stand ihr nicht besonders und ihre Kleider waren nicht so sauber wie gewöhnlich. Sie hatte zuviel Make-up aufgelegt, damit niemand sehen konnte, wie erschöpft sie physisch und mental war. Sie

hatte diesen Funken verloren und wirkte wie ein
Schatten ihrer Selbst.

Sie blieb nicht lange. Nachdem die Heizung in ihrer
Wohnung nicht funktionierte, vereinbarte sie einen
Termin mit dem Vermieter. Monate später erzählte sie
mir, dass sie sich in den Schlaf geweint hatte, weil sie
fror. Ich hasse es, wenn mir Leute erst nach Monaten
erzählen, dass etwas Schlimmes passiert war. Warum
kann man nicht klar und ehrlich miteinander sein? Auf
lange Sicht gesehen würde das eine Menge Kummer
sparen. Je ehrlicher man ist, desto weniger
Angriffsfläche hat das Gegenüber.

Meredith war froh, dass ich wieder zurück war. Sie
wollte mich schon Wochen vorher aus dem Withington
Krankenhaus überstellen lassen, aber mir ging es noch
nicht gut genug. Sie dachte, dass es mir nun besser
ginge. Gut, dass ich nicht schon früher dorthin verlegt
worden war, es war ein grauenhafter Ort. Ich hatte keine
andere Wahl, als eine Entlassung zu fordern und das tat
ich dann auch. Außerdem sagte ich ein Treffen mit
einem Freund von der Universität ab. Es handelte sich
dabei um Roger, mit dem ich früher immer zum Saufen
unterwegs war. Ich wollte nicht, dass er mich in diesem
beschissenen Zustand sah. Als ich ihn anrief und er
keinen Ersatztermin forderte meinte ich nur:" Ich werde
mich wieder melden". Als ich den Hörer auflegte, tat es
mir leid. Niemand außer meiner Familie und Meredith
hatten mich in Wales oder Withington jemals besucht.
Vom Krankenhaus in meine Wohnung zu kommen war
eine Tortur, wie die Verlegung von Wales nach
Withington. Ich kam an den Ort zurück, an dem ich
herausgefunden hatte, dass die ganze Welt eine Orgie
zusammen feierte, der Ort an dem Chorlton-cum-Hardy
das Oberhaupt des Weltenbewusstseins war. In diesen
vier Wänden hatte mich meine geistige Gesundheit

verlassen. Was war los, zum Teufel? Was passierte nur
mit meinem Leben? Alles veränderte sich stetig zum
Schlechteren. Es war Januar 1997 und die Depression
vereinnahmte mich völlig. Ich wollte nur mehr schlafen.
Meine einzige Aktivität beschränkte sich auf
Kabelfernsehen bis spät in der Nacht und hin und wieder
ein Liebesakt mit Meredith. Ich schlief bis zu 16
Stunden auf einmal und hatte keinen Rhythmus mehr.
Wenn Meredith aus der Arbeit zurückkam war die
Wohnung ein reines Chaos und ich lag entweder im Bett
oder kroch eben raus. Mittags kam sie nach Hause um
mit mir zu essen. Sie weckte mich immer und wir aßen
ein Sandwich oder teilten einen Salat.
Sie wurde mit jedem Tag unordentlicher und gestresster.
Damals aber war mir das nicht aufgefallen und es war
mir auch egal; ich wollte nur noch schlafen. Sie bat ihren
Chef um eine Woche Urlaub. Er war in den vergangenen
Monaten sehr entgegenkommend gewesen und Meredith
hatte ihm von meiner Krankheit erzählt, aber diesmal
sagte er Nein.
Einige Wochen später gingen wir ins Reisebüro, um uns
einen Traumurlaub zu buchen. Wir entschieden uns für
eine Woche in Benidorm als Alternative zu einer Woche
Skiurlaub in Bulgarien, nachdem Merediths Mutter die
Ausrüstung zu spät abgeschickt hatte. Sie nahm sich frei
und wir fuhren nach Heathrow. Ich hatte schon zehn
Dosen Stella in mir als wir ins Flugzeug stiegen und
füllte buchstäblich zwei davon wieder mit Pisse, bevor
wir abhoben. Meine animalische Mentalität war zurück
und wurde ein Ausdrucksmittel der Verleugnung meiner
Krankheit. Etwas musste früher oder später versagen.
Dieser Start war fern jeder Romantik und wir waren
wieder an dem Punkt, an dem wir uns kennen gelernt
hatten. Drei Nächte lang betranken wir uns in einer Bar,
in der die Barkeeperin Weinflaschen aus ihrem Po zog.

Wir erkannten die Anzeichen nicht. Ich trank
unaufhörlich. Ich zog 15 Pints oder Bier in einem Zug
hintereinander in mich hinein, alles durch zwei dünne
Strohhalme, nachdem man mir keinen größeren anbieten
konnte. Ich hatte mir diese Art zu trinken in Manchester
angewohnt. Am nächsten Tag waren wir immer verkatert
und verbrachten nur wenige Stunden am Strand.
In der vierten Nacht feierten wir Merediths Geburtstag.
Wir gingen chinesisch essen und ich trank mehr als
zuvor. Wir lernten zwei Schottische Heroinjunkies
kennen und trennten uns dann irgendwie. Meredith war
nach einer Auseinandersetzung hinaus gelaufen. Ich war
zu betrunken um mich an den Grund dafür zu erinnern.
Wahrscheinlich war sie eifersüchtig auf das Mädchen
mit den Zaubertricks, das ich die ganze Zeit anglotzte.
Ich verließ den einen Club und wechselte in den
nächsten. Als ich die Stiegen zum Ausgang hoch lief
stolperte ich, und begann zu fallen. Mein Kiefer krachte
auf den Boden und ich war bewusstlos.
Es war 7.50 Uhr morgens im Krankenhaus Alicante. Ich
erwachte mit einem gebrochenen Kiefer. Dies
symbolisierte für mich einen Moment in meinem Leben,
in dem eine Veränderung stattfinden musste. Ich begann
meinen ersten Roman zu schreiben. Er begann mit der
Geschichte eines Alkoholikers, der an Manischer
Depression erkrankt war und mit einem gebrochenen
Kiefer in einem spanischen Krankenhaus sein
Bewusstsein wieder erlangt hatte. Er hatte eine Freundin
die ihn liebte und phantasierte unentwegt über seine
pädophile Neigung. Nach einigen Seiten hörte ich auf zu
schreiben und fragte mich, was zur Hölle ich da
eigentlich machte. Die Depression nahm mich diesmal
wirklich in die Zange. Diesmal hatte ich meine Identität
verloren und ich große Bedenken, ob ich sie jemals
wieder zurückerlangen würde.

In der Nacht davor hatte ich damit gedroht, vom Fußweg ins Meer zu springen. Ich erinnere mich auch, dass ich in unserer ersten Nacht vom Balkon unseres Appartements springen wollte. Wir waren im achten Stock untergebracht. Meredith hatte diese Scheiße nicht verdient. Ich weiß wirklich nicht, ob mir dabei alles egal war oder ob ich nur verzweifelt Hilferufe ausgesendet hatte. Jemand sollte mich aus meiner Depression holen. Die Tatsache, dass mein Kiefer gebrochen war stellte sich als verkleideter Segen heraus. Mein Verstand wurde wachgerüttelt. Ich war gefordert, wieder nach Perspektiven in meinem Leben Ausschau zu halten bevor dumme Selbstmordgedanken meinen Verstand völlig vereinnahmen würden. Meredith flog nach einer Woche nach Hause und ich musste noch bleiben, da eine weitere Operation, die erfolgreich verlief, noch ausständig war. Das Krankenhauspersonal arbeitete sehr professionell und ich lernte sogar etwas Spanisch. Allerdings konnte ich für sechs Wochen meinen Mund nicht mehr öffnen. Wenigstens war es mir so unmöglich, mich wieder zu betrinken. Es gelang mir, mich selbst davon abzuhalten, mit einem Strohhalm zu trinken. Ich hätte mich in diesem Zustand nicht mal übergeben können und wäre so an meiner eigenen Kotze erstickt. Jimi Hendrix und Sid Vicious allerdings wären stolz auf mich gewesen, aber so dämlich war ich nun auch wieder nicht. Nicht mehr.

Vor dem Urlaub hatte mir Dr. Cooper Sulpirid verschrieben. Diese Pillen schienen bald nachdem das Metall aus meinem Mund entfernt worden war, zu wirken. Sechs Wochen ohne Alkohol hatten mich wirklich ausgenüchtert und meine Stimmung hob sich wieder. Ich sah dem Leben wieder zuversichtlicher entgegen, zuvor aber musste ich mich meiner Krankheit stellen. Ich hatte mittlerweile zwei manische Phasen

durchlebt. Es war also kein einmaliges Ereignis
geblieben und wahrscheinlich würden noch mehr folgen.
Es gab aber immer noch Hoffnung, wie Dr. Cooper
meinte, denn ich war vom Lithium weggekommen und
in 90% aller Fälle kontrollierte es die Stimmung der
Patienten. Es half, eine neue Episode zu vermeiden.
Meine Freundin stand immer noch hinter mir und ich
plante, später in diesem Jahr auf der Uni meinen
Abschluss zu machen.
Es war erst April und so suchte ich mir einen Job. So
versprach ich mir, wieder etwas Würde zurück zu
erlangen und außerdem musste ich meine 1200 Pfund
Schulden noch begleichen. Ich besuchte mehrere
Jobvermittlungen und fand eine Anstellung als
Sicherheitsmann am Manchester Airport.
An meinem ersten Arbeitstag traf ich an der
Bushaltestelle einen Mann. Er entwickelte sich später zu
einem meiner besten Freunde. Tom Robertson verstand
was es bedeutete, ein wenig verrückt zu sein und seine
positive Einstellung und konstanten Ermutigungen auf
dem Weg zur und von der Arbeit halfen mir, mit den
Dilemmas meiner Krankheit fertig zu werden. Ich
konnte mich auf Toms spirituelle und philosophische
Einstellung verlassen und ich lernte langsam die Tücken
anzunehmen, mit der mich meine Krankheit
konfrontierte. Die Rückführung in die Gesellschaft
schien machbar. Unsere Unterhaltungen klärten meinen
Weg in meiner Beziehung mit Meredith, die zu diesem
Zeitpunkt etwas eisig war.
Wir arbeiteten in zwölf Stunden Schichten, von
entweder sieben am Morgen bis sieben Uhr abends oder
sieben Tage die Woche. Zwischen den Schichten hatten
wir zwischen drei und vier Tagen frei. Ich arbeitete von
Anfang April bis Juni. Es ging aufwärts mit mir.
Meredith wurde in eine gute Marketingposition befördert

- das brachte eine nette Gehaltserhöhung mit - und sie erstellte sogar eine Website für die Firma ihres Chefs. Ich kaufte ihr zur Feier des Tages ein neues Outfit. Es sah aus wie ein Designer Stück – eine blaue Jacke und ein schönes Kleid. Wir hatten die üblichen Auseinandersetzungen und manchmal schrie sie mit mir. Ich erhob meine Stimme nie und wenn ich mich wirklich frustriert fühlte, rief ich meinen alten Schulfreund Panji an.

Er spielte für die Manchester Giants Basketball. Er war seit seinem vierzehnten Lebensjahr immer am Trainieren und hatte sich diese Position wirklich hart verdient. Panji war ein Partymensch und meistens dabei, wenn ich ausgehen wollte. Er machte gerade seinen Abschluss in Mechanik an der Salford University und wusste nicht recht, wie es mit seiner Basketballkarriere weitergehen sollte. Er holte mich ab und wir gingen ein paar Pints trinken, redeten über unser Leben, was wir noch vorhatten und wo wohl andere aus unserem Jahr so steckten. Wir gingen ins *Cheeleaders* und in andere Bars in Deansgate oder hingen in anderen Studentenlokalen rum.

Der Panji den ich von früher her kannte, war immer sehr ruhiges und bestimmendes Individuum. Er trank zuviel, schaffte es aber trotzdem, ein sehr aktives Leben zu führen. Ich bewunderte ihn dafür und lauschte gerne seinen Geschichten über seine Teamkollegen und ihn und ihren nächtlichen Aktionen, wenn sie um die Häuser zogen. Ich erinnere ich daran, mit ihm an seinem Geburtstag Polnischen Vodka getrunken zu haben. Panji stellte mich dem besten Spieler seines Teams vor. Sein Name war Mark Robinson. Der Typ verblüffte mich. Ich konnte es nicht glauben. Wenn das rauskommt, wenn man ein bisschen berühmt ist, dann pfeif ich auf ihn, Mann. Sollte ich jemals etwas berühmt werden, und das wollte ich eigentlich immer, würde ich niemanden so behandeln.

Dann geschah etwas sehr Schmerzliches. Es traf mich, wie einer von Panjis

Tennisbällen als Zwölfjähriger im Rücken - die schmerzlichste Stelle außer wenn sie dich an den Eiern oder im Gesicht treffen. Meredith wollte mich verlassen und zurück nach London gehen, in dem Wissen, dass ich noch ein gutes Jahr in Manchester bleiben musste, um meinen Abschluss zu machen. Sie meinte, sie wollte zurück zu „ihrer Mami". Wir hatten bereits achtzehn Monate zusammengelebt und sie die ersten sechs sehr genossen. Meine Krankheit verlangte ihren Zoll und sie hatte keine Kraft mehr, mit mir zu kämpfen. Nachdem wir alles bis ins Detail diskutiert und uns die Seele aus dem Leib geweint hatten, gab ich ihrem Wunsch nach. Dann machte ich den schmerzlichsten Telefonanruf meines Lebens. Ich kündigte unsere gemeinsame Wohnung beim Vermieter und mit dem nächsten Monat mussten wir alles geräumt haben. Ich habe noch nie so viel geweint, wie in diesem Monat. Ich war ein bedauernswertes Wrack mit gebrochenem Herzen. Ich hatte nicht angenommen, dass sich ein Mann so schwach fühlen konnte. Auch Meredith weinte viel, aber es war sie die mich verlassen hatte, gerade als sich alles wieder zum Besseren kehrte. Sie gab auf. Die Luft war draußen. Sie hatte keinen Saft mehr, Mann.

Wir blieben noch einige Monate beisammen und ich verbrachte viel Zeit in London mit ihren Eltern. Wir machten gewöhnliche Sachen. Besuchten Galerien, gingen aus, trafen Freunde und machten sogar einige dieser Touristen – Programme wie Madame Tussauds und eine Bustour durch London.

Kapitel 6 – Zurück im Leben (der zweite Wechsel)

Im September 1997 übersiedelte ich in ein ruhiges Zimmer am Rande von Chorlton, das von der Universität zur Verfügung gestellt wird. Das war genau die Umgebung, die ich für mein letztes Jahr an der Uni brauchte und wohl das genaue Gegenteil davon, wie ich mir mein erstes Jahr vorgestellt hatte. Nach einigen Wochen wollten einige von uns in eine eigene Wohnung ziehen. Das Problem war, dass man uns unser Geld nicht wiedergeben wollte, bis die Räume neu vermietet waren und so blieben wir noch.

Meine neue Bude war nahe einer großen Grünanlage, mit einem schönen Fluss und einem kleinen Pub am Wasser. Die Wohnung war sehr praktisch und wurde einmal pro Woche gereinigt. Sogar unser Geschirr wurde gespült – perfekt in einer Wohngemeinschaft mit sechs Kerlen. Die Wohngemeinschaft war richtig multikulturell. Meine männlichen Wohnungskollegen kamen aus Indien, Portugal, Frankreich, Malaysia und Irland. Ich hatte ein neues Zuhause gefunden und konnte mich gut auf meine Abschlussprüfung vorbereiten. Vor meinem Fenster befand sich eine kleine grüne Fläche und ich konnte aus meinem Schlafzimmerfenster die Leute dabei beobachten, wie sie ihre Post holten. Ich spielte mit den Anderen Football, wenn ich eine nette Pause vom Studieren brauchte.

Bewusst erzählte ich niemandem von meiner Krankheit. Tja, es schien als ließe ich lieber die Katze aus dem Sack, wenn es wieder so weit war. Es war mir unangenehm und ich wollte mich nicht all den Fragen stellen, die ohne Zweifel aufgekommen wären, wenn mein Kopf explodierte. Tatsache war, dass ich eigentlich nie ich selbst sein konnte, vor allem wenn ich neue Menschen traf. Man fragte mich immer, was ich denn werden wollte, sobald mein Abschluss in der Tasche war und ich antwortete immer: „Ich werde schreiben". Man fragte weiter, ob ich denn schon mal etwas geschrieben hätte und worüber ich denn schreiben würde. Ich erzählte dann, dass ich schon etwas experimentiert hatte und als nächstes an einem Drama arbeiten wollte. Vielleicht würde ich sogar eine Komödie schreiben, mal sehen. Sie wollten mehr Details wissen. Ich erklärte, dass ich empirische Texte schrieb und ich versuchte das Verhör mit der Erklärung zu beenden, dass ich ein spannendes und verrücktes Leben hinter mir hätte, das mir als roter Faden für meine Werke dienen sollte. Allerdings wäre das jetzt zu persönlich, um in diesem Rahmen und unter diesen Umständen mehr darüber zu erzählen. Fremden gegenüber wollte ich mich nicht öffnen. Man sollte mich nicht verurteilen, denn ich fühlte mich wie ein Zurückgebliebener.

Ich war jemand, der immer wieder durchdrehte und absolut keine Kontrolle darüber hatte. Wie Oscar Wilde der verfolgt wurde, weil er homosexuell war, wollte ich wegen meiner psychischen Erkrankung nicht malträtiert werden. Ich hatte mein Problem nun angenommen und wollte darüber schreiben, um es zu verarbeiten.

Am 5.Oktober 1997 feierte meine Großmutter ihren achtzigsten Geburtstag. Ich kaufte ihr ein Bild von Van Gogh, *Cafe Terrace on the Place du Forum*. Es war eines der hundert Überarbeitungen die er 1888 gemalt hatte und er war wie ich ein verrücktes Genie. Ich übernachtete mit Meredith in der Luxussuite des Hotels in dem meine Mutter als Empfangsdame arbeitete. Wir hatten etwas Champagner und verhielten uns in dieser Nacht, als ob alles in bester Ordnung wäre. In dieser Nacht war auch alles gut, aber unsere Beziehung ruhte auf dünnem Eis. Auf der Party sah Meredith umwerfend

gut, intelligent und kultiviert aus, wie immer, wenn sie
sich Mühe gab.

Die Party selbst war eine bizarre Angelegenheit. Etwa 20
Gäste waren da und ich kannte ein halbes Dutzend
Leute. Also, das war jetzt der Rest meines
Familienstammbaums? Sie schienen engstirnig, einfach
und mit ihrem Leben zufrieden zu sein und allesamt in
der Vergangenheit lebend. Das also waren die Wurzeln,
denen ich entsprungen war. Sie waren nicht der Teil
meiner Familie, die mir meine Krankheit vererbt hatten.
Es handelte sich nämlich um die Linie meiner Mutter –
die mit den zurechnungsfähigen und mitmenschlichen
Genen. Es war die Familie meines Vaters mit den
psychischen Problemen. Sie waren die Verrückten.
Tatsache ist, wenn in einer Familie ein Gen mit
Manischer Depression auftritt, mit 27%iger Chance ein
Mitglied von der Krankheit betroffen ist. Tja, ich wusste
immer schon, dass ich ein Spezialfall bin.

Ich erinnere mich genau an Meredith während Nannys
Party. Es war das letzte Mal für ein Jahr, dass wir
einander sahen. Wir hatten uns auseinander gelebt und
entwickelten uns von nun an in verschiedene
Richtungen. Wie kann jemand, mit dem man soviel
erlebt und durchgemacht hatte, einfach aus dem Leben
verschwinden? Es passiert wohl jeden Tag mit
Tausenden Menschen im ganzen Land.

Meredith und ich versuchten alles, um einen
freundschaftlichen Umgang miteinander zu finden,
allerdings stellte sich das als schwierig heraus. Es
scheint eine menschliche Eigenschaft zu sein, dass einst
Liebende sich schwer dabei tun, Freunde zu bleiben.
Man ist zu schwach. Liebe tut entweder weh oder ist
eine wahre Freude und Ex – Liebende können schwer
Freunde bleiben. In den meisten Fällen nehmen die

Gefühle überhand und führen zu Eifersucht, Groll und Wut.

Ich schätze, das Ende meiner Beziehung verlief nach dem gleichen Muster wie bei anderen. Unsere Liebe war langsam im Sande verlaufen. Meredith hatte mich in meiner neuen Bude eine Woche vor der Geburtstagsfeier besucht. Es war mein erstes Wochenende da. Einige meiner Mitbewohner merkten an, wie attraktiv sie war und ich genoss das. Es war das letzte Mal, dass sie da war. Sie fragte, ob sie das Wochenende nach der Party bei mir verbringen konnte. Ehrlich gesagt aber wollte ich sie nicht mehr um mich haben. Ich konnte ihr nicht verzeihen, dass sie mich verlassen hatte und trotzdem wollte ich sie irgendwie immer noch. Ich wollte ein neues Leben und herausfinden, ob ich es ohne sie schaffen würde. Ich erzählte ihr, dass ich an dem Wochenende keine Zeit hätte und sie ließ sich nicht anmerken, dass sie darüber aufgebracht war. Wenn sie gebettelt hätte – so wie ich sie damals angefleht hatte, doch bei mir zu bleiben – wenn sie darum gebettelt hätte, wäre ich weich geworden. Aber Meredith würde nicht betteln. Sie würde sich nie erniedrigen, wie ich das getan hatte. Dafür war sie zu gut und viel zu stark. Sie war viel zu gut erzogen. Sie würde sich selbst niemals derart demütigen. Sie hatte bereits zuviel aufgegeben; als sie sich um diesen Invaliden gekümmert hatte.

In der Zwischenzeit lud ich ein anderes Mädchen ins Kino ein und sie nahm an. Das hätte ein Neubeginn werden können. Der Start einer neuen Beziehung, in der von Anfang an alles klappen würde. Wenn es langfristig doch nicht so wäre, käme ich wenigstens während der Woche zu etwas Sex. Allerdings wurde nichts aus dem Kino – Mädchen und mir; wahrscheinlich habe ich sie etwas erschreckt. Tja, sie begann zu zittern, als ich im Kino den Arm um sie legte. Was soll's, mir war's scheißegal. Wenigstens half es mir, nicht mehr ständig an Meredith zu denken. Zu meinem großen Ärger und meiner Frustration musste ich nämlich ständig an sie denken. Es tut einfach weh, wenn etwas das so wichtig im Leben geworden ist plötzlich geht, vor allem wenn es nicht die eigene Entscheidung war.

…

Die folgenden Wochen über hatten wir beide ständig irgendwelche Entschuldigungen parat und die Abstände zwischen den Telefonaten wurden immer länger und unregelmäßiger. Wir begannen einmal im Januar 1997 am Telefon zu streiten als ich sie nach einem neuen Partner fragte und sie mit einem kurzen „Das geht dich nichts an" reagierte. Ich erzählte ihr, dass ich sehr wohl ein Mädchen nach ihr hatte. Sie meinte, sie hätte nun auch einen Freund und hängte auf. Ihre Reaktion war ein böser Brief in dem sie mir die Schuld für ihr ruheloses Leben gab. Der Inhalt war so melodramatisch, er hätte eher zu einer Shakespeare Komödie gepasst. Ich denke an den Esel in *Ein Sommernachtstraum* als er seinen Hafer bekommt. Seine Geliebte hat keine Ahnung was passiert, genau wie Meredith. Sie machte meine Krankheit für alles verantwortlich und hasste mich jetzt dafür – das war offensichtlich, der Beweis dafür lag vor mir. So eine Scheiße konnte ich nicht gebrauchen. Das war's jetzt. Jetzt war es wirklich genug. Unsere gemeinsame Geschichte war nun beendet. Für immer. Ich verbrannte den Brief und startete zum zweiten Mal mein letztes Jahr an der Universität.
Seit meinem 17. Lebensjahr war ich nun wieder zu einem eifrigen Student geworden, der nur etwa einmal pro Woche betrunken war. Der wahre Grund für die Reduktion meines Alkoholkonsums jedoch war Tae

kwon do. Der Trainer war ein charismatischer, positiver und sehr lustiger Afrikaner und sein Wesen und meine Begeisterung für den Sport reichten aus, um süchtig danach zu werden. Es stellte meine Verbindung zur physischen Welt wieder her und ließ mein Selbstbewusstsein wachsen. Außerdem konnte ich zum ersten Mal seit meinem 14. Lebensjahr meine Aggressionen kontrollieren.

Ich zeigte mein Drehbuch zwei meiner Professoren und sie bewunderten meinen Mut, meine Erlebnisse zu drucken. Ich erinnere mich an den Leiter meiner Abteilung der mit folgenden Worten reagierte, als ich ihm erzählte, dass fast alles autobiographisch war:" Ich hoffe, dein Leben ist nicht wirklich so gelaufen!" Ich streifte seinen Kommentar mit einem tiefen Blick und einer extra Tae kwon do – Trainingseinheit ab.

Mein persönlicher Professor war ermutigt durch meine Bereitschaft, Kritik an meiner Arbeit in einer selbstlosen Art und Weise anzunehmen. Meine Noten verbesserten sich von durchschnittlichen zu sehr guten Ergebnissen. Ich stellte einen Antrag auf ein vorgezogenes Studium in den Fächern Schreiben, Theater und Film. Ich gab mein Drehbuch an der Universität von Manchester für einen Filmwettbewerb ab. Zu meiner Verwirrung meinte man, dass sie meine Schriften nie erhalten hätten. Ich ging zur *Universität – Filmgesellschaft* und fand heraus, dass es Studenten gab, die Danny Boyles Privatnummer hatten (der Direktor von *Trainspotting*). Er war zwei Jahre lang Vorsitzender der Gesellschaft und sie hatten allesamt zu viel Angst vor ihm, als dass sie ihn auch nur einmal angerufen hätten. Man verweigerte, mir seine Nummer zu geben, da er gerade einen Film in Bali drehte (*The Beach*) und somit war mein kreativer Kopf wieder auf Wanderschaft. Mein Abschlussjahr hielt mich ohnehin auf Trab, dank der vielen Aufsätze die in den Kursen verlangt wurden.

Wenn ich zurechnungsfähig war, konnte ich es nicht vermeiden mich damit aufzuspielen, dass ein Teil von mir völlig durchgedreht sein konnte. Vor allem dann, wenn man mich besser kannte und von meiner Vergangenheit wusste. Es war meine Art klar zu stellen:" Wenn du mich verarscht, wirst du das bitter bereuen." Obwohl ich ein Weißer war, hatte ich noch immer diese Snoop Doggy Dogg Mentalität in mir. Mit Ice Cube's Worten war ich: „Der falsche Nigger mit dem man sich anlegt." Im Studentenheim waren hauptsächlich Studenten aus fremden Ländern untergebracht und ich fand das gleichermaßen erfrischend und nervig. Diese Tatsache allerdings half mir bei meiner Resozialisierung in einer oberflächlichen Art und Weise. Aus zweierlei Gründen fühlte ich mich wohl: erstens fühlte ich mich nicht wie ein Geächteter und zweitens konnte ich mich ohne viel Ablenkung auf mein Studium konzentrieren.

Am Silvesterabend hatte ich den besten Sex seit langem. Sie war ein tolles, irisches 33 - jähriges Weib mit blonden Haaren und einem tollen Körper. Sie war eine Frau von Welt und lachte viel. Ich war mit Mark, meinem irischen Wohnungskollegen, nach draußen zum Pinkeln gegangen und meinte in Larry Fishburne (*King of New York*) – Manier: „Ich gehe jetzt in die Stadt, suche mir ein Mädchen und lasse mir meinen feinen Pinkel polieren.". Es funktionierte.

Wir erwählten drei Irische Frauen, dir vor einem öffentlichen Gebäude im Zentrum von Manchester herumstreiften. Eine davon war sehr hübsch, die anderen beiden nicht. War in Ordnung, ich war ohnehin nicht auf Wettbewerb aus in dieser Nacht. Tatsächlich tat ich das kaum. Ich setzte nun alles daran, meinen Plan in Realität umzusetzen. Ich ignorierte die Gutaussehende aber machte genügend versteckte Andeutungen, um ihre Aufmerksamkeit aufrecht zu halten. Ich blieb locker, um sie zum richtigen Zeitpunkt an Land zu ziehen.

Als das neue Jahr bevorstand, lud sie uns ein, mit ihr und ihren Freundinnen zu tanzen. Ich spürte, dass auch sie auf mehr aus war und dieses Neujahr brachte eine nette Knutscherei, guten Sex und einige interessante Monate. Leider stellte sich dann heraus, dass sie ein ziemliches Luder war. Nicht nur ein Luder, eher die schlimme Ausgeburt einer Nutte. Sie spielte mit mir. Wir hatten einige Tage lang guten, intensiven Sex und ständig ihr Hotelzimmer belagert. Sie meinte, wie schön es mit mir wäre und dass sie meine ruhige Art sehr genoss. Wir gingen abends mit ihren Freunden aus und hatten immer wieder schöne, lustvolle Stunden zu zweit. Nach fünf Tagen reiste sie ab nach Dublin und lud mich ein, wann immer ich wollte.

Das Semester rückte näher und ich beschloss, für eine Woche bei ihr vorbei zu schauen. Als ich in Dublin eintraf, ließ sie mich zwei Stunden in einem Pub warten, denn sie war mit ihrer Mutter bei der Maniküre. Was sollte das denn? Ich machte kein großes Drama daraus, obwohl ich dringend meine Eier entladen musste. Sie fühlten sich an wie Wassermelonen. Ich meine, ich hatte zwar keine Elefantitis auf meinen Nüssen, aber noch hatte ich keinen Platz zum Schlafen und ich wollte endlich mal wieder eine Frau zwischen meinen Beinen spüren.

Schließlich gingen wir in ihre Wohnung und versuchten erst mal, ihre Kollegin los zu werden. Dann erst realisierte ich, was für ein verwöhntes Luder sie war. Daddy hatte ihr ein neues Appartement in einem sehr noblen Viertel in Dublin gekauft. Sie war Managerin in einer Reiseagentur und arbeitete während des Tages. Ich überarbeitete in der Zwischenzeit meine Prüfungsfragen über den großen Redner Cicero und besuchte die Filmabteilung der Universität von Dublin. Ich hatte ein sehr intensives Gespräch mit einem der Lektoren und er überredete mich dazu, mich zu bewerben. Ich fickte Debbie und kam einmal neunmal. Ich war schon sehr stolz darauf und es war ganz nett, währenddessen auf den Fußballkanal zu linsen. Miteinander zu schlafen war allerdings der einzige Inhalt, den unsere Beziehung hergab. Meist war sie sehr beleidigend mir gegenüber, entschuldigte sich dann wieder, kochte für mich und ich sah ihr dabei zu, wie sie sich betrank, während ich versuchte, die Finger davon zu lassen. Ich lernte nicht unbedingt die kulturelle Seite Dublins kennen. Einmal trafen wir ihre Schwester und die war beinahe noch hohler als Debbie. Die beiden schienen kein Körnchen Intelligenz in sich zu tragen und sie sprachen unentwegt über ihren tollen Vater, der einen 80.000 Pfund BMW fuhr. Sie hatten nichts Liebenswertes an sich, aber wer mit seinem Schwanz denkt, denkt eben nur mit seinem Schwanz …

Ich verließ Dublin und telefonierte mit Debbie ein paar Mal die Woche. Sie hatte es arrangiert, mich am Valentin - Wochenende zu besuchen. Tja, ich war offensichtlich ein Heuchler aber was war mit ihr los? Warum wollte sie für ein Wochenende bei mir vorbei schauen? Was sollte das? Mittlerweile war ich wieder mehr in mein Studium vertieft und mein Bauch verwandelte sich durch das viele Tae kwon do allmählich in einen Six – pack. Ich traf sie am Flughafen und wir blieben im Copthorne Hotel nahe des Old Trafford Fußballplatzes. Sie bezahlte und ich konnte mich gut daran gewöhnen, dachte ich jedenfalls. Wir nahmen einen Drink an der Bar und es dauerte nicht lange, fing sie an den Barmann anzumachen. Der war etwa 18! Sagen wir mal, ich sah bald ziemlich dumm aus. Was war nur mit dieser Frau los? Wenn ein Kerl mich verarschte, machte ich Kleinholz aus ihm aber bei einer Frau wurde ich immer ruhiger und war wie gelähmt. Besser so, als meine Beherrschung zu verlieren, dachte ich.

Widerwillig brachte ich Debbies Koffer auf das Zimmer, während sie mit dem Barmann flirtete. Ich erinnere mich, sie nach durchgeführten Abtreibungen gefragt zu haben. Sie gab zwei zu und als ich sie nach ihrem Befinden danach erkundigte meinte sie nur, dass mich das wohl gar nichts anginge. Es schien, als ob jeder Versuch mich emotional an sie heranzutasten strategisch wie von einer Mauer abgeblockt wurde. Schließlich gingen wir aufs Zimmer und der Sex war nicht so gut wie beim letzten Mal. Ich hatte ihr eine Valetinskarte besorgt (obwohl die meisten Mädchen ja sagen, dass sie davon nichts halten) und um der ganzen Prozedur etwas Abartiges zu geben, Handschellen und Aromaöl. Die Karte wollte sie nicht, dafür schlang sie die Schokolade die dabei war runter. Mit den Handschellen wollte sie mich ans Bett binden, um dann wieder in die Bar zu verschwinden. Ich hatte ihren kranken Humor satt und wusste, dass sie tatsächlich in der Lage war, ihre Ideen in die Realität umzusetzen. Sie lachte und meinte, das würde ein gute Geschichte für ihre Freundin abgeben, die etwas später mit ihrem Freund ebenfalls in London eintraf. Dieses Wochenende war pure Frustration.

Wir gingen in einen Nachtclub und man wollte mich nicht hinein lassen. Meine Schuhe waren nicht smart genug. Ich musste mit dem Taxi in meine Wohnung zurück, um meine Schuhe zu wechseln. Diese dumme Kuh weigerte sich, ein anderes Lokal anzusteuern. Als ich sie zum letzten Mal am Flughafen sah und sie scheinbar merkte, dass ich ein beschissenes Wochenende hatte meinte sie:" Mach dir nichts draus, ich spiel nur mit dir". Ich hatte mich von meiner eifersüchtigen und sensiblen Seite gezeigt, aber sie war nicht interessiert. Sie machte sich nur über mich lustig. Ich hatte auch ohne dieses gefühllose Wesen genug Sorgen und brauchte nicht noch jemanden, der auf mir rumtrampelte. Es war das letzte Mal, dass wir einander sahen. Ich versuchte noch einige Male sie anzurufen, aus reiner Sehnsucht nach Lust und Abwechslung. Ich bin froh, dass sie nie zurück gerufen hat.

Tae kwon do wurde immer mehr zur Inspiration und ein guter Weg, meine Aggressionen zu steuern. Es half mir die mühsamen Stunden des Studiums zu unterbrechen und ich verarbeitete damit alles, das mich beschäftigte. An Ostern 1998 trainierte ich unterdessen mit meinem Lehrer als Partner täglich und besuchte regelmäßig Yogakurse. Ich war fidel wie eine Geige und agil wie die Zunge eines Ameisenbärs. Ich zählte einige gute Freunde und mein Selbstbewusstsein hatte sich wieder eingestellt. An der Universität versäumte ich keinen Kurs und war mit meinen Abgaben meistens vor den Terminen fertig. Ich war in allen Bereichen ein Lernender geworden und zum ersten Mal in meinem Leben konnte ich mit meinen Aggressionen umgehen. Ich vertiefte mich in Tae kwon do und andere kriegerische Künste wie etwa Jujitsu, Judo, Ninjitsu, Karate und Kung Fu. Wenn mir alles zu stressig wurde, ging ich einige Runden Pool oder Snooker spielen und hatte hin und wieder einen Rausch. Ich war derart stolz auf meinen geformten Körper, das ich nach einem Kater sofort loszog, um das überschüssige Fett wieder zu verbrennen. Dass ich meinen Körper wieder spürte, verhalf mir zu guter psychischer Gesundheit. Außerdem hielt ich mich wirklich an den genauen Plan meiner Medikation und zum ersten Mal war mein Lithium –

Spiegel wieder normal. Alle paar Wochen vergaß ich die
Einnahme, aber das bekam ich schnell wieder unter
Kontrolle.
Ich hatte einige lockere Beziehungen mit Frauen. Ich
schlief mit diesem österreichischen Hasen, warf sie aber
dann raus, denn sie hielt mich ständig wach. Das
unvergesslichste Unterfangen war mit einem Mädchen
aus der Nachbarschaft. Sie wollte mit mir weggehen, als
ich allerdings wieder nüchtern war, verweigerte ich.
Nach einem unbedeutenden One – Night – Stand
sprachen wir nie mehr miteinander, außer ich traf sie und
meinte dann nur „Alles klar". Sie war verlegen, denn
ich war mit ihren Worten ein „guter Fang". Ich fühlte
mich schuldig weil ich zu wählerisch war, aber auch ich
habe meine Ansprüche. Ich weiß, dass ich nicht
vorurteilsfrei bin aber das war nun mal so. Es gab noch
eine kleine Affäre mit einem Mädchen aus dem Internet.
Ich schickte ihr ein Foto von meinem Penis und nach
einem fünfstündigen Telefonat entschied ich mich für
einen Besuch in Scunthorpe ohne ihr Aussehen zu
kennen. Es gab eine nette Überraschung, denn sie war
hübsch. Sie war 20 und hatte ein zweijähriges Kind. Wir
sahen uns nur dieses eine Mal, denn die Situation
überforderte mich etwas. Sie dachte wahrscheinlich, ich
wäre ein Psychopath … wenn sie nur wüsste … Ha, ha,
ha.
Ich traf mich mit einer Frau durch eine Anzeige in den
Manchester Abend News. Ich fuhr nach Crewe, um sie
dort zu treffen. Wieder ein Blind – Date. Sie war
achtunddreißig und Mutter von vier Kindern. Was war
das mit mir und allein erziehenden Müttern? Vielleicht
wollte ich keine eigenen Kinder nachdem die
Wahrscheinlichkeit der Vererbung meiner Krankheit
möglich war und ich wollte meinen Kindern diese
Qualen ersparen. Ich dachte vielleicht, dass ich dafür die

Kinder von jemand anders groß ziehen konnte. Ja, das war's. Und sollten wir uns trennen, war das auch egal. Es tat nichts zur Sache, ob ich dann Kontakt zu ihnen verlor und außerdem sparte ich mir eine Menge Geld. Wenn man bedenkt, wie viel Geld diese Windeln, Essen oder das Schulgeld ausmachen…

Ich war im Kino bei *Golden Eye* mit einer blonden, für ihr Alter sehr gut aussehenden allein erziehenden Mutter. Wir machten es in ihrem Auto, denn sie wollte mich noch nicht ihren Kindern vorstellen. Sie meinte, dass sie mich bald anrufen würde. Es kam kein Anruf und so meldete ich mich. Sie wollte mich nicht mehr sehen, denn ich schien zu ernste Absichten zu verfolgen. Verdammt, ich verhielt mich nur wie ein Gentleman. Ich scheiß auf diese verknitterte Schlampe. Ich verstehe es nicht, behandle eine Frau nett, und sie will wie eine Schlampe behandelt werden; behandle sie mies und sie wird es dir vorwerfen. Frauen habe ich noch nie verstanden. Was ging nur in diesen Köpfen vor? Sobald man denkt, sie zu verstehen und dass alles in Ordnung wäre, wartet eine böse Überraschung. Sie versauen unsere Köpfe, Mann. Das macht wahrscheinlich die Spannung, nehme ich an. In unserem Herzen sind wir alle Masochisten. Genauso wie wir immer wieder einmal Liebe brauchen.

Bald nachdem ich Meredith im Oktober 1997 zum letzten Mal gesehen habe, begann ich an sexy Werbungen in schmutzigen Magazinen zu schreiben. Es half mir, sie zu vergessen. Frauen als Sexobjekte und nicht als Liebhaberinnen zu sehen, machte alles einfacher. Die meisten aller Anzeigen auf die ich reagierte, waren gelangweilte Prostituierte. Andere wollten nackte Fotos eines erregten Penis und ich borgte mir dafür die Kamera meines portugiesischen Wohnungskollegen. Ich bekam einige gute Reaktionen.

Am lustigsten war eine ungezwungene Beziehung in
einem Escort – Magazin:" Ich wusste nicht, dass du
mittlerweile berühmt bist", meinte sie.
Sport am Sonntag stellte sich als sehr erfolgreich heraus.
Ich hatte einige interessante Begegnungen, die mich
allmählich in einen Frauenfeind verwandelten. Dann
aber begannen sich die Dinge wieder zu ändern und ich
stolperte in eine neue Beziehung mit einer hübschen 24
jährigen Frau aus Irland. Sie war sehr attraktiv, brünett
und am besten war, dass sie größere Brüste als die
andere irische Schlampe hatte. Eigentlich hatte mir mein
Wohnungskollege Mark erzählt, dass eines der
hübschesten Mädchen des Campus in mich verschossen
war, aber er wollte nicht verraten wer. Ich gab einen
Tipp ab und machte mich auf. Ihr Name war Katherine
O'Donnell. Ich sah sie gelangweilt mit einigen
Krautköpfen an der Bar sitzen und ging hin, um ihr
etwas Pool beizubringen. Wir hatten einige rasche Pints
und gingen dann in meine Wohnung. Ich hatte fünf Pints
Caffrey in fünf Zügen innerhalb von zwanzig Minuten
geleert. Ich war sauer, dass ich Scunthorpe eine Nacht
früher als erwartet verlassen musste. Nachdem wir uns
von meinem portugiesischen Wohnungskollegen etwas
Wein geklaut hatten, gingen wir in mein Zimmer. Sie
begann mich abzuschmusen und so starteten wir
zweiwöchig andauernden Hardcore – Sex. Sie
überschüttete mich mit allen Komplimenten unter der
Sonne; erzählte mir, dass sie mich seit Ewigkeiten
anhimmeln würde, dass sie einen wie mich noch nie
getroffen hätte, dass sie mit mir den Sex ihres Lebens
hätte, dass sie eben dabei wäre, sich in mich zu
verlieben, dass sie es liebt, in meinen Armen zu liegen
und dass sie noch nie einen intelligenteren Menschen
getroffen hätte. Noch nie war ein Mädchen so schnell
vernarrt in mich.

Es gab nur ein Problem: ihr Freund. Er war ein großes Arschloch und hatte noch nie eine Schlägerei verloren. Eigentlich war das kein allzu großes Problem, denn er lebte in Belfast und ich wusste, dass mit mir auch nicht zu spaßen war. Vor allem war ich zu diesem Zeitpunkt körperlich in absoluter Bestform und sicher, es mit vier Klons ihres Freundes aufnehmen zu können. Ganz bestimmt aber war ich ein besserer Mann als dieser Verrückte. Himmel, ich musste diese Frau haben – bei all diesen Komplimenten. Sollte erst einmal einer versuchen, mich zu verarschen – ich war unbesiegbar. Ich war eine einzige Maschine des Bösen. Wir debattierten eine Weile Länge mal Breite, ob sie in den Osterferien zurück nach Belfast gehen sollte. So war es dann auch und sie blieb bei ihren Freunden. Nach Hause zu ihren Eltern konnte sie nicht mehr. Ihr Vater sprach nicht mit ihr, weil sie mit einem Protestanten zusammen war. Mit dem Wissen nutzte ich seine Engstirnigkeit und konnte sie etwas stärker an mich binden. Man bedenke nur, wenn er schon mit einem Protestanten nicht einverstanden war, wie würde er sich einem Manisch – Depressivem gegenüber verhalten? Ich versuchte, nicht darüber nachzudenken.

Wie auch immer, nachdem sie weg war, widmete ich mich wieder meinem Studium. Mein Abschluss rückte drohend näher und ich wollte nicht hinter den Erwartungen zurückbleiben. Sie war auf dem Weg ihren Freund wieder zu sehen und versicherte mir zuvor noch, dass ich der Bessere wäre. Nichts schien sich zu ändern – immer wieder liefen meine Beziehungen auf die gleiche Art und Weise ab. Trotz allem bestand unsere Beziehung nicht nur aus reiner Begierde. Sie war mit ihrem Freund schon drei Jahre zusammen und ich war in dieser Zeit die einzige Person, mit der sie Sex hatte. Sie wollte ihn nicht aufregen, denn sie überlegte, ob sie nicht

in Manchester bleiben und im Juni 1997 einen Job als
Lehrerin annehmen sollte. Ich war am Überlegen, ob ich
nicht meinen Master als Drehbuchautor an der
Universität in Manchester ablegen sollte. Das hätte
nämlich einen Autor vom Granada Studio als Mentor für
mich abgegeben und ich sah die Möglichkeit einer
Langzeitbeziehung mit dieser Frau. Alles schien sich
langsam einem Plan zu fügen. Ich kam langsam in ein
solides Alter und mein Leben schien sich Schritt für
Schritt zu festigen, nachdem es schon einige Male am
Auseinanderfallen gewesen war. Ich wollte keinesfalls
für ein beschissenes Magazin wie *Concrete World*
schreiben; ich wollte ganz nach Oben. Bald schon würde
ich dort ankommen.
Eine Woche später kam Katherine aus Nordirland zurück
und wir gingen gleich aus und betranken uns. Schließlich
landeten wir in den Wäldern im Dunkeln und danach
dauerte es eine Weile, bis wir wieder unseren Weg nach
Hause fanden. Unsere Abkürzung funktionierte nicht
und außerdem tauchte da noch ein kleines Problem auf:
Am Morgen entdeckten wir, dass das Kondom einen
kleinen Riss hatte. Nachdem sie keine Pille nahm,
mussten wir in die Klinik, um die Pille danach zu
nehmen. Danach musste sie sich ständig übergeben und
das war ihr sehr unangenehm. Sie wollte nicht, dass ich
sie in diesem Zustand sah. Dann fand ich raus, dass sie
eigentlich etwas Zeit für sich brauchte, um über unsere
Beziehung nachzudenken. Was zum Teufel war da jetzt
los? Schon wieder eine Frau, die mich verarschen
wollte? Nein, bitte nicht! Ich ließ ihr sogar mein
Drehbuch lesen um sie davon zu überzeugen, dass ich
ein begnadeter Autor war. Sie sollte sich privilegiert
fühlen, einen so außergewöhnlichen Typen wie mich
gefunden zu haben.

Ich wendete mich an Mark um Unterstützung. Eines Abends nach einem Snooker – Spiel erzählte ich ihm von meiner Krankheit. Mit ihm konnte man sich gut unterhalten. Er offenbarte mir, dass er Katherine davor gewarnt hätte, mit mir zu tricksen, da ich ja eine besonders schonende Behandlung brauchte. Ich fand heraus, dass er ihr von meiner Manischen – Depression erzählte hatte, noch bevor ich das hätte tun können. Verdammt, er hielt sich also für einen Beziehungsberater und funkte mir in meine Beziehung, bevor diese sich so richtig entwickeln konnte. Was ging hier ab, Mann? Ich wollte ihm seine Zähne rausholen, aber mit ihm konnte man derart leicht reden, dass das doch etwas unfair gewesen wäre.

Sein Problem war, dass er jedem alles erzählte. Er war von der Sorte Mann, die hinter deinem Rücken mit deiner Freundin schlafen und die Schuld dann – wenn du davon erfährst – auf die Frau allein schiebt. Danach verhält er sich, als wäre nie etwas vorgefallen. Ich erfuhr ein Jahr später, dass er genau diese Nummer bei seinem besten Freund abgezogen hatte. Schlimmer noch, er spielte dieses Spiel mit einem seiner irischen Freunde. In jener Nacht in den Wäldern hatte ich das letzte Mal Sex mit Katherine. Nachdem wir für sie die Pille danach geholt hatten, verließ sie mich. Auf einer Party einige Zeit später gerieten wir in einen heftigen Streit. Sie war offensichtlich neben sich und flirtete mit einigen Kerlen herum. Ich war sauer – warum konnte ich nicht einmal eine normale Frau kennen lernen? Konnte es nicht einmal keine Schlampe sein? Mehr verlangte ich gar nicht. Meine Mutter meinte immer, dass ich einfach zu verzweifelt sei und die Frauen das merken würden. „Es macht ihnen Angst", sagte sie immer, „wenn du es am wenigsten erwartest, wirst du sie finden. Wenn du gerade nicht suchst." Sie hatte Recht. Es dauerte eine

Weile, bis ich davon überzeugt war. Um deine Stirn zu
runzeln, brauchst du 60 Muskel, zum Lachen nur 16.
Das ist es, was Mädchen spüren.
Unsere Trennung lief sehr komödiantisch ab. Auf der
Party begann sie mit anderen Jungs zu flirten und suchte
immer den Blickkontakt zu mir. Als sie dann auf Marks
Schoss Platz nahm und ihm heftig Laune machte, stieg
mein Puls und in meinem betrunkenen Zustand schüttete
ich ihr ein Glas Wasser ins Gesicht und sah dann zu,
dass ich raus kam. Zufrieden mit dem Bissen an
Vergeltung der an mich gegangen war, war ich trotzdem
verärgert, so hereingelegt worden zu sein. Mein Ego
hatte mich übermannt und ich konnte damit nicht
umgehen. Jetzt wusste wenigstens jeder über sie
Bescheid. Noch wichtiger aber war die Botschaft an alle,
dass man mich besser nicht verarschen sollte.
Mein Ärger richtete sich dann gegen Mark. Diesem
Affen hatte ich eine halbe Stunde vorher mein Herz
ausgeschüttet. Ich hatte meine Bücher verlassen um
Katherine auf der Party zurück zu gewinnen. Mark hatte
mich angerufen und mir Bescheid gegeben, dass sie auch
dort war. Ich hatte ihn für meinen besten Freund neben
Tom gehalten. Dann realisierte ich, dass er jedermanns
bester Freund war – das gab er jedenfalls vor. Er ist kein
Genie; einer von diesen falschen Menschen, die stets
darauf aus sind, andere zu beeindrucken. Ihr Leben ist
nur Scheiße und so projizieren sie sich selbst auf
Andere. Mark war ein Verlierer. Immerhin war er bereits
30 und war immer noch in seinem ersten Studienjahr. Er
hatte kein Abitur, sondern mit Hilfe einer Stiftung die
Studienberechtigung erlangt. Seinen besten Job hatte er
in einer Security – Firma. Einmal meinte er zu mir:"
Einmal ein Security – Mann, immer einer und so wollte
ich nicht enden." Als er mit 18 nach London kam,
bezahlten seine Eltern für das Ticket und wollten nicht,

dass er jemals wieder zurückkam. Sie wollten ihn
loswerden, denn er war einfach nur eine große Last. In
anderen Zeiten meines Lebens hätte ich wohl das Letzte
aus ihm heraus geprügelt. Diesem Arsch von einem Iren.
Als ich mich an diesem Abend ins Bett legte, versuchte
ich mir die Reaktionen auf der Party vorzustellen. Um
zwei Uhr morgens wurde ich geweckt. Es war Katherine
am Telefon und sie überhäufte mich mit Vorwürfen wie
das Frauen eben tun, wenn sie wütend sind. Nachdem
ich ein paar Mal drohte, forderte sie eine
Entschuldigung. Das war wohl der einzige Weg für
mich, um wieder etwas Schlaf zu bekommen. Das war es
dann: schon wieder den Kopf in den Sand gesteckt und
ein weiteres Mädchen, das seine Lorbeeren erntete. Ich
widmete mich meinen sit-ups und zählte laut mit: 1,2,3
und 4 kicks, side kick, flying kick, Schläge, niedrig,
mittel und hoch. Aus meiner Stereoanlage dröhnte
„House of Pain" und mein Sixpack formte sich immer
mehr. Bald würde mein Körper kein Gramm Fett mehr
enthalten. Ich war bereit für den Kampf, für das Ende –
nachdem ich schon zwei Jahre drüber war (woran mich
mein Vater immer erinnerte), alles nur wegen meiner
verflixten Krankheit. Was wusste er schon darüber? Er
hatte damals gemeint, dass ich besser nicht mehr auf die
Uni zurückkehren sollte. Es gäbe ohnehin keinen Weg,
einen Abschluss zu schaffen. Ich sollte mich besser um
einen Job umsehen. Er hielt mich für zu schwach. Nun
denn, ich hatte es doch geschafft also zum Teufel mit
ihm! Zum Teufel mit ihm. Ich bin stark genug und alles
war beinahe vorbei. Dann konnte ich mich endlich mit
anderen Sachen herumschlagen.
Nachdem meine Erinnerungen an Meredith, Debbie und
Katherine allmählich verblassten und mein Abschluss
näher rückte, konzentrierte ich mich auf mein Uni –
Leben und darauf, was ich wohl danach anstellen

könnte. Seit Januar 1998 hatte ich viel Zeit im Chat mit Cyber Sex verbracht und versucht reiche Frauen überall auf der Welt dazu zu gewinnen, mich einzuladen. Ich wollte ein Gigolo sein. Bedauerlicherweise konnte ich mein Foto nicht ordentlich scannen und somit wurde diesem Prozess ein Ende gesetzt. Ich wurde von einigen Begleitagenturen entdeckt und opferte einiges an Geld, um mich zu registrieren. Mit dem Ergebnis, dass mich keine der Agenturen jemals buchte. Dann fiel mir eine Anzeige auf, in der eine Mistress Debbie in Leeds einen interessierten Sklaven suchte. Sie wollte einen Artikel darüber in einer Zeitung einer Freundin, die den gleichen Interessen frönte, veröffentlichen. Ich schrieb ihr einen elenden Brief und legte ein aufreizendes Foto bei. Sie antwortete mir, dass ich in der engeren Auswahl sei. Ich hoffte auf eine Einladung zum Interview oder einem Probetag. Dies schien mir keine langweilige Sache zu sein. Die klassische Literatur, mit der ich mich zu diesem Zeitpunkt beschäftigte, war Sex gegenüber viel liberaler eingestellt, als die puritanische Meinung der Briten und dem Rest der Welt. Meiner Meinung nach erlaubte ich der Phantasie mit der Realität zu kollidieren. Oder möglicherweise war ich einfach nur pervers. Meine Gedankengänge waren sehr schwungvoll, allerdings schien das mit den Prüfungen zusammen zu hängen. Manchmal fühlte ich mich etwas beflügelt, aber ich versuchte mich dann einfach immer etwas zu entspannen. Außerdem hatte ich wiederkehrende Migräne, ein klares Anzeichen für Stress. Diese Fantasiehandlungen waren eine willkommene Abwechslung zu meinem Uni – Kram. Meine Tae kwon do – Stunden waren ausgelaufen und obwohl ich immer noch Wrestling, Boxen und Jujitsu mit einigen meiner Freunde machte, übte ich viel alleine. Mein Lehrer verweigerte, sich mir in einem Kampf zu stellen, da ich

„zu viel von einem Psycho" hätte. Ich schrieb wieder an meine Mistress und diesmal erhielt ich eine lange, handgeschriebene Antwort. Ich war richtig neugierig, was mich wohl erwarten könnte …

Zu diesem Zeitpunkt, war ich mitten in meinen Abschlussprüfungen. Die erste davon war über „Cicero und das Jahr 63 v.Chr.". Meiner Meinung nach ist er der interessanteste Mann, der jemals gelebt hat. Er war ein fantastischer Mann und belegte eine Menge Positionen: ein brillanter Redner, Anwalt, Politiker, Experte für öffentliche Angelegenheiten, Konsulat, Philosophist und Humanist. Seine Poesie und geschichtlichen Werke wurde die gesamte Geschichtszeit hindurch verwendet. Außerdem gab es da noch „Antike Literaturkritik". Dort richtete man die Aufmerksamkeit auf Werke von Homer, Platon, und Aristoteles und diskutierte ihren Einfluss auf nachfolgende Schriftsteller wie Longinus. Der Vortragende, Professor, Michael Haslam, unterrichtete davor 20 Jahre in Kalifornien und war der Direktor der Abteilung Klassik. Er konnte von Anfang an den Stoff leicht verständlich vermitteln. Ich hatte schon im ersten Semester Griechische Komödie bei Professor Bain studiert, der ein Experte in Schwarzer Magie und Geisterbeschwörung der Alten Welt war. Am besten war mir der Text über Aristophan's Komödien in Erinnerung geblieben. Er parodierte Sokrates' und seine Sophisterei in einer unterhaltenden und ironischen Weise. Somit hatte ich nur noch zwei Prüfungen ausständig.

Ich war mittlerweile geistig auf einem hohen Standard und sehr aufgeregt, als das vorletzte Examen anstand. Der Kurs „Nationale Identitäten und die Vergangenheit der Antike" war leider eine einzige Enttäuschung, denn die Vortragende konnte nie klar vermitteln, worauf sie hinauswollte. Der Kurs folgte keiner klaren Struktur und war zu allgemein angesetzt. In meiner Prüfung schaffte ich es, einige brillante Kommentare abzugeben und war beinahe darauf aus, den gesamten Kurs zu korrigieren. Mein letztes Examen behandelte die „Poesie der Lateinamerikanischen Liebe". Ich schrieb zwei Aufsätze über Catullus und einen über Ovid. Letzterer ging etwas zu weit. Ich machte buchstäbliche Anspielungen, zitierte den Text und behauptete, dass er dabei war die Weltherrschaft zu übernehmen. Lauter wirres, blödes Zeugs. Gleich nach dem Examen schnappte ich über und verfiel einige Stunden später am Abend in Bewusstlosigkeit.

Der kleine Junge dessen Lehrer, als er damals sechs Jahre alt war, seinen Eltern bekannt gab, dass er viel intelligenter sei als alle anderen Schüler und definitiv für ein Studium geschaffen wäre, hatte nun sein Ziel erreicht. Er hatte abgeschlossen, was von ihm erwartet worden war und konnte nun endlich mit seinem Leben fortfahren. Es war Zeit für einen Wandel, einen Neubeginn, ein neues Kapitel.

Kapitel 7 – Ende der Uni, zum dritten Mal „loony"

Nach einer langen Saufpartie am nächsten Tag fuhr ich zum Lake District, um meine Großmutter und meinen Bruder ein paar Tage zu besuchen. Tja, sollte es zwei Menschen geben die man auf dem Weg zu einer Manie besser nicht um sich haben sollte, dann sind es die beiden. Ihr Charakter und ihr Umgang miteinander machten es meinem Gehirn unmöglich zur Ruhe zu kommen. Dennoch, unsere gemeinsame Zeit war sozusagen „anregend" – meine Großmutter mit ihrer senilen Demenz und die wandelnde literarische Enzyklopädie, mein Bruder.

Sie sind beide sehr exzentrisch – wie zwei Pole eines Magneten – und auch sehr unterhaltsam, aber sie um

mich zu haben, konnte bei mir leicht eine Manie
auslösen. Ich fühlte mich aber jetzt - meinem Abschluss
nahe - wieder stärker und schuldete es beiden, etwas Zeit
mit ihnen zu verbringen, trotz ihres unaufhörlichen
Gezankes. Kurz gesagt hoffte ich auf eine schöne,
gemeinsame Zeit. Ich wusste auch, dass wir wieder in
unsere kleinen Welten abrutschen und nostalgisch in
den Erinnerungen der „guten alten Zeit" kramen würden.
Eine Zeit, in der alles noch viel schöner und das Leben
gut war. Ich freute mich auf das Leben am Lande, von
dem beide immer so geschwärmt hatten.
Die Seen waren wirklich wunderschön. Die beiden
waren öfter im Jahr dort, für mich war es das erste Mal,
dass ich der Einladung meiner Großmutter gefolgt war.
Wir hatten ein nettes, kleines Landhaus gebucht und
blickten auf eine wundervolle Landschaft. Wir führten
auch einige verrückte Gespräche, die allerdings zu
diesem Zeitpunkt nicht sonderlich auffällig waren. Zum
ersten Mal in von fünf Jahren, hatte ich keine
Migräneattacke, wenn ich mich mit den beiden
unterhielt. Das war bemerkenswert. Wir sprachen
stundenlang über Geschichte, Politik, Natur und ich
lauschte interessiert den Erzählungen meiner
Großmutter. Weil sie darüber so glücklich war, erzählte
sie auch einige Neue, die ich noch nie zuvor gehört
hatte.
Als ich wieder nach Manchester zurückkam, war es sehr
still im Wohnheim. Ich konnte nicht schlafen und blieb
bis sechs Uhr morgens auf, um fernzusehen, immer dem
Gedanken nachhängend, wie ich die Weltherrschaft
übernehmen könnte. Dann ging ich in mein Zimmer
zurück und masturbierte bis neun Uhr morgens.
Außerdem reorganisierte ich mein Zimmer, während ich
mich am ganzen Körper mit Vaseline eincremte. Vor
allem war es Zeit, mich für dieses Rugby – Spiel fertig

zu machen (ich hatte zwar schon Jahre lang keins mehr gespielt) und der Eintrag ins Guinness Buch der Rekorde stand außerdem vor der Tür. Ich war zum intelligentesten Menschen dieser Erde erhoben worden: Jesus Christus (ein bisschen verwundert war ich darüber schon, warum nicht gleich Gott?).

Ich ging in die Küche und fing an, blödsinniges Zeug mit Mark zu quatschen. Er wusste, dass es mir nicht gut zu gehen schien, denn ich behauptete, dass die Schachfiguren am Tisch fliegenden Untertassen waren. Er fragte mich nach der Telefonnummer meiner Mutter. Er rief sie an und teilte ihr mit, dass er mich zu einem Arzt bringen werde. Das ist gut, dachte ich bei mir. Mit dem wollte ich schon seit längerer Zeit mal ein Wörtchen reden. Mark schickte mich unter die Dusche und zum Ankleiden. Hätte er mich nicht ständig gerufen, wäre ich den ganzen Tag unter laufendem Wasser geblieben. Wir gingen zum Arzt. Ich verhielt mich wie ein wirklich Irrer. Ich stoppte den Verkehr, hüpfte bockspringend über Mülleimer und andere Dinge und grüßte vorbeigehende Leute, die ich noch nie in meinem Leben gesehen hatte. Zum Glück habe ich mich nicht verletzt. Standfest und entschlossen brachte Mark mich zum Arzt.

„Jase, bleib am Gehweg. Du willst dich doch nicht verletzen. Ich möchte nicht, dass du überfahren wirst. Ich bin froh, dass du mitgekommen bist. Weißt du, das war die richtige Entscheidung. Komm schon, hör auf rumzualbern, wir werden zu spät zu deinem Termin kommen."

„Hast du gerne Rugby gespielt?"

„Nein, ich war immer zu feige. Ich war am Außenflügel. Wenn ich den verdammten Ball dann mal hatte, war ich aber ziemlich schnell."

„Hey, dann lass uns einen Rugby Ball holen und wir machen ein Match!"

„Wir machen das ein anderes Mal. Wir bringen dich jetzt zum Arzt, damit du dich wieder etwas fängst. Wenigstens weiß deine Mutter davon, das ist das Wichtigste. Ich hab ihr versprochen auf dich aufzupassen, also komm schon Jason. Wenn du nicht für mich hierher zurückkommst, tu es bitte für deine Mum. Alles Klar, so ist's gut. Braver Junge. Wir sind gleich da."

Jason das Huhn läuft vor ein Auto und grinst den Fahrer hinter der Windschutzscheibe frech an. Der beginnt zu hupen.

„Um Gottes Willen, Jase, das war knapp! Bleib jetzt bei mir. So, jetzt gehst du nur mehr neben mir!"

„Ich bin ohnehin unsterblich. Kein Auto kann mich verletzen. Trotzdem danke, mein Freund."

„Ja, was soll's."

Als wir beim Arzt ankamen, überzeugte Mark mich davon, den Mund aufzumachen. Ein durcheinander gehender Satz darüber, dass die ganze Welt ein Bordell sei und Dr. Black ließ mich für ein paar Tage in eine sichere Abteilung einweisen. Ich kann mich nicht mehr daran erinnern, ob man mir etwas zur Beruhigung gegeben hatte – wenn ja, dann war die Dosis zu niedrig gewesen. Es war zu spät. Ich war völlig über das Ziel hinausgeschossen. Außer mir hatten in dieser Abteilung noch zwei Andere und einer vom Personal einen Zusammenbruch. Eine Frau hatte eine Überdosis Lithium genommen. Während sie schlief, gammelte ich an ihr rum, indem ich bunte Malstifte vor ihrer Tür platzierte. Ohne meine magischen Kräfte hätte das nie funktioniert.

Die andere Dame war eine 79 jährige Frau und sie erzählte mir alles über ihren 15 Jahre alten Liebhaber. *Es*

war in Ordnung, ich hatte nichts gegen eine
verschrumpelte Vagina und ihr Gehstock törnte mich
ohnehin schon die ganze Zeit an. Eine Krankenschwester
zeigte mir mein Zimmer und ich begann mit meiner
Arbeit … Sofort startete ich mit meinen manischen
Ritualen…
Erst leckte ich den Boden sauber. Dafür brauchte ich
über eine Stunde und es war gar nicht so ungefährlich,
da ich währenddessen Reißnadeln und blaue
Heftklammern kaute. Als nächsten Schritt entkleidete ich
mich und wickelte alle Betttücher und Decken um
meinen Schwanz. Diese Schmerzen waren vergleichbar
mit einer 24 Stunden Hantel Trainingseinheit. In einer
manischen Phase erträgt man viel mehr Schmerzen, als
im gesunden Zustand, also machte ich mit meinen
Verbindungen weiter …
Ich verrückte mein Bett und platzierte es in einer exakten
Linie mit der Garderobe und dem Schrank. Ich dachte,
dass mein Zimmer verwanzt wäre und so verwandelte
ich mich in einen großen Lautsprecher, um die Stimme
Gottes von Satan fernzuhalten. Ein Krankenpfleger
klopfte an meine Tür und ich erlaubte ihm einzutreten.
Er verlor seine Beherrschung. Er fragte, was ich
vorhatte und schickte mich ins Bad, um mich wieder
anzukleiden. Ich tat, was er mir aufgetragen hatte,
während er das Zimmer wieder in den alten Zustand
zurückversetzte. Er versuchte mich zu beruhigen und mir
einen Drink aus der Küche zu holen, bis mich meine
Psychologin Kath Porceddu aufsuchen würde. Was für
eine nette Überraschung! Nun kenne ich sie seit einem
halben Jahr und habe sie noch nie gefickt. Ihre Pussi war
nur eine von vielen, die in Kürze geknackte werden
wird. Alles klappt einfacher im manischen Zustand.
Deine Gedanken sind unglaublich real. Eigentlich muss

man nichts mehr zutun, um glaubhaft an die Erreichung
eines Ziels zu kommen.

Kath war bald zur Stelle und versicherte mir, dass ich
schon am nächsten Tag ins Withington Krankenhaus
überstellt werde, sobald man mir ein freies Bett
offerierte. Um das klar zu stellen, ich hatte nicht vor
dorthin zurückzukehren, aber um die Weltordnung
wiederherzustellen, musste ich wohl Opfer bringen. Es
war Zeit, das Leiden auf der Erde zu beenden und
Unsterblichkeit zu manifestieren. Ich war in
Feierstimmung. Sie hatte in weniger als sieben Jahren ihr
Studium beendet. Bald hatte sie eine eigene Praxis, viel
früher als der Psychologe in Coney Hill, denn sie war
intelligent, scharfsinnig, mitfühlend und sympathisch.
Auch sie wusste, dass ich Gott war und behielt es für
sich. Das war wichtig und eine nette Geste, dachte ich
bei mir. Nachdem sie gegangen war, entspannte ich mich
in meinem Zimmer und zog meine üblichen manischen
Aktivitäten durch: ich fantasierte über die Frauen, die ich
verehrte, und sah England dabei zu, wie sie gegen
Rumänien im Weltcup verloren (das verwirrte mich
allerdings, wo ich doch das Spiel mit meinen Gedanken
kontrollierte … warum gewann England nicht?).

Ich füllte das Waschbecken mit Wasser und trank dann
soviel wie ich mit einem Schluck aufnehmen konnte,
dabei zählte ich in meinem Kopf mit. Immerhin haben
Zahlen weltweit eine große Bedeutung, sie halten die
Erde am Laufen, bestimmen wie viel Geld Menschen auf
ihren Bankkonten haben, sie bestimmen geographische
Abstände … wenn sich die Menschen bloß zusehen
könnten … ich verbrachte zwei Stunden im
Badezimmer. Die meiste Zeit im Handstand und Rad
fahrend. Nie vorher und auch nicht danach konnte ich
ohne Unterstützung im Handstand verbleiben. Tja, wie

man so schön sagt, sollte man sich das Beste für den
Schluss aufheben und bei Gott, das tat ich.

Ich erlaubte den Spice Girls durch den Ventilator zu
kommen und mit mir zu duschen. Geri war die Erste und
dann hüpften sie alle nacheinander zu uns herein. Das
war viel beeindruckender als Eminem's Behauptung, er
hätte sie alle geschwängert. Trotzdem halte ich sehr viel
von seiner Musik. Ich schlief mit jeder einzelnen von
ihnen, während ich in einem lang anhaltenden
Handstand verblieb und fortwährend lächelte. Das war
der ultimative Hardcore – Fick. Meine Handlungen
werden schließlich und endlich die Aufmerksamkeit aller
Medien der Welt auf mich richten. Mir soll's recht sein,
auf diesem Weg wird es einfacher sein, meine Botschaft
unter den Menschen zu verbreiten.

Nach meinen fünf Orgasmen – einen für jedes Spice Girl
– rundete ich mein Ritual ab, indem ich die
Metallschließfächer mit meinen Füßen so zusammen
schob, dass kein Spalt mehr dazwischen frei war. Eine
wahre Leistung der Balance, die kein Mensch im
Normalzustand zu verbringen imstande wäre, denn
nebenbei war der Boden noch schlüpfrig vom
Badewasser, das ich die ganze Zeit über voll laufen
gelassen hatte. Ich schob einen der Schließfächer derart
kräftig nach hinten, dass er umfiel und es einen dumpfen
Schlag gab. Es krachte knapp neben meinem Fuß auf
und ich hatte enormes Glück, ich war einer Quetschung
gerade noch entkommen.

Ich war glücklich über den Ablauf meiner Zeremonie.
Da hörte ich auch schon den Pfleger von vorhin laut
nach mir rufen. Ich ging nach draußen und er sah das
Durcheinander. Ich sagte gar nichts. Er fragte mich nach
meinem Befinden und ich meinte, dass alles in Ordnung
wäre. Dann schickte er mich zu Bett. Ich wusste, dass es
als Diener Gottes seine Aufgabe war, alles wieder

aufzuräumen und ich legte mich ins Bett. Klarerweise
war ich weit davon entfernt, auch nur eine Sekunde zu
schlafen.

Die erste Aktion, die ich bei meinem zweiten Aufenthalt
in Withington setzte, war eine tapezierte Wand voller
schwarzer Frauen. Um den Weltfrieden zu erlassen,
musste ich in der Öffentlichkeit erst mal mit einer
schwarzen Frau gesehen werden. Nur so konnte ich
meinen Beitrag zur Senkung des Rassismus leisten, als
Erinnerung an den Film *Bulworth*. Mein schwarzer
Freund Andy, der mich zu diesem Zeitpunkt besuchte,
war der erste dem ich darüber die Ohren voll quatschte.
Obwohl er lachte und seinen Spaß mit mir hatte, war das
sein letzter Besuch. Das war in Ordnung, trotzdem
waren wir enge Freunde. Mein Hauptanliegen an ihn
bestand in einer Missionsreise. Er sollte Kinder in ihren
Schulen aufsuchen und sie dabei stoppen, mit den
Figuren des Action Men zu spielen; stattdessen sollte er
sie darin unterrichten, wie man einen Joint dreht. Auf
diese Art und Weise würden sie sich dann für Bob
Marley öffnen und alles würde in Ordnung kommen.
Die darauf folgenden Tage und Wochen werden mir
immer verschwommen in Erinnerung bleiben. Meine
Mutter und mein Vater kamen einige Male vorbei, aber
davon weiß ich nichts mehr. Mark hatte sie
benachrichtigt und schon waren sie da. Es war gut, dass
sie ihre Differenzen beiseite schoben und mich
gemeinsam besuchten. Sie realisierten, dass sie in der
Vergangenheit Fehler gemacht hatten und wollten ihren
Sohn sehen, der offensichtlich wirklich krank war.
Fühlten sie sich schuldig? Wollten sie mich um
Verzeihung bitten? Tja, jeder Christ würde ihnen
vergeben. Manchmal schaffte ich es und manchmal
machte es mich wütend – die Vergangenheit und all ihre
Streitereien, wie sich durch den Kummer eines Kindes

langsam die Psyche veränderte und der Stress wohl zu meiner Erkrankung führte. Im Laufe der Zeit aber schaffte ich es, ihnen zu vergeben. Immerhin wusste ich ja nicht sicher, dass sie durch ihr Verhalten an meiner Erkrankung Anteil hatten. Schmerzhaft aber war, dass ich niemals wieder die Zeit zurückdrehen würde können um zu sehen, ob ein harmonisches Familienleben so manches hätte verhindern können. Ich lernte die Fürsorge und Liebe meiner Eltern und Freunde im Krankenhaus allerdings sehr zu schätzen, denn viele Patienten hatten gar keine Besucher. Viele Familien geben auf, im Kampf um die Gesundung ihrer psychisch kranken Mitglieder. Die Last ist zu schwer. Gott sei Dank habe ich mich nie isoliert gefühlt. Auch wenn ich wütend oder böse mit ihnen war, wenn es Hart auf Hart ging, waren sie immer für mich da. Sie waren meine Stütze, wenn ich durch meine Episoden ging oder zu introspektiv war.

Nach einigen Wochen klang das Hoch wieder ab. An seine Stelle trat die Depression und ich bat meine Großmutter um Hilfe. Sie ermutigte mich, durchzuhalten und erzählte mir, wie sie mit erhobenem Kopf aus der Psychiatrie geschritten war. Sie hatte sich nie für sich selbst geschämt und beim Arsch einer Ratte, es war ihr völlig egal, was andere über sie dachten. Außerdem rief ich meine Urgroßmutter an, deren Ratschlag sich eher in Grenzen hielt – sie war nicht unbedingt die Hellste in der Runde. Sie riet mir, möglichst viel zu essen – am besten Obst - und viel Flüssigkeit aufzunehmen, wenigstens wusste sie das aus einer Fernsehserie. Was zum Teufel…? Wie auch immer, ich war so fertig, dass es einfach nur gut tat eine vertraute Stimme zu hören.

Ich erinnere mich an den Besuch von Tom und seiner Freundin Perry. Er war mein bester Freund, den ich in Manchester noch hatte. Panji war aus dem

Basketballgeschäft ausgestiegen und hatte einen Job als Technischer Ingineur in Southampton. Tom und Perry waren sehr positive Menschen und nachdem ich mich mit ihnen unterhalten hatte realisierte ich, dass diese Episode viel schneller als die anderen gekommen war. Es gab gute Gründe für diesen Rückfall. Mein Lithiumspiegel war im März zu niedrig gewesen. Er lag um 0,3 – im Regelfall sollte er zwischen 0,5 und 0,8 liegen. Das kam vom dauernden Saufen und meiner Nachlässigkeit bei der Medikamenteneinnahme. Im Krankenhaus war mein Level wieder normal, jedoch die Monate vorher hatten eine manische Phase schleichend herbeigeführt. Meine Absicht, mich wieder besser um mich selbst zu kümmern rückte in den Hintergrund, je weiter ich in meiner Depression versank.

Am Tag der Überreichung meines Uni – Abschlusses, holten mich meine Eltern aus dem Krankenhaus. Sie waren sehr stolz auf mich und man hatte mir nach einem Bescheid meines Psychiaters Dr. Thomas meine Noten nach oben gesetzt. Er hatte bestätigt, dass ich bei meinen letzen zwei Prüfungen in einem Zustand jenseits von Gut und Böse gewesen war.

Einen Tag nicht im Krankenhaus zu verbringen war natürlich nett, in meinem Fall jedoch eine große Enttäuschung. Ich hasse es heute, mir die Fotos von diesem besonderen Tag in meinem Leben anzusehen. Es ist offensichtlich, dass ich voll gepumpt mit Medikamenten und großen Pupillen durch die Gegend gelaufen bin. Was für eine beschissene Feier soll das denn gewesen sein? Pervers? Bedauerlich? Wie mein achtzehnter Geburtstag …

Jeder andere feiert seinen Abschluss ordentlich. Ich war ein herumwandelnder Zombie, ein nervöses Wrack. Ich zog am Strohhalm meines Orangensaftes, während alle anderen richtig schön feierten und die Sau raus ließen.

Alles was ich ihnen erzählen konnte war, dass ich einen Zusammenbruch erlitten hatte und meine Noten deshalb nach oben versetzt worden waren. Kein Wunder, dass ich nie wieder einen von ihnen gesehen habe. Man kann sich gut vorstellen, dass ein Verrückter wie ich niemals wieder zu einer Klassenzusammenkunft geladen worden war. Allerdings, wahrscheinlich haben sich auch alle anderen nie wieder getroffen. Ich jedenfalls war völlig außer Kontrolle. Ich wechselte mit meinen Gedanken zwischen Welten und das von Tag zu Tag.

Es gibt verschiedene Gründe, die in meinem Hirn Stress auslösen und ein gewichtiger Faktor meiner dritten Phase, war wohl der Inhalt meiner Dissertation. Es war ein Forschungsbericht über Wahnsinn in der griechischen Tragödie. Ich startete mit Focault's *Madness and Civilisation,* und versuchte den „Verrückten" zu definieren und seine Plagen und Leiden über die Jahrhunderte hinweg zu beschreiben. Dabei machte ich Anspielungen zu gewissen Stücken wie Sophocles' Ajax, und Euripide's Bacchae und Herakles und fand diese Helden überall mit Vorurteilen konfrontiert. Man musste kein hochstrebender Wissenschafter sein um zu der Einsicht zu gelangen, dass Wahnsinn von den Göttern erlassen worden war, um den Menschen zu demütigen. Diese Bestrafung resultierte aus *Hybris* und endete meist im Selbstmord. Ernsthaft. Man stelle sich vor, eine Mutter und ihre Tochter stolzieren mit dem Kopf eines Löwen herum, nachdem sie ihm Glied für Glied entrissen, bis sie realisieren, dass sie in einer manischen Phase ihren Sohn und Bruder ermordet hatten.

Die Behandlungsformen der damaligen Zeit und Heute zu diskutieren, hatte mich schlicht und einfach zu diesem Zeitpunkt überfordert. Darauf war ich nicht vorbereitet gewesen. Ich konnte nicht mal einen Apfel essen und dann die Kerne ausspucken. Ich wäre beinahe an meinem eigenen Erbrochenen erstickt. Ich hatte mich in meiner eigenen Scheiße gewälzt. Besser ich hätte mich in meiner Dissertation dem deutlich beständigeren Cicero gewidmet. Ich hätte meiner Kreativität freien Lauf lassen können und eine eigene Ciceroische Sprache entwickeln sollen. Damit wäre ich wohl zum Klassenbesten geworden.

Über psychische Krankheiten zu schreiben, als mir meine so nahe gerückt war, hat mir mehr geschadet als geholfen. Nehmen wir diese einfache Analogie: wer sich als Snooker – Spieler mit der Technik für den idealen Schlag befasst und möglicherweise seitenlang Literatur dafür wälzt, wird bestimmt vermehrt über Snooker nachdenken. Das gleiche Prinzip gilt für meine Krankheit. Lies mehr darüber und es wird dich beeinflussen. Bist du anfällig und verlierst dich in deinen Ängsten, steigt möglicherweise dein Bluthochdruck und du gibst deine Selbstkontrolle ab. Bevor du dich versiehst, kommst du wieder hinten an und dein Gegner grinst dir frech zu. Du bekommst es nicht mal mit, und sitzt wieder ganz unten. Du weißt nicht mal, ob du Lust auf ein weiteres Spiel hast. Dafür bist du zu deprimiert…und dein Gegner heißt Ronnie O'Sullivan, er ist der Beste aller Spieler. Er verfügt über ausreichend Selbstbewusstsein, denn er ist der Weltmeister und er kennt kein Erbarmen. Du bist gerade aus dem Schneider und er sammelt Punkt um Punkt. So gesehen hast den Arsch offen, mein lieber Freund.

Withington ist ein einziges Scheißhaus. Eine 20 – jährige Frau und Mutter zweier Kinder, die sich gerade von ihrem Ehemann, welcher sie K.O. geschlagen hatte, scheiden ließ, hatte es auf mich abgesehen. Ich musste schleunigst von dort weg, Mann. Einmal kam sie tatsächlich zurück um mich zu besuchen und kuschelte sich zu mir. Als ich sie danach einmal zuhause anrief meinte sie nur, es gäbe nun jemand Anderen in ihrem Leben. Das war's, ich hatte seither keinen Kontakt mehr zu ihr.

Ein echter Charakter im Krankenhaus war ein massiger Schwarzer. Er war manisch wie ich, trug einen schwarzen Gürtel in Tae kwon do und war mit 17 in die Army eingetreten. In meinen manischen Phasen, war er für mich ein zehnjähriger Junge, der dem Typen ähnelte, welcher mich vor Jahren mit seiner Gang verprügelt, mir dabei die Nase zertrümmert und auf den Schädel eingeschlagen hatte. Gewöhnlich erzählte ich ihm während meiner Zustände diese Geschichte immer und immer wieder und das waren die einzigen Momente, in denen ich ihn ernst erlebt hatte.

Meine Mutter merkte bald, dass dieser Ort nicht gut für mich war und holte mich nach drei oder vier Wochen immer wieder raus. Ich blieb dann bei ihr zuhause und sah den ganzen Tag MTV. An den Nachmittagen ging sie zur Arbeit und nachdem ich bis drei Uhr ausschlafen konnte, sah ich sie nicht mehr bis zum Abend. Ich verbrachte den Rest des Tages mit meinem Hund Ben vor dem Kamin.

Eines Nachts allerdings, zeigte mein Stiefvater sein wahres Gesicht und er kam betrunken nach Hause. Er drohte meiner Mutter damit, sie zu verlassen wenn ich nicht sofort verschwinden würde. Dafür konnte ich ihm lange nicht vergeben, genauer gesagt bis zum Februar 2002, als sich meine Mutter für ihn entschuldigte. Ich war fassungslos. Seine Annäherungsversuche und all das Bier, auf das er mich an Weihnachten eingeladen hatte, waren also nicht ehrlich gemeint gewesen. Ich fühlte mich betrogen. Am Donnerstag nach diesem Ultimatum, als mein Stolz wieder zurückgekommen war, ging ich in schlechter Verfassung zurück nach Manchester. Wenn

ich nur etwas darüber nachgedacht hätte, wäre ich
bestimmt nicht gegangen. Ich hätte ein paar Monate in
Wales verbracht und wäre dann stabiler und mit Zielen
ausgestattet dem Rattenfänger nach London gefolgt.
Darf ich vorstellen, Jason Pegler – Star des Rugby
Teams und Schachmeister. Ich hätte jeden Job
bekommen.

Kapitel 8 – Gina

Ich besuchte meinen Vater, und wollte ein paar Tage bei ihm verbringen. Das hatte ich seit drei Jahren nicht mehr getan. Zum ersten Mal seit meinem siebzehnten Lebensjahr öffnete er sich mir gegenüber wieder etwas und versicherte mir seine Liebe – trotz der Tatsache, dass er mich einige Monate davor nicht zur Hochzeit mit seiner zweiten Frau Claire eingeladen hatte. Das schwirrte mir immer noch etwas in meinem Kopf umher. Wie dem auch sei, ich verspürte einen großen Druck – von Seiten der Gesellschaft, meinen Eltern und vor allem von mir selbst – endlich einen Job zu haben und etwas darzubieten.

Meinen letzten Abend in Manchester verbrachte ich mit einer hübschen Frau bajanischer Abstammung namens Gina. Am nächsten Morgen holte mich mein Vater von dort ab.

Gina und ich blieben in Kontakt und sie lud mich für eine Woche zu ihr ein, bis ich eben meine eigene Wohnung hatte. Auch sie war manisch – depressiv, konnte aber offensichtlich viel besser als ich damit umgehen. Sie war 29 Jahr, sehr dünn, mit großen Brüsten und hatte ein freundliches Wesen. Sie war nicht so intelligent wie Meredith, jedoch mütterlicher und es war einfach, sich mit ihr zu unterhalten. Wir schmiedeten an einer stabilen und engen Beziehung. Ich zog in eine Wohnung bei ihr um die Ecke und wir hatten ständig Sex. Wir lebten in einem Schwarzen – und Asiatenviertel namens Whalley Range, gleich neben Mosside. Ihr Bruder, MC Buzbee war in der Gegend gut bekannt. Er hing immer mit Justin Robertson herum und war der Sänger einer Gruppe die sich Lionrock nannte und wirre Texte schrieb. Ich sah ihn live und war begeistert von seinem Auftritt auf der Bühne. Er war ein ebenso brillanter Tänzer. Unglücklicherweise hat er den Durchbruch nie geschafft. Sein bester Freund als Teenager war Jason Orange von Take That. Gina sang bei einigen Liedern und es gab immer Breakdancer auf der Bühne. Sie traten manchmal vor bis zu 5000 Zusehern auf. Sie waren eine musikalische Familie. Ihre Mutter war Sängerin in einer afrikanischen Gruppe namens *Abasinde*. Als ich sie zum ersten Mal sah, stand sie beim Leeds Carnival vor 15.000 Menschen auf der Bühne.

Gina hatte einen sehr guten Abschluss von der Modeschule in Liverpool. Das war eine herausragende Leistung wenn man bedenkt, dass sie aus dem Ghetto kommt. Nachdem wir mehr miteinander zu tun hatten, wurde unsere Abstammung immer mehr Thema. Ihre Freunde waren höflich, aber hinter meinem Rücken nannten sie mich einen „honky – einen Weißen". Die meisten von ihnen kamen aus Jamaika. Eigentlich eine Lappalie. Sie wiederholte ständig, dass wir nur Freunde sein sollten. Zwei oder dreimal pro Woche kostete mich diese Aussage Tränen.
Die Episode die ich hinter mir hatte, verlangte immer noch seinen Zoll. Die meistern ihrer Freunde waren arbeitslos und schizophren. Das war für mich doch irritierend, nachdem ich immer noch versuchte, mich selbst zu stabilisieren. Nach einem Monat in Manchester fand ich Arbeit, indem ich bei verschiedenen Agenturen aushalf. Mein erster Job war Postbote in der UMIST (Universität des Manchester Instituts für Wissenschaft und Forschung) und es war sehr bizarr. Alle diese Studenten dachten wahrscheinlich ich wäre ungebildet, dabei hatte ich den Abschluss auf den sie hinarbeiteten bereits in der Tasche.

Als nächstes folgten einige Vollzeittätigkeiten mit
Dateneingaben. Dann, im Dezember 1998 startete ich in
der Barclay's Bank in der Arbeitsorganisation. Ich war
dort sechs Monate beschäftigt. Beinahe jeder dort hatte
einen Abschluss an der Uni, konnte jedoch keinen
besseren Job finden. Ich bewarb mich für akademische
Jobs und erreichte außergewöhnliche Testergebnisse
beim HSBC Test, zu denen ich eingeladen wurde. Ich
ging zu einem abschließenden Vorstellungsgespräch in
Sheffield und hatte aufgrund meiner Nicht –
vorhandenen IT – Kenntnisse keine Chance. Mein erstes
großes Interview und ich hatte es vermasselt. Trotzdem
versuchte ich positiv zu bleiben, denn immerhin hatte
mich mein Wille zum Arbeiten vor einer neuen
Depression bewahrt.
Meinen Psychologen traf ich nun regelmäßig, vor allem
um weiter Einbrüche zu verhindern. Meine Verlegenheit
überragte jedoch immer noch, obwohl ich meine Würde
langsam zurückgewinnen konnte. Ich nahm wieder
regelmäßig mein Lithium und hörte gänzlich auf,
Alkohol zu trinken. Ein- bis zweimal pro Woche spielte
ich Squash mit Tom. Einer meiner Wohnungskollegen
war Sozialarbeiter und er unterstützte mich in stressigen
Situationen. Der andere war ein gelangweilter Typ mit
einem Doktortitel in Mikrobiologie. Er meinte immer
nur „Alles klar". Aus ihm eine Unterhaltung raus zu
bringen, war wie mit einem Stock zu diskutieren. Es gab
keine Reaktion, egal wie hartnäckig man auch dranblieb.
Ich wurde immer ambitionierter und sah keine
Aufstiegschancen also wechselte ich zu Barclaycall als
„Verkaufs- und Serviceberater". Jetzt war ich stolz auf
mich, nachdem ich zwei Telefoninterviews und zwei
weitere Einstellungsgespräche positiv durchlaufen hatte.
Außerdem begann ich wieder zu schreiben. Ich schrieb
ein zweites Drehbuch über meine zweite Episode und

meine erste Geschichte für Kinder über einen
Teddybären, den mir Gina überraschenderweise zu
meinem Geburtstag geschenkt hatte.
Mein Bruder ermunterte mich immer wieder, nach
London zu gehen. Ebenso wie Dominic, der bereits
einige Journalistische Auszeichnungen erhalten hatte.
Ich wusste, dass mir Größeres bestimmt war und ich
mochte meinen Job nicht sonderlich. Außerdem, Gina
nervte mich langsam. Sie hatte ständig etwas
auszusetzen und unsere Beziehung war ein ständiges Auf
und Ab. Entweder waren wir beide glücklich oder einer
von uns verlangte nach Aufmerksamkeit. Ich kam mir
vor wie ein YoYo, dass von einem miserablen Spieler
gespielt wurde.
Gina und ich besuchten zusammen Paris und Tunesien.
Nachts gingen wir auf den Eiffelturm und es war
wirklich wunderschön. Als ich dort oben stand spürte ich
allerdings, dass ich tief in meinem Herzen etwas
vermisste. In Tunesien ritten wir auf Kamelen und
rauchten nikotinfreie Wasserpfeifen. Wir beobachteten
und versuchten uns selbst in Bauchtanzen und lernten
dort zwei heimische Journalisten kennen. Einer von
ihnen versuchte sich hinter meinem Rücken an Gina
heran zu machen und zu meiner großen Enttäuschung
konnte ich ihm dafür nie eine verpassen, da ich ihn
seither nicht wieder getroffen habe.
Gina flirtete außerdem mit zwei anderen Kerlen in zwei
verschiedenen Clubs. Den ersten musste ich von der
Tanzfläche schieben um ihm klar zu machen, dass er
sich da gerade an meine Frau ranmachte. Ich war so
sauer darüber, wie sie den anderen Typen ansah, dass ich
auf die heißeste Braut auf der Tanzfläche zustakste und
ihr vorm Gesicht herumtanzte. Dann reichte es Gina und
wir hauten ab. Verdammt, so stellte ich mir meine
Beziehung nicht vor. Ihr größtes Problem – abgesehen

von ihrer Eifersucht – war die Tatsache, dass sie sich
selbst nicht mit dem Gedanken anfreunden wollte, einen
weißen Freund zu haben.

Ein Grund ihres Interesses an anderen Männern war vor
allem meine körperliche Verfassung. Ich war impotent.
Zum ersten Mal in meinem Leben, abgesehen von
einigen alkoholischen Ausnahmezuständen, kriegte ich
keinen hoch. Ich hatte Probleme mit meiner Libido
aufgrund der Sulpiride. Wenigstens wurde dadurch eine
neue Episode gestoppt: im Februar 1998 fühlte ich mich
high und es brachte mich wieder auf den Boden zurück.
Gina war sehr verständnisvoll und nach einigen
Monaten, waren auch meine Erektionsprobleme vorbei.
Eine neue Manische – depressive Episode allerdings
hatte sie selbst erfasst und sie hatte plötzlich große
Gewichtsprobleme. Unkontrolliert nahm sie zu und
schnell wieder ab. Es waren die Medikamente. Sie
halfen uns und gleichzeitig zeigten sie uns ständig auf,
dass es uns nicht gut ging. Jeden Abend nahmen wir
zusammen das Lithium ein, frustriert darüber, nicht
normal zu sein. Die Krankheit schränkte uns in den ganz
normalen Dingen des Lebens ein. Ich hatte kaum oder
keine Energie nach einem langen Arbeitstag und wollte
abends nicht mehr weggehen. Ich konnte in kein Pub
gehen; ich wollte anderen nicht dabei zusehen, wie sie
Spaß hatten. Nüchtern ist es immer schwierig, mit einer
Runde Trinkender mitzuhalten. Allerdings hatte ich
ohnehin keine große Lust, mich mit Biertrinkenden
Arschlöchern abzugeben.

Im März 1999 zog ihr Bruder bei ihr ein und daraus
ergab sich großer Stress für mich, Gina und unsere
Beziehung. Er versaute ihre Wohnung und das rieb sie
auf. Ihre Prioritäten begannen sich aufzumischen. Sie
lieh anderen Leuten Geld und bettelte dann mich an. Für
mich war das unverantwortlich und ich hasste es. Ich

meine, die Hälfte aller dieser Leute hatte von vorne herein nie vor, ihr das Geld jemals wieder zurück zu geben. Sie war ein offener Typ und konnte gut auf Menschen zugehen. Leider aber nutzten viele diese positive Eigenschaft aus.

Wie ihre beste Freundin Debbie beispielsweise, sie verbrachte das erste halbe Jahr 1999 im Krankenhaus aufgrund ihrer Schizophrenie, wurde Gina erst Mitte Zwanzig ihre Diagnose erstellt. Debbie hatte eine gute Stelle bei BBC in London als Make – up Artist, bis sie krank wurde. Vier Jahre versuchten sich die beiden dann als Kostümdesignerinnen. Sie waren erfolgreich und gewannen die Mosside – Carnival – Auszeichnung drei Jahre in Folge, jedoch durch ihre Krankheit ließ sich dieses Talent nicht weiter verfolgen.

Oft dachte ich in Bezug auf die beiden an Robert De Niro's *A Bronx Tale:* „Eine der traurigsten Angelegenheiten auf dieser Welt ist ein nicht genutztes Talent:"

Wie auch immer, was mich an Gina sehr traurig machte war ihr angelegter Zorn, den sie nur schwer kontrollieren konnte. Ihre Aggression tauchte einmal plötzlich auf, als sie mich gerade fesselte. Sie band meine Hände auf den Rücken, zog das Seil an meinen Handgelenken fest und setzte sich auf mich:" Du wirst genau das tun, was ich dir jetzt sage. Wenn du jetzt nicht so tust, wie ich es will, werde ich dich schlagen.", schrie sie mich an und schlug mir dabei immer wieder ins Gesicht. Ich begann sofort zu weinen und sie sah mich plötzlich völlig verwirrt an. Ihre Probleme rührten aus ihrer Beziehung mit ihrem Stiefvater. Er war ein großes Arschloch. Manchmal tat er mir leid, denn er war schizophren. Manchmal wollte ich ihn einfach umbringen. Einmal betatschte er Gina neben mir und ich konnte nichts tun. Er lebte mit ihrer Mutter und ich wusste, dass er seinen Hass wieder an ihr auslassen würde. Er schlug sie und ich konnte nichts dagegen tun. Es machte mich richtig wütend. Ich konnte ihnen nicht in der Form helfen, wie ich das wollte.

Burt verbrachte 1998 drei Monate im Gefängnis, weil er in einem Aldi – Markt eine Frau attackiert hatte. Sie hatte eine Auseinandersetzung, wer von ihnen erster in der Reihe war und er wurde ballistisch. Er schleifte sie auf die Strasse und schlug sie beinahe zu Tode. Er war nicht einwandfrei und stinkfaul. Ich erinnere mich an seine Erzählungen über einen Job als Sicherheitsmann, den er angenommen hatte. Meistens hätte er geschlafen und oft Ziegel und Werkzeug an Menschen die ihn dafür bezahlt hatten gestohlen und weiterverkauft. Ich wollte Gina immer aus dem Ghetto rausholen, konnte jedoch nie die nötige Kraft dafür aufbringen. Nach den Worten von *Naughty by Nature:* „Alle die niemals in einem Ghetto waren - bleibt verdammt noch mal besser draußen."

Sean hatte beinahe Zugang zu einer Pistole und er wollte Burt umbringen, aber Gina überzeugte ich, es besser zu lassen. Sean hatte zwei Kinder im Alter von zwei und vier Jahren und Gina passte öfter auf sie auf. Gina erschreckte mich oft während wir Sex hatten mit dem Wunsch, mit mir ein Kind haben zu wollen. Sie nahm keine Pille und ich zog lieber immer vorher raus. Sie hatte mit einem ihrer Ex eine Abtreibung hinter sich und ich wollte lieber nichts mit ihr riskieren. Wenn ich jetzt zurücksehe, war ich damals ein echter Narr. Ich hätte Gina überreden sollen, die Pille zu nehmen. Mein Leben hätte eine Überraschung wie ein Baby nicht verkraftet. Der Sprössling wäre mit Sicherheit auch Manisch - depressiv gewesen und hätte wahrscheinlich nicht mal gewusst, ob er nun schwarz oder weiß ist. Außerdem wäre er wohl konfus gewesen, welcher Nationalität er angehört und vor allem, nach welchem Rollenbild er sich entwickeln sollte. Sie hätten sich wie im Song von John Lydon *Rise* wohl gefragt:" Lieg ich richtig oder falsch, bin ich schwarz oder weiß?"

Ich wollte von Gina's Eltern eine Art Zustimmung für eine gemeinsame Zukunft haben. Tatsächlich wollte ich einfach sicher gehen, dass uns im schlimmsten Fall eine finanzielle Ressource zur Verfügung stand, sollten wir auf eine zurückgreifen müssen. Als ich ihren Vater kennen lernte, der gerade dabei war sein Haus zu verkaufen und zurück nach Barbados zu gehen, bat ich ihm um Geld für Gina. Ich wollte ehrlich gesagt nicht nur auf meine Ersparnisse zurückgreifen, um uns beide nach London zu bringen. Warum sollte ich alle Rechnungen bezahlen? Sollten wir uns trennen, wäre ich im Arsch. Sie könnte mir bestimmt nicht auch nur einen Penny zurückzahlen. Sie fand keine Arbeit und wenn sie Geld hatte, warf sie es mit beiden Händen beim Fenster raus. Aber ihr Vater war keine Hilfe, genau so wenig wie ihre Mutter. Ich merkte, dass auch für mich das Bedürfnis mit Gina zusammen zu ziehen immer weniger wurde. Leider hatte ich keinen Mumm ihr das zu sagen. Ich musste meinem Psychologen Recht geben, dass ich übervorsichtig handelte, beinahe schon zwanghaft, was meine finanzielle Situation anging. Allerdings war es eines der Dinge in meinem Leben, die mir Stabilität gaben. Nur zu wissen, dass da etwas Geld auf der Bank lag, erleichterte mir, Wasser anstatt Bier zu trinken. Ich sah nun einen Grund darin, billigeres Essen zu kaufen, anstatt ständig auf Markenprodukte zuzugreifen. Ich war den anderen meines Alters durch meine Krankheit hinten nach. Auf diesem Weg konnte ich wenigstens finanziell etwas aufholen. Ich wollte mich selbst nicht opfern, sobald mögliche Probleme in London auftauchten. Etwas auf der Kante zu haben, würde mich möglicherweise vor einem neuen Scheitern bewahren. Das Leben in London war sehr viel teurer. Es würde nicht einfach werden, freie Bustickets in London zu bekommen.

Eines Nachts hatten wir einen furchtbaren Streit. Gina war eifersüchtig auf ein anderes Mädchen, dem ich hinterher geguckt hatte. Sie war völlig außer sich, denn es war am gleichen Tag, als ich ihren Vater kennen lernte. Wenigstens schien ich nun einen perfekten Grund für eine Trennung zu haben. Wir lagen im Bett. Ich hatte am nächsten Tag zu arbeiten. Sie begann mich überall am Körper zu schlagen. Sie wiederholte es einige Male, obwohl ich sie immer wieder bat, damit aufzuhören. Es war fast Mitternacht als sie anfing, mich wirklich fest zu zwicken und auf mich einzuprügeln. Ich schnappte sie und drückte sie gegen einen Schrank. Eine Hand hatte ich an ihrem Hals und mit der anderen zerschlug ich den Spiegel ihres Schrankes. Ich gab ihr zu verstehen, dass dies ihr letzter Streich gewesen und unsere Beziehung ein für allemal erledigt sei. Ich hatte genug Gewalt in meiner Jugendzeit erlebt und würde mich keineswegs mehr auf dieses Level begeben. Schon gar nicht für sie oder eine andere Frau.

Also war alles klar. London ohne Gina. Es tat mir leid, wie wir auseinander gegangen waren, jedoch nicht um die gemeinsame Wohnung. Als ich zum letzten Mal mit einer Frau zusammenzog, hatte sie mich verlassen und mich allein gelassen. Gina war zu abhängig von mir. *Ich wollte eine ausgeglichene Beziehung mit einer Frau, die eine eigene Karriere hatte. Ich wollte kein Kind in einer trostlosen Gegend in Brixton aufziehen und meine Frau ständig im Krankenhaus besuchen bzw. selbst ständig eingeliefert sein.* Je mehr ich Gina in ihrer Modekarriere unterstützen wollte, desto weniger war sie dafür motiviert gewesen. Sie hatte bereits einige Modewettbewerbe gewonnen und war einige Jahr zuvor als die Neue Mode Designerin von Manchester gehandelt worden. Sie war mit einer zauberhaften Begabung gesegnet, jedoch schien es mir unmöglich diese aus ihr herauszuholen. Ich wusste, dass sie mit einem schwarzen Mann viel glücklicher sein würde. Ich wünsche ihr, dass sie ihn findet und er sie gut behandelt. Sie hat mir damals wirklich geholfen. Gina war mir ein guter Freund als ich dringend einen brauchte und ich weiß nicht, wo ich ohne sie gelandet wäre.

…

Im Juli 1999 übersiedelte ich nach London und absolvierte einen schnellen Journalismuskurs. Das war ein Start und ich zog bei Dom ein, bis ich mir eine eigene Wohngemeinschaft organisiert hatte. Gina und ich gingen immer noch zusammen aus, aber ich interessierte mich langsam wieder für andere Frauen. Londoner Frauen wirkten viel intelligenter auf mich. Sie schienen etwas mehr Klasse zu haben. Ich konnte kaum glauben, dass ich so seicht gewesen war. Sie wirkten zielstrebiger und reifer und hatten trotzdem nicht die Feinfühligkeit und das Talent wie Gina es hatte. Gina wollte ebenfalls nach London und in ihre eigene Wohnung ziehen. Nachdem all ihre Freunde in Manchester waren, traute ich ihr diesen Schritt alleine nicht zu.

Gina war die Art von Mensch, die alle Aufmerksamkeit auf sich ziehen. Sie war freundlich, nett, gütig und hatte etwas Mütterliches. Sie kümmerte sich immer um andere und wir mussten uns oft in ihrer Wohnung verstecken, wenn wieder jemand an ihre Tür klopfte. Ich konnte kaum glauben, dass sie alles aufgeben würde um mit mir in der gleichen Stadt zu wohnen. Zwischen uns würde es nie funktionieren, jedoch war ich immer zu feige, um ihr das direkt zu sagen. Ich wollte sie nicht aufregen, denn sie bedeutete mir zu viel. Sie war fast wie eine Schwester. Sie war mein bester Freund. Wie kann man nur seinen besten Freund aufregen wollen? Ich fühlte mich wie ein Feigling, so wie ich mich ihr gegenüber verhielt, aber für die Wahrheit war ich zu sensibel. Warum sollten wir leiden, wenn ich das verhindern konnte? Wir hatten beide genug durchgemacht. Konnten wir nicht einfach so tun, als ob alles in bester Ordnung wäre? Sollten wir diesen Aufgeblasenen nicht zeigen, wie nett und charmant wir vom Norden sein konnten? Sollten wir nicht diese Verbindung von Nord und Süd leben? Ich war wieder bei meinen Wurzeln angelangt und beeinflusst von Dom und meinem Bruder. Sie zogen mich wieder zurück und ich war unfähig, jeglichen Hindernissen auszuweichen. Als ich meiner Mutter mitteilte, dass ich nun nach London gehen würde, fing sie an zu weinen. Das war Mitleid erregend. Was für eine beschissene Reaktion war das nun wieder? Ich liebe meine Mutter, aber das war eine schwache Reaktion! Hatte ich nicht schon bewiesen, dass ich einen neuen Start gut hinbekomme? Ich konnte doch in jedem Kampf meinen Mann stehen!? Sie liebte mich so sehr, dass sie befürchtete, ich könnte wieder rückfällig werden, ohne meine Familie, den medizinischen Rückhalt und die gewohnte Umgebung in Manchester.

In der Nacht in der ich Gina in meine Zukunftspläne einweihte, war sie verzweifelt. Ich habe noch nie jemanden derart aufgebracht erlebt. Sie bettelte mich an, meine Pläne wieder zu ändern und versprach, alles für mich zu tun. Ich meinte nur, dass es mir Leid täte. Wir hatten nicht genug Geld und ich wollte aus der Beziehung raus. Bis heute kann ich keine tatsächlichen Gründe für die Trennung nennen. Ich denke, in mir schwang die Ferris Bueller Philosophie mit:" Das Leben zieht schnell vorbei. Wenn du nicht hin und wieder stehen bleibst und dich umsiehst, könntest du es verpassen." Soviel ich auch für Gina empfand oder sie liebte – wie auch immer wir das nennen möchten – ich dachte, dass das Gras auf der anderen Seite möglicherweise grüner sei und ich wollte mich auf die Suche begeben. Ich sehnte mich nach einer Beziehung ohne Streitereien und ein glückliches Leben. Ich wollte mich entspannen und leben, war jedoch zu ängstlich um sie einfach loszulassen. Ich war nicht stark genug sie gehen zu lassen, um ihr Leben zu leben.

Ich fand eine Wohnung in der Nähe von Vauxhall, gleich in der Nähe des Collegs. Der Name des Vermieters war Felix Dilke und wir teilten uns eine Wohnung. Er war ein sehr umgänglicher, intelligenter Mensch mit einem aristokratischen Werdegang. Allerdings war er auch etwas eigenartig und ein bisschen verrückt. Ehrlich gesagt erinnerte er mich an meinen Bruder. Er hatte an der Cambridge Universität in Mathematik seinen Abschluss gemacht und arbeitete in der Computerbranche. Er war gelehrt und stets interessiert mit mir ein wenig zu diskutieren, wonach immer mir der Kopf stand. Er stellte sich als der perfekte Kollege während meiner Übergangszeit von Manchester nach London heraus.

Ich telefonierte nachts sehr viel mit Gina. Es waren sehr romantische Gespräche und wir versicherten einander immer wieder, wie sehr wir uns tatsächlich vermissten. Sie kam einige Male vorbei und war schon bald eifersüchtig auf Felix (offensichtlich war sie einfach auf alle Menschen, in allen Umständen eifersüchtig). Er hing oft im Internet und das reduzierte automatisch die Häufigkeit unserer Telefonate, weil wir keine Verbindung hatten.

Meine Begeisterung für unsere Beziehung schwand immer mehr und ich fühlte mich sehr erleichtert, als

Ginas Entschluss in Manchester zu bleiben fest stand. Mein Kurs sollte noch 17 Wochen dauern. Das war genügend Zeit, um über unsere Zukunft nachzudenken. London war eine aufregende Stadt und im Gegensatz dazu, wirkte Gina sehr verlangsamt. Die Menschen in London arbeiteten sehr lange und genossen das Nachtleben, während sie regelmäßig das College ausließ, um am Nachmittag zu schlafen. So vermied sie es, in eine stressige Stimmung zu kommen. Manchmal dachte ich darüber nach, ob wir nicht wirklich glücklich hätten werden können, ohne Ginas Sorgen und Probleme und den Umgang mit ihrer Diagnose. Leider war da immer dieses „aber …". Und dann war da noch das Rassenproblem. Wenn es wirklich ums Eingemachte ging stellte sich heraus, dass meine Familie nicht frei von Vorurteilen war. Ich hasste das. Zu diesem Zeitpunkt (das ist jetzt anders) wollte mein Bruder nicht, dass ich eine schwarze Frau heiratete. Mein Vater meinte, dass ich „ohnehin schon genug Probleme hätte". Meine Mutter war der Meinung, dass es „zu schmerzhaft für uns werden könnte, wo wir doch beide mit der gleichen Krankheit zurechtkommen mussten. Es sei einfach nicht fair." Allerdings war es die Krankheit, die uns zusammengebracht hatte. Normalerweise erzählten wir allen, dass wir uns in einem Pub kennen gelernt haben. Wir viele Paare treffen einander schon in der Psychiatrie? Mehr als dies zugeben würden, da bin ich mir sicher. Wir lernten voneinander, wie wir mit den vollendeten Tatsachen umgehen und unsere täglichen Ängste in den Griff bekommen konnten, immer wieder drehte sich alles um unser eigenwilliges Leben. Manchmal war das allerdings schon etwas zu intensiv. Eines Tages gab ich meinen Impulsen nach und legte meine monogamen Überzeugungen ab. Gina hatte einen Bastard wie mich ohnehin nicht verdient. Ich hatte zuvor

schon Mädchen angesprochen und geleugnet, in einer
fixen Beziehung zu sein aber das war schon alles, bis ich
für einen Artikel eines Fetisch – Magazins, *The Forum*,
recherchieren sollte. Ich arrangierte einen Termin mit
einer Domina in Brighton. Als ich dort ankam, öffnete
sie mir die Tür in einem Latex – Anzug und ich war von
der ersten Sekunde weg scharf wie ein frisch gewetztes
Messer. Um einen katastrophalen Einstieg zu vermeiden
bat ich sie, etwas überzuziehen und spendierte ihr dann
ein großes Kronenbourg. Ich war so nervös, dass ich
auch eines trank.

Das war mein erstes Bier, seit meinem Abschluss im
Juni 1998. Die Trockenzeit hielt an bis zum September
1999 und dann brach der Monsun herein. Wir betranken
uns und gingen dann zum Essen aus. Die Bezahlung für
diesen Job war schlecht und deckte lediglich meine
Fahrtkosten ab. Bei meinem zweiten Besuch rückte ich
vor und sie war scharf. Sie lud mich in ihre
Folterkammer ein und obwohl ich besser gehen wollte,
stand ich im Vorraum und küsste ihren Nacken. Die
Nacht verbrachte ich bei ihr und lieferte schließlich am
nächsten Tag mein Interview über sie und den Inhaber
eines Fetisch – Shops, ab. Dann erfuhr ich, dass ich
wegen unprofessionellem Arbeitens wegen gefeuert war.
Und das in einer sehr theatralischen Vorgehensweise.
Die stellvertretende Redakteurin, die sich als ziemliches
Arschloch outete, schrie mich in ihrem Büro vor allen
Mitarbeitern an und erteilte mir ein Rückkehrverbot.
Danach stürmte sie hinaus. Ich verstand nichts mehr. Ich
kannte genug Geschichten von Journalisten, die mit
ihren Klienten Sex hatten, als sich die Gelegenheit
ergab, und sie kamen ohne Rüge davon. Was zum Teufel
war hier los? Ich schätze, das war kein besonders guter
Karrierestart. Wahrscheinlich hatte sie ein Auge auf
mich geworfen. Möglicherweise fühlte sie sich auch

ihrer Autorität entmachtet; keine Ahnung, mir war's egal.

Manchmal spielt sehr viel internes Bürogeschehen in Entscheidungen mit, dass man sich im Gewirr nicht mehr orientieren kann und es schwer ist, wahre Hintergründe nachzuvollziehen.

Eine Woche später aber machte ich bereits neue Erfahrungen für das Gesundheitsmagazin namens *ZM*. Diese Arbeit stellte sich bald wesentlich erfolgreicher dar. Ich unterließ meine kopflosen Beiträge und bald wurden meine ersten Artikel veröffentlicht – drei kurze Auszüge aus einem 500 Wörter Artikel den ich an meinem ersten Morgen dort verfasst hatte. Dann füllte ich das Magazin mit Beiträgen wie 100 verschiedene Möglichkeiten den Liebesakt zu beschreiben. Diese war eine klassische Boulevardzeitung und bald wurde ich zu einem interessanteren Blatt versetzt. Jeden Freitag in den folgenden Monaten arbeitete ich für das *Total Film* Magazin. Der Chefredakteur meinte, ich wäre genau der Journalist, den er seit einer Weile in seinem Team haben wollte und er schätzte meine Filmkritiken, die ich verfasste. Allerdings aber wurde die Sache bitter, als er meine Kritik am Film *Scum* als zu soziologisch verfasst abtat. Seine Leser erwarteten etwas Witzigeres.

Der Kurs für Journalismus war ein kompletter Blödsinn, doch ich konnte wenigstens Freundschaft mit einem sehr interessanten Kollegen schließen. Das war tatsächlich der einzig positive Effekt der ganzen Sache. Ich erfuhr mehr über Urheberrecht, Verleumdung und war von der 9 bis 5 Uhr - Karriere die Journalismus anscheinend doch war, schnell abgetörnt. Ich war froh, dass ich das für immer erledigt hatte. Recht, aktuelle Affären, Zeitungsjournalismus und Stenographie sind das beste Schlafmittel, vor allem wenn sie vom NCTJ und am Lambeth College gelehrt werden. Schlechte Lehrer und eine noch schlechtere Organisation. Allerdings war das Essen in der Pension an der Straßenseite gegenüber hervorragend und zum ersten Mal in meinem Leben war ich übergewichtig.

Ich erfand Gina gegenüber immer neue Ausreden und ging unterdessen ständig auf Aufriss. Zwischen September und Dezember schlief ich mit über einem Dutzend Frauen – eine davon liebte ich – und das war nicht Gina. Sie waren von überall her. Eine davon war eine gut aussehende 30 jährige Blondine aus Belfast, die ich in einem Pub in Brixton an Land zog. Wir trafen uns danach noch einmal, fanden allerdings nicht mehr zueinander. In einer Nacht hatte ich zwei voneinander unabhängige Türkinnen. Ich war mit einer bereits am Nachhauseweg, jedoch wartete sie nicht auf mich, während ich nach meiner Jacke suchte. Also nahm ich einfach ihre Freundin mit zu mir heim. Als ich ihr am nächsten Morgen meine Nummer gab fragte sie, ob diese für sie oder ihre Freundin bestimmt war. Ich meine, verdammt noch mal. Sie tat mir Leid also meinte ich, die Nummer wäre für sie. Sie rief mich nie an und es war mir egal. Sie war nur eine weitere Kerbe im Bettpfosten. In meinem Leben schlief ich mit über 50 Frauen. Ich war wieder ein Schürzenjäger und fand es immer einfacher, je öfter ich ausging. Eines Nachts brachte ich eine Französin von einer Party mit nach Hause. Sie sah einfach umwerfend aus. Eine andere Frau aus Dublin schleifte ich aus dem *Swan* in Stockwell mit nach Hause. Sie hatte ein Pub am Leicester Square. Allerdings sahen wir uns nur zweimal. Ich war ihr zu jung. Eigentlich war es mir egal. Ich wollte nur flachgelegt werden. Ein anderer One – Night - Stand war mit einem Mädchen aus Holland, die ich im Dog Star in Brixton kennen lernte. Nicht zu vergessen, die österreichische Hure aus dem gleichen Lokal. Außerdem gab es noch die

südafrikanische Rudermeisterin, die gebaut war, wie ein
Kerl. Auch das war ein One – Night – Stand. Dann war
noch das dünne Mädchen aus Kenia, deren Vater sich
als Psychologe in San Francisco auf Vietnam Veteranen
spezialisiert hatte. Später verschwand ich mit ihrer
portugiesischen Freundin. Eine war dabei, eine
schottische Domina mit der ich ein Treffen schmieden
konnte und drei weitere Frauen, die ich im Zug
anquatschte. Eine davon war eine hübsche Blonde aus
Manchester die in Swiss Cottage wohnte, eine
Geschäftsfrau im mittleren Alter aus Blackburn und eine
IT – Beraterin aus Cheshire. Dann war da noch eine
brasilianische Prostituierte, eine amerikanische Touristin
an Weihnachten und unzählige viele andere.
Kurz gesagt, mein Leben war mehr als hektisch. Bier
saufen ließ meine Hemmungen schwinden und führte
mich zu immer mehr Sex. Gina wurde immer
distanzierter und falscher. Sie wusste nicht, was los war
und ich hatte nicht die Stärke, ihr die Wahrheit zu sagen.
Im November fuhr ich nach Manchester und brachte sie
zum Arzt. Sie war dabei manisch zu werden – ich merkte
es daran, wie sie immer schneller und aufgeregter zu
sprechen begann. Das klingt nicht ungewöhnlich, aber
wer sich mit Manie auskennt und selbst schon betroffen
war weiß, wann es Zeit ist, Hilfe in Anspruch zu
nehmen. *Die praktische Ärztin war unfähig. Gina*
verweigerte, ihre medizinische Dosis zu erhöhen weil sie
davon immer an Gewicht zulegte und die Ärztin drohte
ihr mit einer Einweisung. Alles was Gina gebraucht
hätte, war geduldiges Zureden, ein paar gut gewählte
Worte und etwas Sympathie und Einfühlungsvermögen
und sie hätte getan, was gut für sie war. Sie war weit
weg von einem Einweisungsstadium. Siehst du nun, wie
unsere Gesellschaft denkt? Es gab keine Sympathie oder
Verständnis, nur Machtmissbrauch. Ich verbiss mir die

Zunge, ansonsten hätte ich diese Schlampe fast erwürgt. Was dachte sie, wer sie war? So behandelt man keinen Menschen! Wenn dein Nachbar dich so deinen Hund behandeln sieht, ruft er die Tierschützer! Sie verhielt sich völlig außerhalb des Rahmens und war eine verflixte Schande für die Mediziner und den Rest von uns.

Ich kenne mehrere Vorfälle, wo sich Ärzte völlig unsympathisch und unprofessionell verhalten haben. Der offensichtlichste war, als Dr. Copestake in Powys meinte, ich sollte mein Lithium absetzen, da er in meinem Blut keinerlei Rückstände finden konnte. (Dieser Idiot hatte mir das ebenso empfohlen, als ich es schon nicht mehr brauchte – er kannte meine medizinische Geschichte und das war, wozu er mir riet!). Er hätte mir meine Dosis erhöhen und mir vom Saufen abraten sollen! Darauf hätte ich reagiert. Ich hätte das gerne von einem Fachmann gehört, aber er nahm sich nie die Zeit dafür. Selbst als ich ihn aus einer Telefonzelle in Manchester anrief und ihm von meiner Befürchtung eines Rückfalls erzählte, reagierte er nicht. Wenn es darauf ankam, kümmerte es ihn einen feuchten Dreck. Ich verlor mein Vertrauen in die Welt der Medizin und doch bettelte ich diesen „wunderbaren Mann" - wie meine Mutter ihn nannte – an, doch etwas Interesse an meinen Leben zu haben und mich daran zu erinnern, die Verantwortung für meine eigene Gesundheit endlich selbst zu übernehmen. Anstatt mir einzurichtern wie wichtig eine regelmäßige Medikamenteneinnahme war, gab er mich als einen hoffnungslosen Fall ab. Wäre ich Arzt, würde ich das nie mit einem meiner Patienten tun. Dank Dr. Copestake nahm ich kein Lithium mehr und war innerhalb von acht Monaten zurück im Krankenhaus. Davor war ich bereits drei Jahre ohne Rückfall ausgekommen.

Die Menschen zögern mit ihrer Kritik, wenn es um den Mittelpunkt unserer Gesellschaft geht. Das wäre eine Schande. Zugegeben, mir ist das egal. Ärzte mögen überarbeitet, ihre Abteilungen unterbezahlt, der Papierkram und die Patienten zu viele und die Arbeitszeiten zu lang zu sein. Allerdings haben viele von ihnen so viel Zeit mit ihrem Studium verbracht, dass sie mit ihren Patienten nur oberflächlich zu kommunizieren imstande sind. Jemand der psychisch krank ist, braucht mehr als nur eine Kontaktperson. Es braucht Ärzte, die ihre Stärken in der Führung von Patienten haben und davon gibt es tatsächlich nicht viele.

Ein Stigma kann nicht hilfreich sein. Ärzte arbeiten sich den Arsch auf, und müssen dann zusehen, wie ihre psychisch kranken Patienten ihre Medikation nicht ernst nehmen. Verdammt, es könnte jedem passieren. So wie mich meine Krankheit plötzlich überfallen hat, kann sie das Leben eines jeden Einzelnen zerstören. Wenn man nicht klar dagegen arbeitet, frisst sie dich auf. Sie kommt und geht, wie sie will und es gibt keinen Notausgang. Es ist wie wenn man auf hoher See in einen Sturm kommt. Egal wie hart man dagegen arbeitet, wenn der Sturm zu stark ist, wird das Boot kippen. Im besten Fall gibt es etwas, an dem man sich fest halten kann und der Sturm stoppt, bevor man ertrinkt. Ärzte kommen meist aus dem Mittelstand einer Gesellschaft und für viele von ihnen ist es schwierig, empathisch mit Menschen aus sozial schwachen Schichten zu sein. Es ist nicht einfach…

Gina nahm ihre Medikation und bestand darauf, dass wir mit Debbie am Sonntag zur Kirche gingen. Ich bin doch nicht 200 Meilen weit gereist, um mich dann in die Kirche zu setzen! Allerdings fühlte ich mich für mein Denken dann wieder schuldig und ging mit. Sean's Freund Mark war ebenfalls da. Nach den ersten fünf Minuten war mir klar, dass sie Evangelisten waren.

Meine größten Zweifel an dieser Gemeinschaft tauchten auf, als ich in ihren Zeitschriften den Aufruf las, man sollte doch Geld spenden, damit man eine große Kirche zur Ehrung Gottes bauen könne. Mark und ich gingen, aber Gina weigerte sich. Ich hatte eine ernsthafte Unterhaltung mit ihm und er meinte, dass er sie während dieser religiösen Phase begleiten müsse. Aus irgendeinem Grund stimmte ich ihm zu und wir gingen zurück, um sie wieder abzuholen. Meine Zweifel wuchsen, als sie den Gottesdienst als ein „verdammt geniales" Erlebnis beschrieb.

Ich versuchte sie zum Gehen überreden und einer der Prediger begann mich mit Scheiße voll zu labern:" Du bist keine Gläubiger, oder?" – „Woran man glaubt ist die Sache eines jeden Einzelnen", gab ich zurück. „Du bist kein Gläubiger … Dafür wirst du in der Hölle landen …. Du wirst in der Hölle enden." Als ich weg ging hörte ich noch wie er auf Gina einredete, sie sollte auf keinen Fall Sex mit mir vor der Hochzeit haben. Also, darum hatte sie sich mir also verweigert, als ich dort war. Das war's dann.

Ich sprang auf das erste Auto, das vor der Kirche geparkt war, platzierte mich vor der Windschutzscheibe und sie zersprang nach einem exakt gesetzten Tritt. Ich sprang wieder runter mit den Worten:" Er ist ein verdammter Schwindler und kein Christ – jetzt weiß er es." Ich rannte los und sprang in ein Taxi. Gina ging zurück und erzählte dem Prediger, was vorgefallen war. Ich konnte es nicht glauben. Das hätte sie nicht tun sollen. Sie hatte ihre Prioritäten vertauscht. Sie hätte sich mir gegenüber loyal verhalten sollen. Verdammt, unsere Beziehung war zur Farce geworden.

Dreißig Minuten später kam sie nach Hause und meine Sachen waren bereits gepackt. Ich sprang in einen späteren Zug, nachdem wir noch einige Stunden

diskutierten. Immer wenn ich nach diesem Wochenende
mit Gina sprach, war Mark bei ihr. Er mischte sich in
alle ihre Angelegenheiten, aber wenigstens hatte sie
immer eine Schulter, an der sie sich in den folgenden
Wochen ausweinen konnte. Nur zur Erinnerung, auch er
hatte schon viel Zeit im Krankenhaus verbracht, war 32
Jahre alt und hatte noch nie ernsthaft gearbeitet. Er war
einer der Protestierer, als ich als Sicherheitsmann am
Flughafen arbeitete. Seine Freundin verließ ihn und
nannte ihn einen „Verlierer". Anstatt sich um sie zu
sorgen, rannte er nach Irland um dort als Schiffbauer zu
arbeiten und war besessen von ökologischen Anliegen.
Er hatte seiner Freundin zwei Jahre lang versprochen,
ihre Wohnung zu renovieren und ihr nie Miete bezahlt.
Sie hatte seine nicht eingelösten Versprechen satt. Auf
ihn war kein Verlass, nicht wie bei meinem Vater. Wenn
mein Vater meinte, er würde in meiner Wohnung helfen,
passierte das auch prompt. Er drückte sich nie herum
und aus diesem Grund respektierte ich ihn immer mehr.
In meinem Leben habe ich viele Menschen getroffen, die
mir ein Versprechen gaben und es nie einlösten.

Um noch einmal darüber nachzudenken, Marks bester
Freund, also Ginas Bruder, war 30 und war ebenfalls
noch nie einem ernsthaften Job nachgegangen. Das war
noch nicht alles, denn er hatte zwei Kinder, keine eigene
Wohnung und schaffte es nicht, diesen Idioten von
Freund seiner Mutter aus der Wohnung zu werfen. Gina
war von Menschen umgeben, die noch schlimmer drauf
waren als sie selbst. Ich versprach ihr, Weihnachten mit
ihr bei meiner Mutter zu verbringen, als ein sehr
verführerisches Angebot bei mir eintraf.
Felix lud mich zu einem zehntägigen Urlaub nach Miami
über Weihnachten ein. Das war das großzügigste
Angebot, das ich jemals bekommen hatte. Einzige

Bedingung an mich war, dass ich ihn dort zu seinen Businesspartnern chauffierte. Ich bat einige Leute um Rat. Dom und meinen neuen Freund Mark, meinen Bruder und meine Eltern. Sie meinten alle, dass ich mitgehen sollte. Sogar meine Mutter ermunterte mich und das sollten unsere ersten getrennten Weihnachten werden. Ich war hin und her gerissen zwischen Ginas Wünschen und meinen eigenen. Mein Vater gab mir den besten Rat:" Lass dich von niemanden zurückhalten, dafür bist du zu jung!", meinte er. „Was ist mit Gina?", war meine Frage. „Du hast mir schon erzählt, dass es früher oder später ohnehin aus sein wird. Also, wo liegt das Problem?" Gina war wirklich wütend und meint, dass sie Felix für sein Angebot hasste. Ich wusste, dass sie ihn nicht wirklich hasste – seine Großzügigkeit hatte lediglich das Unvermeidliche beschleunigt, das war alles. (Erst später wurde mir klar, dass mir dadurch sehr viele Schmerzen erspart geblieben waren). Als sie mir an den Kopf warf, wie wütend sie auf mich war und ich mich die ganze Zeit dafür entschuldigte, war Mark, den ich nicht mal gut kannte ständig in der Wohnung bei ihr und er schnappte sich den Hörer. Er verbat mir, mit Gina zu sprechen und hängte den Hörer auf. Da wurde ich wütend, dieses Arschloch. Sollte ich ihn jemals wieder sehen, beiß ich ihm die Nase ab. Er bekommt sein eigenes Leben nicht in den Griff und zerstört überdies noch das Leben anderer. Anschließend schafften Gina und ich es doch noch miteinander zu reden und vereinbarten, das Neujahr zusammen zu verbringen.

Kapitel 9 – Ein Sonnenstrahl

Am 16. Dezember gab es eine Semesterparty in der
Circle Bar, gleich um die Ecke von Doms Wohnung. In
dieser Nacht geschah etwas, das mein Leben verändern
sollte - in vorhersehbarer Zeit jedenfalls. Ich hoffe
jedenfalls, dass es ein Leben lang halten wird. Nach
einigen Stellas und einigen Shots Absinth wechselten
einige von uns das Lokal und fuhren zum Leicester
Square. Wir endeten in einem Nachtclub namens
Equinox. Zu diesem Zeitpunkt war ich bereits wieder
etwas nüchterner und machte mich auf zur Tanzfläche,
die in Schaum versunken war. Meine Kollegen vom
College tänzelten um ein Mädchen herum, die mich
nicht mehr ausstehen konnte, nachdem ich vor Monaten
eine Kollegin ihr vorgezogen hatte. Also amüsierte ich
mich eben alleine. Die Musik dröhnte, das Licht tanzte
um mich herum und der Alkohol beeinflusste meine
Wahrnehmung in einer angenehmen Art und Weise. Ich
war in eine Traumwelt eingetaucht. Ich beobachtete eine
Gruppe von Mädchen und sie grinsten mich an; mit dem
Finger zeigten sie auf eine ihrer Freundin.
Ich drehte mich zu ihr um und sah diese wunderschöne,
zierliche Person; sie hatte ein majestätisches Wesen,
langes schwarzes Haar und war wahrscheinlich keine
Engländerin. Sie war eine seltene Schönheit und hatte
das schönste Lächeln, das ich jemals gesehen habe. Ihr
Gesicht war von ihrem Haar bedeckt, das sich im
Rhythmus zur Musik bewegte. Dieser Anblick war
poetisch. Die Zeit stand für einen Moment still. Sie stand
noch etwas länger still. Ehrlich gesagt, war die Zeit in
meinem bisherigen Leben noch nie so lange still
gestanden.
Lustigerweise hatte ich nicht mein gewohntes „Wird
mich das jetzt irgendwo hinbringen?" - Denken, denn

ich war gefangen und fasziniert von diesem Lächeln und den anmutigen Bewegungen. Ihre Knie und Füße schaukelten und die Hände schwangen im perfekten Rhythmus. Sie trug einen warmes blaugraues Trägerkleid und schwarze Hosen. Sie sah einfach zum Anbeißen aus. Ich wollte sie hochheben und drücken. Genau da. Wir suchten Kontakt mit unseren Augen und schließlich – von so einem wundervollen Mädchen wollte ich keine Rückweisung riskieren – machte ich den ersten Schritt.

Als wir nebeneinander tanzten, lachten wir einander an. Ich packte meinen ganzen Charme aus und hoffte, dass es sich auszahlte. Bewusst versuchte ich mich zurückzuhalten, sie noch nicht zu berühren. Ich wollte diese wundervolle, stoische Szene nicht stören.

Außerdem versuchte ich sie etwas zu necken. Ich wollte, dass sie mich als jemand Besonderen sehen konnte – so besonders, wie sie für mich war. Ich wollte sie glauben lassen, dass ich es schaffen konnte, sie zufrieden und glücklich zu machen. Dieser Tanz dauerte einige Songs lang und ich fühlte mich wie ein Gewinner. Plötzlich hatte das Leben einen tieferen Sinn und klare Liebe spielte dabei die Hauptrolle.

Alles an dieser Situation war erfrischend, aber würde gerade diese sich zu einer der ganz Großen im Leben entwickeln? War sie die Eine? Die Zeit schien für eine ganze Ewigkeit still zu stehen. Ich bewegte meine linke Hand (das schien ebenfalls eine Ewigkeit zu dauern) und legte sie ihr auf die Hüfte. Als sie mich anlächelte, bemerkte ich erst wie viel schöner ihr Lächeln eigentlich war, als ich das zuvor wahrgenommen hatte und ich packte etwas fester zu. Ihre Augen waren von unbeschreiblicher Schönheit. Sie waren zwei braune Edelsteine und ich war glücklich. Alles was ich immer wollte war – wie Van Morrison immer sang – ein

„brown eyed girl". Diese Edelsteine waren von einer seltenen Sorte, wie sie noch keiner je zuvor gesehen hatte. Und sie waren nur für meine Augen gedacht. Ich wollte sie nicht mehr loslassen und nachdem schon etwas mehr Vertrautheit zwischen uns entstanden war, legte ich noch meine andere Hand um sie. Sie lächelte wieder. Ich war im Paradies. Es war, als ob das Gewicht der ganzen Welt von meinen Schultern gehoben worden war. So muss sich Jesus gefühlt haben, als man ihn im Himmel aufnahm; Sisyphus der seinen Stein endlich über die Hügelspitze rollt oder Tantalos, der endlich einen Drink nehmen darf. Wir tanzten und neckten uns und lächelten und kuschelten, glücklich jemanden gefunden zu haben, der uns gut tat. Sie war sehr klein und es fühlte sich gut an. Meine Großmutter hatte mir immer mitgegeben, dass ein großer Mann eine kleine Frau haben sollte. Wie sie und mein Großvater. Frauen bewundern es, wenn ein Mann seine sensiblen Seiten zeigen kann. Machogehabe und der ganze Blödsinn der damit einhergeht, törnt sie ab. Frag sie, wenn du mir nicht glaubst. Zu meinem Glück habe ich beides. Leider weiß ich nicht immer, welche Seite ich zum richtigen Zeitpunkt einsetzen soll und das hat mich schon des Öfteren in unangenehme Situationen gebracht. Ich kann sehr sensibel sein und im nächsten Moment ein unterdrückter Krampf aus roher Gewalt. Das kann Frauen sehr aufregen (du weißt, sie sind sehr sensibel). Auf der anderen Seite wollen sie keinen Schwächling, also zieh los und pump etwas Eisen in deine Muskeln. Wenn jemand versucht deine Freundin zu vergewaltigen wollen sie dass du gehst und ihn aufmischst, nicht die Cops (oder doch?) – sie wollen, dass du dich rächst (oder wollen sie von dir gehalten werden?). Sie wollen, dass du sie beschützt. Du musst dich einfach den Umständen entsprechend richtig verhalten. So wie in Ovids *Ars*

Amatoria, die Kunst der Liebe, sein Beziehungsführer.
Entweder bleibst du am Ball oder du verlierst deine
Angebetete an einen anderen Bruder.
Je mehr du denkst, du hast deine Frau durchschaut, desto
frustrierter kann es werden. Sie sind nicht
durchschaubar.
Zurück im *Equinox* - alles lief wunderbar. Ich las die
Zeichen wie damals als Zweijähriger die Blitzkarten
meiner Mutter. Diese Methode damals unterstützte
sicherlich meine Intelligenz, obwohl wahrscheinlich
auch viel bereits in meinen Genen programmiert war.
Das wunderschöne Mädchen mit den wundervollen
Augen fühlte sich offensichtlich sehr wohl. Die
Verbindung zwischen uns wurde immer stärker. Wir
wurden immer vertrauter und mein Pulsschlag erhöhte
sich beim Gedanken an den ersten Kuss auf diesen
fantastisch schönen Mund. Ich ließ mir Zeit und
nachdem ich sie einige Male gedrückt hatte, küsste ich
ihr auf die rechte Wange. Sie lächelte. Dann schloss sie
ihre Augen und formte ihre Lippen zu einem Kuss.
Wir küssten uns das erste Mal. Es war fantastisch. Alle
Sorgen meines Lebens verwandelten sich in diesem
Moment in Ekstase. Wir kuschelten uns aneinander und
ich strich ihr über ihren Rücken und ihr Haar. Ich ließ
meine Hände weiterwandern, denn ich wollte sie
erregen. Gleichzeitig durfte ich sie nicht erschrecken, sie
war ein außergewöhnlicher Fang. Ich hätte nie vermutet,
wie unschuldig sie tatsächlich war. Ich hätte nie
vermutet, dass sie nicht eines dieser Mädchen war, die
sich durch alle Betten der Stadt schliefen und keines
dieser Mädchen, die ständig mit Jungs auf der
Tanzfläche knutschten. Ich wünschte mir, dass sie
wirklich besonders war und fürchtete trotzdem, dass sie
wieder eine sein könnte, die mich nur heiß machte und

dann fallen ließ. Meinte sie es ernst, oder war sie nur ein weiterer Reinfall?

Der Kuss dauerte einige Minuten an und war sehr kontrolliert. Nicht einer dieser schludrigen Art von Küssen. Es war das Natürlichste auf der Welt. Ich wollte ihn nicht beenden, denn dieses Gefühl sollte nicht aufhören – nie mehr.

Du weißt nicht, wann oder wo dir die Liebe deines Lebens begegnet. Tom beispielsweise wurde im Supermarkt fündig. Stell dir das vor. Sogar im berüchtigten *Equinox*, wo es tonnenweise Fische gab, findet man einen besonderen Goldfisch. Einer war besser als der Rest. Mein Problem war, dass ich mir eine große Verteidigungsmauer aufgebaut hatte, damit man mich nicht wieder verletzen konnte. Ich war so oft verletzt worden, dass es mir schwer fiel, einer Frau jemals wieder zu vertrauen. Ich wollte nicht wieder von einer Schlampe verletzt werden.

Ich stoppte den Kuss und lächelte sie an. Sie erwiderte mit ihrem perfekten Lächeln und ihre Augen waren noch schöner. Ich wusste, dass sie keine Engländerin war. Möglicherweise war sie aus dem Mittelmeergebiet. Dieser Gedanke war romantisch. Wir tanzten sehr eng und es tat gut, wie uns ihre Freundinnen anlächelten. Ich war erleichtert und verwundert, dass sie mich so offen aufzunehmen schienen. Dort standen ein Dutzend Frauen und nach einem kurzen Blick wusste ich, dass ich die Richtige erwischt hatte. Allerdings wollte ich nichts vermasseln, ich sollte voranschreiten.

Wir küssten und tanzten noch etwa zehn Minuten oder so und ich entschied dass ich jetzt oder nie eine Aktion setzen musste. Ich lud sie auf einen Drink ein und führte sie an der Hand von der Tanzfläche. Sie sagte nichts, jedoch schien sie gerne mitzukommen. Ich fragte sie, ob sie etwas trinken wollte und sie schien verwirrt. Ich küsste sie wieder und schrie ihr dann ins Ohr um den lauten Bass zu übertönen. Jetzt sprach sie zum ersten Mal: "Que?". Für einen Moment war ich verwirrt. Sie sprach kein Wort Englisch. Kein Wunder, dass sie so schön war, dachte ich. Diese werde ich nicht entkommen lassen. „Wie heißt du?" … Ich konnte sie nicht hören, also fragte ich nochmals: „Wie heißt du?" … "Sonia", erwiderte sie in einem wunderschönen, mediterranen Akzent. „Woher kommst du?" – „ Ich komme in … aus …von Spanien." Verdammt, ich hatte also einen spanischen Hasen erlegt. Kein Wunder, dass sie so schön war. Soviel natürliche Schönheit habe ich bei einer Frau noch nie gesehen.

Wir küssten uns romantisch und ich brachte sie zur Bar und kaufte zwei Colas. Es war Zeit für eine Erfrischung und sie besser kennen zu lernen. Ich fragte, ob sie mit mir nach Hause kommen wollte. Sie verneinte und als ich ihr beteuerte, dass ich ein netter Typ war und sie wirklich gern hatte. Ich wollte nicht mehr als einen Kaffee mit ihr trinken und sie besser kennen lernen. Sie lehnte ab mit zu mir zu kommen, war aber nicht uninteressiert an einem Gespräch und Kaffee. Ich wiederholte, dass ich einer von den Guten war und sie keine Angst haben musste und nach einiger Überredungskunst und ein paar Küssen machten wir uns auf den Weg.

Ich schaffte die nächste Hürde. Sie lud mich in ihre Wohnung zum Kaffee ein. Ich holte schnell meine Jacke und am Weg nach draußen passierten wir meine Kollegen. Einige von ihnen grinsten mich an. Wir versuchten, dem zu entkommen und schafften einen schnellen Abgang. Es war mir gleichgültig, wie viel das Taxi ausmachte, denn ich hatte eine echt heiße Braut da neben mir sitzen. Wir kamen bei ihr zuhause in der High Street Kensington an und sie machte Kaffee.

Die Nacht wurde immer schöner. Wir waren allein im
Wohnzimmer und in meinem nüchternen Zustand fand
ich sie noch attraktiver. Das war mir eigentlich neu – die
meisten Mädchen sehen nüchtern eigentlich selten
schöner aus, als nach einigen Drinks. Wir sprachen
etwas über unsere Herkunft und darüber, war wir so
machten. Sie war aus Burgos, einer kleinen Stadt im
Norden von Spanien und arbeitete seit September in
einem kleinen Hotel in Kensington. Ich erzählte ihr von
meinen Schwimmversuchen als Journalist und meiner
Faszination mit dem Schreiben. Wir konnten nicht in ihr
Zimmer, denn sie teilte es mit drei anderen Mädchen.
Also blieben wir im Wohnzimmer und erforschten
gegenseitig unsere Körper. Wir hatten nicht viel Platz
und sie brachte eine Decke und Kopfkissen, so hatten
wir es gemütlicher. Ich schaffte es sogar, einen Vorhang
aus einer Decke zu basteln.
Wir streichelten und küssten uns und hatten eine
fantastisch, romantische Nacht. Noch nie war ich mit
einer Frau so sanft gewesen. Es war, als wären wir
sowohl auf der physischen als auch auf der
metaphysischen Ebene auf einer Wellenlänge. Sie war
göttlich und es war ein Privileg, mit ihr zusammen zu
sein. Ich werde diese Nacht nie vergessen und das war
der beste Start, um etwas Tieferes und Dauerhaftes zu
beginnen. Natürlich gab es wie immer im Leben eine
Menge Hindernisse die auf uns warteten, aber in dieser
Nacht genossen wir unsere Verbindung und waren
glücklich, dass nicht das Auge der Einsamkeit auf uns
herabblickte.
Etwa um sieben Uhr morgens, nach einer Stunde Schlaf
verließ ich ihre Wohnung und ging ins College. Ich hatte
eine wundervolle Nacht und nachdem sie mir ihre
Nummer gab versprach ich, sie bald anzurufen. Im
englischen heißt anrufen „to ring" – sie meinte, ich

würde auf ihren Ring ansprechen und zog ihn von ihrem
Finger. Das war das Süßeste, das ich jemals gesehen
habe und ich küsste sie.

Es war kaum einer im Unterricht, außer drei Mädchen
und ich. Alle anderen waren vom Vorabend noch
verkatert. Ich erzählte den dreien, dass ich die Nacht mit
einer spanischen Frau verbracht hatte, die noch viel
schöner war, als sie alle zusammen. Das war die
Wahrheit. Ich traf einen meiner Kollegen, mit dem ich
Fußball spielte und erzählte ihm von meiner spanischen
Eroberung. „Ich liebe Spanierinnen!", meinte er. Das
war die einheitliche Reaktion aller meiner Freunde. Ich
traf Sonia Fernandez Bascones am Donnerstagabend an
der U-Bahn in Stockwell wieder.

Sie hatte eine angeborene, strahlende Schönheit. Wir
gingen etwas trinken. Ich liebte, dass sie kleine Mengen
Guinness bestellte und nicht gleich halbe Krüge. Nach
zwei Pints und dem Austausch einiger ernst gemeinter
Nettigkeiten realisierte ich, dass sie intelligenter,
faszinierender und abenteuerlustiger war, als ich jemals
zu hoffen gewagt hatte. Sie hatte zwei Abschlüsse in
Wirtschaft und das vergangene Jahr in Denver, USA als
Au pair verbracht. Sie hatte sogar eine Kreuzfahrt für
Zwei im spanischen Fernsehen bei einer Live Show
gewonnen. Kein Grund zur Eifersucht, ihr jüngerer
Bruder hatte sie begleitet.

Sonia hatte noch einen älteren Bruder, der verheiratet
war. Es schien, als ob sich mir da eben eine völlig neue
Welt öffnen würde und das Dunkel am Ende des Tunnels
sich plötzlich in strahlendes Licht verwandelt. Wenn ich
bei ihr war oder nur an sie dachte, hatte ich ständig das
Lied von Blur *Tender* in meinem Kopf. Ich war so
glücklich, dass ich sie in mein Lieblingsrestaurant, ein
Indisches, zum Essen ausführte. Alle die mich kennen
wissen, welch eine große Ausnahme das war, denn ich

war „enger als der Rüssel einer Mücke" wenn es um
Geld ging (mir blieb keine andere Wahl. Wenn du nicht
weißt, ob du gesund genug bleibst, um dein Leben zu
unterhalten oder dir ein neuerlicher monatelanger
Krankenhausaufenthalt deine Pläne durchkreuzen
könnte.). Ich war vorsichtig, ihr gegenüber meine
Krankheit zu erwähnen. Nicht einmal, als sie mir
Lithium von Nirvana vorspielte. Tatsächlich war ich sehr
besorgt, wie ich ihr von meinen Depressionen erzählen
sollte.

Mit meiner Manie hatte ich annähernd meinen Frieden
geschlossen. Obwohl es dich an den Hörnern packt und
dich in alle Richtungen schleudert, ist dieser Zustand
erleuchtend und trotzdem ein fürchterliches Erlebnis. Ich
werde meinen Freunden nicht länger vormachen, dass es
sich dabei um ein magisches Erlebnis handelt, eines das
man feiert oder auf eine einsame Insel mitnehmen
möchte. Ein Haufen manischer Kerle wird nicht fähig
sein, tatsächlich einen Nuklearkrieg zu verhindern. Vor
allem nicht, wenn sie auf ihre Medikation verzichten, im
Gegenteil, das verursacht nur mehr Durcheinander. Sie
können die Welt nicht retten, auch wenn sie das selbst
gerne glauben würden.

Je älter ich werde, desto wissenschaftlicher beginne ich
zu denken. Nur so konnte ich einen weiteren Rückfall
verhindern. Ich war mir nicht sicher, ob ich eine neue
Depression überleben würde. Verdammt, das war der
wirklich harte Teil: die Depression. Ich wünsche sie
nicht mal meinem schlimmsten Feind und davon gab es
einige (genauer gesagt, gibt es wahrscheinlich heute
noch einige davon). Ich hatte meine
Wiedereingliederung in die Gesellschaft geschafft.
Trotzdem fühlte ich mich nach jedem Rückfall
zurückgebliebener und musste ständig noch härter an
meinen Karriereaussichten und Sozialen Kontakten

arbeiten. Ich war wohl der Zäheste in meinem Spielfeld und ans Aufgeben wollte ich nie denken.

Hier ist einer meiner Raps, die ich geschrieben habe und damit möchte ich ausdrücken, wie ich mich manchmal fühle. Ereignisse in meinem Leben zeigten mir, dass ich eine Veränderung vornehmen musste und mich als Person weiter entwickeln sollte. Das kann jedem passieren.

> *I'm MC Jase you'd better watch yourself*
> *I'm MC Jase and I'm full of stealth*
> *This is MC Jase*
> *You'd better watch your health*
> *Cause I'm feeling hyper and fucking crazy*
> *Listening to this rap gonna make you hazy*
> *Lying in bed at 1.30*
> *I'm only 25 but I feel like 30*
> *Can't go to sleep 'cause my head's too strong*
> *Been through too much shit for far too long*
> *I don't give a fuck if you think I'm wrong*
> *It's no fucking use for me to have a bong*
> *Just messes with my head and spaces me out*
> *There's no point in that I have no doubt*
> *Fucking with a bitch is no god for me*
> *Glad I have a girlfriend who looks after me*
> *Cause I'm trippin all the time*
> *Can't even earn a dime*
> *'Cause my head's fucked up since I was 17*
> *I went really manic you know what I mean*
> *I was in the bin for 6 fucking months*
> *Being controlled by a bunch of cunts*
> *No one gives a shit unless it happens to you*
> *Not even any members of ya nigga crew*
> *So next time your gonna pull the trigga*
> *Think of what I say and grow bigger*

...Causing more shit's just part of a cycle at the end of the day ...
You gotta get out .... Get the fuck out....
And shout. Shout what it's all about...
Before you're another dead nigger or in the penitentiary
For fuck sake's homies, it's the twenty-first century.

Ich kämpfte gegen suizidale Perioden in meinem Leben an, auch wenn ich immer dachte, dass ich keine Kraft dafür mehr in mir hätte. Bald schon sollte ich herausfinden, dass mein bisheriges Leben genau gegenteilig von dem meines wunderschönen und unschuldigen spanischen Mädchens abgelaufen war. Nachdem ich mit Sonia im Restaurant war, gingen wir in mein Haus zurück und Felix stellte sich in seiner formellen, freundlichen und willkommenen Art vor. Nach einigen Minuten gingen wir in mein Zimmer und hatten einen fantastischen Abend. Wir verbrachten eine gemütliche Nacht zusammen. Ich verlor mich mit jeder Minute immer mehr in ihr aber hatte eine fürchterliche Angst vor einer neuen Beziehung, die abermals zerbrechen könnte. Die einzige Frau mit der ich jemals zusammenlebte, hatte mich verlassen und das hinterließ einen bitteren Nachgeschmack. Außerdem wollte ich keine eifersüchtige Frau, wie Gina es war. Mir war auch bewusst, dass ich dazu neigte von einer Beziehung in die nächste zu flüchten.
Am nächsten Tag hatte Sonia frei bis drei Uhr nachmittags und wir gingen nach Clapham Junction. Sie war unglaublich süß in ihren schwarzen Hosen, einer rosa Weste und der braunen Lederjacke. Ich war traurig,

dass wir uns für die nächsten 10 Tage nicht sehen
konnten und trotzdem sehr aufgeregt, was mich in
Florida erwarten würde. Ich erstand einige nette
Weihnachtskarten in einem Geschäft für Wohltätigkeiten
und adressierte eine an Sonia. Ich war mir nicht sicher,
wie sie darauf reagieren würde. Sie lachte und wir
gingen zum Battersea Theatre, um einen Kaffee zu
trinken. Wir verbrachten dort einige Stunden und
redeten, küssten und kuschelten. Ich stellte mir vor wie
es wäre, ein Teil ihres Lebens zu sein und sie immer
besser zu kennen. Ich wollte sie auf jeden Fall nach
Miami wieder sehen und versprach ihr, zu schreiben.
In dieser Nacht hinterließ mir Felix eine Nachricht, dass
er sich überanstrengt hätte und die Nacht bei seiner
Schwester verbringe. Er würde sich am nächsten Morgen
wieder fit fühlen und freue sich schon auf unseren
gemeinsamen Urlaub. So war er. Er arbeitete wirklich
hart als IT Fachmann und saß oft bis spätnachts vor dem
Computer. Nach einigen Wochen war er dann
ausgebrannt und nahm sich einen Tag zur Erholung. Er
hat etwas von einem Schnösel und verhält sich immer
piekfein, zeigt aber stets seine guten Manieren. Er hat
ein gutes Herz und ist ein authentischer Mensch, wie
man sie von der Sorte selten findet. Er war immer gut zu
mir und manchmal sehe ich ihn, wie meinen zweiten
großen Bruder. Er teilt freudig seine intellektuellen
Ansichten und sein großartiges literarisches Wissen. Wir
sind gute Freunde geworden. Ich half ihm immer wieder
zu entspannen, wenn er sich übernahm. Er ist sehr
intelligent, ein technisches Genie. Er versuchte sich mit
einem Freund im Jahr 2000 selbständig zu machen,
leider funktionierte es nicht. Er ließ nicht locker und
schaffte eine neue Arbeitsverbindung mit einem anderen
Freund aufzubauen. Jetzt arbeitet er von zuhause aus. Sie
entwickeln ein Unternehmen in Atlanta, Georgia. Sein

Urgroßvater war ein prominenter viktorianischer
Politiker namens Sir Charles Dilke.

Wir freuten uns beide sehr auf Miami. Ich saß im
Flugzeug am Fenster und blätterte mich durch einen
Führer, den mir mein Bruder vor der Abreise geborgt
hatte. Er hasste es, seine Bücher auszuleihen; für ihn war
es, als würde er mir einen Teil seiner Seele mitgeben. Er
hat seinen Glauben in die Menschen verloren und
widmete sich umso intensiver seinen Objekten. Harvey
war vier Jahre älter und als ich neun Jahre alt war,
erschien er mir mit seinen Skinhead Freunden wie der
coolste Typ auf Erden. Er ist ein Genie und einer der
exzentrischen Persönlichkeiten, auf die man trifft; das
sieht man sofort. Einmal, in den späten Neunzigern,
wurde er in der Daily Star vorgestellt. Als ein
Exzentriker mit dem eigentümlichsten Auto war er
übersät von Zitaten von Denkern, Philosophen und
Prominenz. Er hat eine sehr lebhafte Phantasie und
manchmal bringt er seine tiefsten Gedanken durch
seinen Teddybär zum Ausdruck (einige Jahre später
übernahm ich dieses Verhalten, allerdings setzte ich
noch einiges drauf …).

Wie meine Eltern machte ich mir oft Sorgen, er könnte
schizophren sein aber im Laufe meiner Beobachtungen
realisierte ich, dass mit ihm alles in Ordnung war. Er ist
lediglich in seiner kleinen Welt einzigartig. Er hatte
schon verschiedene Psychiater aufgesucht und weiß mit
Sicherheit mehr über Psychiatrie, als sie alle zusammen.
Mein erster Berater sah ihn und meinte nur: „Du bist
immer ein bisschen manisch." Als mein Bruder sich
erkundigte, was das für ihn im täglichen Leben
bedeuten könnte meinte er:" Das heißt, du wirst im
allgemeinen immer ein bisschen glücklicher sein als alle
anderen." Mein Bruder grinste und dankte ihm für diese
interessante Unterhaltung.

Für meinen Bruder ist alles ein Spiel, denn er glaubt nicht an die Existenz einer realen Welt. Er glaubt an eine metaphysische Welt, an eine Welt mit parallelen Universen. Beispielsweise ist es nichts Besonderes, wenn ich meine Geschichte niederschreibe, da jemand zur gleichen Zeit in einem anderen solaren System es mir gleich tut. Er ist eine wandelnde Enzyklopädie von Zitaten und literarischen Fakten und kann jeden Intellektuellen dazu bringen, sich dumm zu fühlen, wenn er in Form ist. Manchmal ist er in seinen philosophischen Gedanken derart gefangen, dass er unfähig ist, normale Aufgaben zu erledigen – er findet sich in der Familie nicht zurecht oder verlegt ständig Dinge – aber ich denke jeder hat seine Schwierigkeiten, auch mein Bruder.

Auf einem sozialen und intellektuellen Level hat Harvey eine Antwort für alles. Es ist sinnlos sich mit ihm über irgendetwas zu streiten – außer man diskutiert gerne – denn er würde niemals nachgeben. Er wird dich überlisten, dich von seinen Argumenten zu überzeugen versuchen oder ansonsten tangential in ein anderes Thema umschwenken, ohne dass du bemerkst, dass er dich gerade austrickst. Er lebt, um - wie er sich selbst beschreibt – „absichtlich zu provozieren". Sein Ziel ist es, aus der Norm zu fallen und so intellektuell wie nur menschlich möglich zu werden. Für ihn ist „die wahre Freiheit nur in der Imagination zu finden". Er ist ein gutes Beispiel dafür, wie man sein Leben in immerwährender positiver Stimmung leben könnte. Manchmal ist er für mich eine echte Inspiration, mehr als irgendjemand sonst auf dieser Welt.

Im Sommer des Millenniums hatte er eine schottische Freundin. Sie hat ihn richtig reifen lassen. Sie gab seinem Leben Struktur und einen Sinn und schien ihn wieder den Glauben an die Menschen zurückzugeben.

Sie gab ihm ein Leben in der Wirklichkeit zurück und dafür werde ich ihr immer dankbar sein. Ihr Name ist Angela. Mit der Zeit entwickelte sich die Beziehung zu einer richtigen Achterbahn, aber das ist eine eigene Geschichte.

…

Felix und ich landeten kurz vor Mitternacht und nahmen ein Taxi zu unserem Hotel im Süden von Miami. Dieser Staat ist weniger als 100 Jahre alt und wirkt um vieles höher entwickelt als London. Felix legte sich schlafen und ich erkundete die imposante Hotelbar. Jeder sah aus wie ein Model. Sie wirkten alle sehr entspannt bis auf diejenigen, die gekokst hatten. Sogar der 75 Jährige der in einer Ecke die fetteste Zigarre rauchte, war von kichernden Schönheiten umlagert. Man sang Karaoke und es schien eine Beziehung unter den Anwesenden zu geben, wie ich sie in England noch nie beobachtet hatte. Der Barmann war sehr freundlich und beantwortete geduldig meine Fragen über die Stadt und anderes. Obwohl wir gemeinsam einen Urlaub verbrachten, erlebten wir ihn völlig verschieden. Während des Tages war ich mit Felix unterwegs und wir gingen einkaufen, in Restaurants, besuchten die Everglades, sahen ein Miami Heat Basketballspiel, gingen an den Strand, und trafen seinen Geschäftspartner Richard. Am Weihnachtstag gingen wir zum Jet – Ski. Verflixt, ich sollte nach Miami umziehen und mir einen zulegen. Dann könnte ich jeden Tag Jet – Ski fahren. Jeden Abend ging Felix um Mitternacht ins Bett und ich zog los. Ich traf einige Leute die auf ihrem Weg zur Schauspielerkarriere waren und einer hatte sogar schon mit De Niro und Al Pacino gespielt. Ich trank viel, meistens Budweiser und Jägermeister. Ich fuhr völlig betrunken mit Felix' Sportwagen durch die Gegend. Ich ging in Nacht- und Stripclubs, bezahlte mir eine Nutte und eroberte eine brasilianische Schönheit. Ich nahm Koks und blieb meistens bis sechs Uhr morgens wach. Felix war morgens immer am Pool, ich gesellte mich zu ihm und versuchte mit Sprite wieder nüchtern zu werden. Dann fuhren wir zu Denny's oder Dunkin' Donuts um zu frühstücken.

Eines Abends, als ich Felix abholen sollte, verlor ich die Orientierung und fuhr mehr als 130 Meilen auf dem Rückweg. Ich stoppte an einer Bar und einige der Gäste bestanden darauf, dass ich mit ihnen saufen sollte. Einer von ihnen zeigte mir dann den Weg zurück zu meinem Hotel. Sein Name war Eddie Bauer. Er kam aus Österreich und sein Bruder hatte einige Schiabfahrtsrennen gewonnen. Auch er trug den schwarzen Gürtel in Tae kwon do und anderen Kampfsportarten und wir hatten dadurch einige Gemeinsamkeiten – auch in einer spirituellen Art und Weise.

Ich kam mit Felix am Weihnachtstag zu dieser Bar zurück und außerdem gingen wir wieder zum Jet – Ski fahren. Ich übersprang dabei erstmals die 80kmh Grenze und hatte einen Adrenalin Schub am Wasser. Ich wusste, dass ich wieder nach Miami zurückkommen würde, um Spaß zu haben. Am Abend gingen wir zu einer Weihnachtsparty und meine Trinkgewohnheiten waren wie in alten Zeiten. Nach zig Flaschen Budweiser gingen wir in eine Bar, um Weihnachten zu feiern und ich hatte noch mal 12 Guinness und zwei Cocktails. Jedes Getränk schlürfte ich durch einen fetten Strohhalm. Einer Amerikanerin, die ich aufforderte mir zuzusehen war nicht wirklich beeindruckt, aber sie meinte, sie hätte noch nie jemanden so trinken sehen. Das ließ Alarmglocken in meinem Kopf erklingen aber ich liebte ihren Klang also zog ich los, um mich zum Hip – Hop zu bewegen.

Die Nacht mit dem Koks hätte mir beinahe meinen Kopf gekostet. Der Typ war gerade aus dem Gefängnis wegen Drogenhandels entlassen worden und ich fragte ihn nach seinen fünf liebsten Rap Videos. Ich war ein Schriftsteller und ein zertifizierter Verrückter also waren diese Art von Fragen Menschen wie mir vorbehalten. Der alte Mann mit der Zigarre war ebenfalls da. Sein Name war Joe und er hatte das Hotel in dem Felix und ich schliefen, seinem Sohn zum Geburtstag gekauft. Er bat mich, einen seiner Freunde aus New York um acht Uhr morgens zum Hotel zurückzubringen und ich kam zur richtigen Zeit weg.

Um 7.30 Uhr am Weihnachtstag fuhr ich durch einen kleinen Stadtteil von Miami namens Hollywood. Nachdem ich die ganze Nacht hindurch gefeiert hatte, war ich stark verkatert. Ich blieb stehen, und besorgte mir Kaffee. Nachdem ich schon einige Male hinter dem Steuer kurz eingenickt war, schien mir das eine dringende Maßnahme. Nachdem das Cafe erst um 8.00 öffnete, unternahm ich noch einen kurzen Spaziergang am Strand. Die Sonne ging auf und ich stand vor einem wunderschönen Naturschauplatz. Es war, als würde ich auf ein wunderschönes überdimensional gemaltes Bild blicken. Es schien surreal und doch voller Leben zu sein. Ich betrachtete mein bisheriges Leben bis zu diesem wunderschönen Augenblick und beschloss, dass nun Zeit für einen großen Wandel war. Es war Zeit, nach Miami zu ziehen, um dort zu schreiben und zu arbeiten und dann ins echte Hollywood zu wechseln. Ich betrachtete die Weite des Ozeans und fühlte mich stärker, als ich mich jemals vorher gefühlt hatte. Ich fühlte einen *novus homo* (neuer Mensch), wie Cicero sich fühlte als er zum

ersten Mal dem Senat beiwohnte. Er hat sich über seine
Klasse hinaus gehoben und ich würde es ihm gleichtun.
Nachdem ich mir bereits einige Tassen Kaffee gegönnt
hatte, begann ich mit dem einzigen Gast, der noch im
Cafe war, ein Gespräch. Auch er war manisch –
depressiv und ich wusste, dass uns das Schicksal
zusammengeführt hatte. Er war aus der Gegend und
fragte mich nach meinem Namen und beteuerte, dass er
sich erinnern würde, wenn ich für ihn meinen
Nachnamen buchstabierte: "P..E..G..L..E..R". Mein
Schicksal sollte sich bald erfüllen. Am zweiten
Weihnachtstag fuhr Eddie Felix und mich herum und
gab uns eine umfassende Stadttour. Er kannte die
Geschichte in und auswendig. Er machte Fotos mit uns
vor Madonnas und Steven Spielbergs Häusern.
Verdammt, und ich hatte meine Drehbücher nicht dabei.
Ich teilte Eddie mit, dass ich vorhatte, nach Miami zu
ziehen und er beteuerte, dass ich bei ihm einziehen
konnte, bis ich eine feste Wohnung gefunden hatte. Ich
konnte für ihn um 200 Dollar pro Tag bar auf die Hand
arbeiten, alle Ausgaben wären abgedeckt und mit ihm
Konzerte in den USA und Australien organisieren. Wow,
das war ein super Angebot! Das war eines dieser Einmal
– im – Leben – Angebote. Ich hätte genug Freizeit und
Inspiration, um zu Schreiben.
Tatsache ist, dass Miami aufgrund des Glamours
sicherlich kein einwandfreies Plätzchen ist. Es ist diese
Art Umgebung, in der du nie deinen Humor verlieren
solltest. Der Vorfall mit der Nutte traf den Nagel auf den
Kopf. Ich sah diese fette Mama an der Straße platziert
und sie begann mich anzuquatschen. Ein Typ, der mit
mir aus dem Club spaziert war, wies mich in ihre
Richtung. Ich gab ihr 20 Dollar und binnen kürzester
Zeit hatte sie 50 aus mir rausgequetscht. Ich war völlig
von der Rolle und so hatte sie ein leichtes Spiel. Wir

gingen hinter einen Baum gleich neben der Hauptstrasse und sie ließ sich nicht von mir berühren. Sie lehnte mich gegen den Baum und begann, meine Hosenlade zu öffnen. Sie zog mir ein Kondom über und lutschte etwa eine Minute lang an mir, aber alles blieb schlaff. Was sollte das, ich brauchte ein kleines Vorspiel!? Plötzlich ging sie weg. Ich schrie ihr nach, dass ich nun hart wäre. Sie ging weg und schrie mir zu, dass sie zu arbeiten hätte. Ich beschimpfte sie und verlangte mein Geld zurück.

Binnen weniger Sekunden war sie mit drei oder vier Kollegen zurück auf der Straße. Ich schimpfte sie eine dreckige Hure und wollte mein Geld wieder haben. Nachdem ich eine Frau nie schlagen würde ging ich voller Zorn weg. Ich sah den Typen, der mich an sie verwiesen hatte und empfand keine Sympathie mehr für ihn. Aus seinem Blickpunkt hat er mir nur auf meine Frage geantwortet. Er zeigte mir die Huren und der Rest war eindeutig meine Schuld.

Die Menschen in Miami sind außerdem sehr cliquenhaft. Sie sind eingebildet, oberflächlich, seicht und Geld (mehr noch als in vielen anderen Städten) symbolisiert Status und Ruf. Jemand verlangte von mir beispielsweise 50 Dollar, um in einen kleinen Club zu kommen. Ich meinte, es wäre in Ordnung. Allerdings wollte ich lieber in den Nachbarclub. Ich versuchte in schlechter Stimmung in den Club rein zu kommen und der Türsteher untersagte mir mit der Begründung ich wäre unhöflich, den Zutritt. Ich konnte es nicht glauben. Nach zehn Minuten kam ich wieder zurück und fragte etwas netter, da ließ er mich mit einem Lächeln durch. Nach einigen Drinks und etwas verrücktem Tanzen, verließ ich den Club wieder und fragte ihn nach weiteren Lokalen, nachdem ich nicht in den Club, in dem Madonna an diesem Abend ein kleines Konzert gab,

reingelangt war. Er begleitete mich zum Nachbarlokal
(ich dachte schon, er wollte mich an der Hand halten),
ging an einer Warteschlange von etwa 100 Menschen
vorbei und meinte zu dem Türsteher, er sollte doch
seinem Freund „Jason" aus England die Tür öffnen. Kein
Problem, ich ersparte mir die Eintrittsgebühr und er
wünschte mir noch einen netten Abend. Ich konnte es
nicht fassen! Wie weit man kommt, mit guten Manieren.
Ich hatte unwissentlich den Arsch eines Schwulen
geküsst und obwohl mich diese Tatsache kurz störte,
vergaß ich es im Lokal sofort wieder.
Alle Frauen trugen Brustimplantate und hatten
Modelfiguren. Sie trugen teures Make – up und
Designerklamotten. Eine der Damen beäugte mich
ständig und meinte dann, ich sollte nur kurz warten. Sie
war mit einem vertrackten Schwarzen an der Bar und als
ich ihr nach einigen Minuten auf die Schulter tippte,
herrschte sie mich an:" Mit dir rede ich nicht mehr!".
Was zum Teufel war das denn? Ich hatte noch nicht mal
ein Wort mit ihr gewechselt. Ich verzog mich wieder und
es tat mir Leid für sie. Sie hatte die Chance ihres Lebens,
Jason Pegler kennen zu lernen ein für allemal verpasst.
Innerhalb von zwei Wochen war ich also genauso
eingebildet wie die Einheimischen geworden. Palm
Springs macht eitel, vor allem in der Gegend, in der ich
mit Eddie zusammenarbeiten wollte. Außerdem plante
ich an einer geschäftlichen Zusammenarbeit mit einem
Freund meines Bruders, der nun auch ein guter Freund
von mir war, Sean. Er kam aus Kalifornien und lebte nun
in London. Seine Eltern lebten auf den Bahamas und
planten dort ein Urlaubsresort aufzubauen. Sie baten
mich, ein Auge darauf zu haben.
Ich kam wieder auf den Boden und bereitete mich auf
meine NCTJ – Prüfung im Februar 2000 vor. Ein letztes
Abenteuer auf dem Heimweg von Miami, war eine

hübsche Amerikanerin, die ich am Flughafen kennen lernte. Sie war an der gleichen Schule wie die Basketballlegende Michael Jordan gewesen und managte eine große Kosmetikfirma. Wir hatten den gleichen Flug, redeten etwas und nahmen einige Drinks. Felix verabschiedete sich sofort in Gatwick, um Verwandte zu besuchen und dieses abgedrehte Luder realisierte am Flughafen, dass sie einen Tag zu früh in England gelandet war. Sie kam mit mir nach Hause und wir hatten trotz der ausgefallenen Heizung guten Sex. Am nächsten Tag war sie wieder weg.

Mit Gina machte ich Schluss, nachdem ich Sonia nur einen Tag gekannt hatte. Ihr fühlte ich mich sofort vertraut. Ich erzählte meiner Psychologin, dass eine Trennung mit Gina unumgänglich war und sie legte mir nahe, dies sofort zu tun. Sie hatte mir zuvor noch empfohlen, nicht nach Miami zu gehen, nachdem ich schon einige Jahre lang nicht Auto gefahren war. Dieser Stress und die Kombination mit anderen Tatsachen (etwa meine ausstehenden Prüfungen und zuviel Alkoholkonsum im Urlaub) könnten zu einem Rückschlag führen. Ich hatte sie damals nur einige Male gesehen und zuvor in Manchester keine guten Erfahrungen mit Psychologen gemacht, also warum sollte ich auf sie hören? Aus welchem Grund? Ich machte mir ohnehin schon die ganze Zeit über Sorgen, wieder krank zu werden. Ich wurde bereits zu einem Hypochonder. Ich wollte endlich Spaß. Ich hatte gerade eine Beziehung mit einer Besitzergreifenden Frau hinter mir und noch keinen Studienabschlussurlaub gemacht – warum sollte ich mir diesen Trip nicht gönnen? Ich war viele Monate meines Lebens eingesperrt gewesen. In meinem letzten Urlaub hatte ich mir meine Kiefer gebrochen. Der Skinhead in mir wollte wieder wachsen und ich brauchte dringend Abwechslung. Außerdem

musste ich nicht für diesen Urlaub bezahlen. Zum
Henker, niemand der nur etwas Hirn hat, würde so ein
Angebot ausschlagen, schon gar nicht ein Manisch –
Depressiver der sich besser fühlte als je zuvor.

Die Amerikanerin nahm das Telefon ab bevor sie ging,
und am anderen Ende der Leitung war Gina. Sie war
sehr aufgebracht und wurde misstrauisch. Ich wollte sie
immer noch nicht aufregen und meinte nur, das wäre
eine Bekannte gewesen. Gina plante zum Jahreswechsel
nach London zu kommen und ich wollte sie deshalb
später zurückrufen. Dann meinte ich, dass ich es für
keine gute Idee hielt, Silvester in London gemeinsam zu
verbringen und sagte ihr, dass es für mich nun für immer
vorbei war. Sie war am Boden zerstört und ich fühlte
mich wie der grausamste Mann auf Erden. Sie meinte,
dass sie trotzdem nach London kommen und mich sehen
wollte. Ich war bereit mich mit ihr zu treffen, wollte ihr
jedoch keinen Platz zum Wohnen anbieten. Ohne mich
vorher anzurufen, stand sie dann plötzlich vor meiner
Tür. Ich ließ sie herein und sie bettelte mich an, bleiben
zu dürfen. Es war schrecklich jemanden dem man so
nahe war, in einem derart schwachen und fürchterlichen
Zustand zu sehen. Für mich war sie mehr eine
Schwester, als Ex – Freundin.

Sie wollte mich noch einmal umarmen und noch etwas
gemeinsame Zeit verbringen. Ich wiederholte immer
wieder, dass es für mich vorbei war und versuchte sie
aus der Wohnung raus zu bringen. Ich konnte sie nicht
schubsen, ohne grob zu werden. Sie war sehr stark.
Irgendwie schaffte ich es, sie zu einem Pint zu überreden
und ich lief wieder zurück in meine Wohnung. Doch sie
kam wieder zurück. Irgendwie war sie Mitleid erregend,
jedoch ich mit meiner Betrügerei und der Feigheit war
wohl noch Mitleiderregender. Allerdings gab es für all
die Probleme die durch sie für mich entstanden waren

und die ersten fünf Monate unserer Beziehung in denen
sie mich fünfmal verlassen hatte, für mich eine gewisse
logische Begründung für meine Ablehnung.

Gina regte sich dermaßen darüber auf, dass ich sie nicht
in meine Wohnung lassen wollte und mich
außerordentlich unfair verhielt, dass sie nach einer
gewissen Zeit endlich ging. Auf der Straße schimpfte sie
mich noch alle unwürdigen Namen unter der Sonne und
wir begannen beide zu weinen. Ich fühlte mich
erleichtert und war gleichzeitig voller Reue. Wie konnte
ich jemanden nur so zurichten? Ihr psychischer Zustand
war ohnehin schon übel genug, warum musste ich da
auch noch meinen Teil dazu beitragen? Allerdings saßen
wir damit im selben Boot. Obwohl mein Verhalten sehr
egoistisch war, musste ich auf mich selbst achten, um
einen Rückfall und all die Scheiße die damit verbunden
war, zu verhindern. Beim nächsten Mal könnte ich zu
fein verhackt werden. Es könnte mich dermaßen
erwischen, dass mein Gedächtnis sich für immer
verabschiedet. Möglicherweise könnte mich eine
Depression dazu bringen, meinem Leben ein Ende zu
bereiten.

Außerdem sehnte ich mich nach Sonia. Die Erlebnisse in
Miami waren sehr stressig und ich wollte ein Mädchen,
das mich von meinem Leichtsinn retten konnte. Sie
erhielt die Karte gerade an dem Tag, an dem ich sie
anrief. Es war beruhigend, ihre Stimme zu hören. Sie
klang noch sexier und weicher. Eigentlich war es die
meist erotische Stimme, die ich jemals vernommen hatte.
Ich war erschöpft und schlief die nächsten 24 Stunden.
Sonia lud mich ein, das Neujahr mit ihr und ihren
Freunden zu verbringen, aber ich wollte ihr nicht zu früh
zu nahe kommen und außerdem, meine Pläne hatten sich
geändert. Bald schon würde ich nach Miami ziehen.

Manie in Dosen

Mein Bruder drängte mich, das Millennium Neujahr mit ihm und Sean zu verbringen. Sie wollten zu einem Champagner – Empfang und das Riesenfeuerwerk über der Themse von oben betrachten. Stattdessen verbrachte ich es mit Doms Freund Doug in der Circle Bar in Stockwell, völlig besoffen. Ich stand die ganze Nacht im Pub und trank ein Stella nach dem anderen. Am nächsten Tag rief ich Sonia an und wir resümierten unsere faszinierende Beziehung. Wieder einmal sah sie unglaublich aus. Wie ein Ölgemälde mit einem einzigartigen Lächeln. Ich wollte sie kennen lernen und aber auch nach Miami. Warum nicht beides haben? Sie konnte mich doch begleiten und wir könnten eine offene Beziehung führen! Für mich war das in Ordnung. Ich bin ein offener Mensch. Ein Schriftsteller. Ich war für jedes Experiment offen. Ich war nun schon seit 16 Monaten gesund, warum nicht einfach drauf los leben.

Ich war nicht scharf drauf gewesen, das neue Jahr zu feiern. Ohnehin hätte kein Programm mit meinem Urlaub in Miami mithalten können. Neujahr war bisher immer eine Enttäuschung für mich gewesen. Einige verbrachte ich im Alkoholrausch mit Dom, oder voll bis oben hin mit Drogen. Dabei beschimpften wir die Welt mit nihilistischen, existentiellen und fatalistischen Ausdrucken.

Was soll die Aufregung um ein Neues Jahr eigentlich? Es ändert sich ohnehin nichts. Vorsätze sind nach einer Woche ohnehin wieder vergessen und das beschissene Leben geht wieder weiter. Man geht zurück zur Arbeit, meist mit mehr Schulden als vorher und ohne nahende Aussichten auf einen weiteren Urlaub dafür jedoch akzentuierten Drogen – und Alkoholproblemen.

Das Millennium erweiterte diese Problematik. Zum Teufel mit dieser Neubeginn – Scheiße. Außerdem war das Millennium ein Jahr zu früh angesetzt. Das behaupteten jedenfalls die Australier. Wie schade um das verschwendete Geld das für Feuerwerkskörper rausgeschmissen wird. Warum gab man das Geld nicht den Obdachlosen oder der Dritten Welt? Man könnte damit in diesen Ländern einen Schuldenerlass durchführen. Man könnte damit Menschen unterstützen, sich wieder eine Existenz aufzubauen, die Unterprivilegierten und Benachteiligten sponsern ... Die Analphabeten, Zurückgebliebenen, Freaks, Homosexuellen, Psychisch Kranken, Organisationen wie The Mind und der Weltgesundheitsorganisation. Wenn ich mich nun diesen Feierlichkeiten anschließe und mitfeierte, würde ich dem zustimmen, wie es auf der Welt läuft. Allerdings hätte ich gerade nicht die Stärke, eine grobe Veränderung in Bewegung zu bringen. Dann war da noch der tiefe Graben zwischen Realität und Ideologie. Kaum haben es bisher Artisten und Künstler geschafft, die Wahrnehmung von Menschen zu verändern und als solche in Erinnerung zu bleiben. Ich wollte nicht aufgeben. Ich wollte nie ein Teil der Herde sein, eine Marionette die genau das ausführt, was die Gesellschaft vorgibt. Arbeiten von neun bis fünf, am besten noch darüber hinaus, teure Restaurants aufsuchen und trinken, um von den Alltagslasten loszukommen. Keine Zeit für irgendetwas und mit allem konform gehen, anstatt seine eigene Meinung klar und deutlich zu vertreten: Gerechtigkeit, Menschlichkeit, Tilgung, Menschenrechte, Mitgefühl und eine Verbesserung der Lebensqualität für jeden Einzelnen, gleiches Recht für alle. Vor allem für die psychisch Kranken – da konnte ich weiterhelfen, also tue ich es. Aber wie sollte ich etwas verändern, wenn ich mir die halbe Zeit nicht einmal merken konnte, ob ich meine Medikamente nun schon eingenommen hatte oder nicht. Es war nicht, dass ich mich nicht verantwortlich oder aufmerksam genug fühlte, ich konnte mich einfach nicht mehr an die Ausführung erinnern. Manchmal sah ich mich in Gedanken, wie ich in der Vorwoche meine Pillen einnahm. Ich sah mich, wie ich die Tabletten aus der Verpackung löste und in meiner Hand hielt. Allerdings konnte ich mich dann nicht mehr erinnern, ob ich sie auch zum Mund geführt und geschluckt hatte. Es schien, als ob mein Unterbewusstsein diese Handlung ausblendete. Ich schien mir selbst nicht eingestehen zu wollen, dass mit mir so gar nichts in Ordnung war. Es war die Gesellschaft die mir ständig vorhielt, dass ich nicht normal war. Für mich gab es keinen Grund zur Beunruhigung.

Die Handlung, sich Pillen in den Mund zu werfen, ist sehr mondän. Es scheint nutzlos, denn man fühlt keinen unmittelbaren Effekt; tatsächlich lässt sich der Nutzen sehr schwer identifizieren und wo liegt der Sinn, wenn man ohnehin wieder krank werden konnte? Das Lithium scheint kaum zu wirken und wenn doch, kennen die Ärzte den Grund nicht genau. Psychische Erkrankungen sind immer noch ein großes Phänomen für die Mediziner. Selbst wenn die intelligentesten Psychiater und Psychotherapeuten zusammen arbeiten würden, sie hätten keine Ahnung, wie sich die Krankheitsabläufe kontrollieren lassen. Sie können lediglich des individuellen Krankheitsverlauf beobachten, vergleichbar mit Biologen die Frösche zergliedern, aber das ist auch schon alles. Auch neue psychologische Theorien geraten an ihre Grenzen. Es kommt auf die Stärke des betroffenen Individuums an, wie wichtig einem die eigene Gesundung ist und natürlich ist auch immer reines Glück im Spiel. Manche Menschen haben schwerere Depressionen als andere, also wird es immer schwierig sein eine adäquate Therapie zu finden.

Als ich an meinem Abschluss zu arbeiten begann, schaffte ich meinen Alkoholkonsum wieder drastisch zu reduzieren und traf Sonia dafür regelmäßiger. Es ging uns immer besser miteinander und in ihrer Nähe war ich viel ruhiger. Vor Prüfungen war ich stets nervös, denn meist schnitt ich schlechter ab, als erwartet. Darüber nachzudenken, stresst viele Menschen und der Puls beginnt zu rasen. Ich teilte mir den Lernstoff genau ein. Anfang Februar war alles vorbei und ich begann, bevor ich mich nach einem Job umsah, noch die Tapeten für Felix zu wechseln. Das war eine nette Ablenkung von der Realität. Meine Prüfungsresultate waren sehr enttäuschend, jedoch wusste ich immer, dass ich sie für einen Job im Journalismusbereich nicht unbedingt brauchte. Ich wusste, worauf es tatsächlich ankommt. Ich vereinbarte ein Interview mit dem Shares Magazin und man offerierte mir Erfahrungen zu sammeln und möglicherweise eine feste Anstellung, sollte ich sie beeindrucken. Das klang gut für mich, denn ich wusste um die Vergünstigungen, die ein journalistischer Job mit sich brachte. Freies Essen, Getränke, private Vorteile und sonst noch so einiges. Ich mochte den Gedanken, etwas verwöhnt zu werden.

Ich arbeitete freiwillig mit Obdachlosen in Tageszentren in Victoria und realisierte plötzlich, dass ich meine Berufung gefunden hatte. Ich konnte Menschen, die völlig am Boden waren helfen und auf ihrem Weg zur Besserung unterstützen. Mit Journalismus konnte ich nicht direkt Menschen beeinflussen und ich durfte nicht schreiben, wonach mir zumute war. Irgendetwas lief falsch in meinem Kopf. Erst verwendete ich meine besten Jahre, um zu studieren um schließlich drauf zu kommen, dass es mich eigentlich nicht wirklich interessierte. Der Job war zu unbarmherzig und viele Journalisten zu neugierig.

Ich hatte ein Vorstellungsgespräch am Empfang eines
Obdachlosenheims. Ich half einige Male aus, den Kaffee
zu servieren, das Geschirr zu waschen, Aschenbecher
entleeren und Tische zu reinigen. Es handelte sich um
ein offenes Haus, das warmes Essen und Platz zur
Kommunikation bot. Für diese Menschen war es ein Ort
der Erholung, bevor sie sich wieder zu den U-
Bahnstationen aufmachten, um dort zu betteln und zu
schlafen. An meinem ersten Tag dort, sprach ich mit
einer feinen Lady, deren Ehemann Botschafter war. Sie
zeigte auf einen der Klienten und erzählte, dass er
Manisch – Depressiv sei. Dann meinte sie, wie
schrecklich diese Krankheit wäre und dass sie es
vermeide, mit ihm allein zu sein, weil er oft
unvorhersehbar agierte. Ich war verblüfft. Ich hatte mit
diesem Job erwartet, dass meine Krankheit endlich ein
Geheimnis bleiben würde. Sollte ich es nun erzählen,
oder doch für mich behalten? Wäre ich ehrlich, konnte
man sich wohl endlich die Löcher in meinem Lebenslauf
erklären.
Am liebsten allerdings wäre mir gewesen, die Leitung
eines brandneuen Obdachlosenheimes zu übernehmen.
Es beherbergte 40 Obdachlose Menschen und offerierte
Angebote zur Rehabilitation. Als Hilfesuchender
bezahlte man einen wöchentlichen Beitrag über 3 Pfund
und bekam dafür medizinische Versorgung und
Unterstützung bei Drogen- und Alkoholproblemen. Man
musste sich an bestimmte Ausgangszeiten halten.
Allerdings war man da sehr nachsichtig und arbeitete mit
den Behörden zusammen, um wirklich willigen eine gute
Unterstützung anzubieten. Ich blieb eine Nacht zur
Probe und eine der Angestellten war dermaßen
beeindruckt, dass sie mich sofort empfehlen wollte. Eine
große Belastung löste sich von mir und ich war
glücklich, dass ich nun eine Aufgabe gefunden hatte, die

mich wirklich ausfüllte und forderte. Ich fühlte mich
richtig privilegiert. Ich würde meine Berufung sehr ernst
nehmen und konnte Menschen Unterstützung zukommen
lassen. Viele Obdachlose sind psychisch krank und ich
konnte mich mit ihnen identifizieren und sie besser
verstehen. Natürlich würde ich den nötigen
professionellen Abstand halten und meinen Klienten die
nötige Struktur zukommen lassen.

Kapitel 10 – Ein Tritt in den Kopf

Am 17.März 2000 geriet ich in einen Streit mit Mark und wurde von einem Türsteher im *Clapham Grand Club* angegriffen. Das traf mich tief. Ich rief die Polizei mit den Worten: "Ich bin manisch – depressiv und ich bin nahe daran, durchzudrehen", und eine Ewigkeit verstrich, bis sie schließlich auftauchten. Dieser Typ hätte mich beinahe umgebracht. Als ich dabei war, weg zu gehen, machte er eine 360 Grad Karate Drehung und stieß mir seinen Fuß in meine Kehle. Ich war fassungslos. Er stand auf der dritten Treppe und ich am Gehweg. Er grinste mich an und meinte nur: "Jawohl." Es handelte sich um einen Bruce Lee – Kick und der beste, den ich je gesehen hatte. Die Polizei verweigerte Mark und mir - aufgrund unseres Alkoholpegels denke ich - eine Aussage und ich verbrachte die Nacht bei Mark. Er wollte sich bei den Typen mit einem Baseballschläger rächen, jedoch dafür war ich nicht mehr zu haben.

Ich wollte eine gerechte Entschädigung von diesem Wichser. Auf dem Gerichtsweg hätte ich allerdings nicht viel erwarten können, also wendete ich mich an das CICA (Criminal Injuries Compensation Authority – Behörde für Entschädigung krimineller Vorfälle) um eine Opfer Unterstützung. Es würde lange dauern, aber ich war geduldig. Leider erwischte mich die Polizei gerade beim Pinkeln auf der Straße, als sie an uns vorbeifuhren. Sie beschuldigten uns, dass wir sie provozieren wollten, allerdings war das sicherlich nicht der Fall.

Der ganze Vorfall war ungerecht abgelaufen. Man konnte nicht einfach jemanden auf diese abscheuliche Art und Weise behandeln. Türsteher sollten gute Kommunikationsmanieren vorweisen, was keineswegs

auf die Zwei, mit denen wir an jenem Abend
zusammenkrachten, zutraf. Sie waren Schläger, sonst
nichts. Mir war klar, dass dieser Vorfall eine manische
Episode auslösen würde, wie ich sie in dieser Intensität
vorher noch nie hatte. Ohne den Vorfall hätte ich sie
aber früher erkannt und mit Medikamenten rechtzeitig
das Schlimmste abfangen und eine Einweisung und
nachfolgende Selbstmordgefühle verhindern können.
In der darauf folgenden Woche kam mein Bruder vorbei
und er meinte, dass ich mich eigenartig verhalten würde.
Wenn er das behauptete, konnte ich davon ausgehen,
dass ich in einem enorm schlechten Zustand war. Wir
spielten Squash – drei Stunden auf vier verschiedenen
Plätzen und ich wurde nicht müde. Meine Bälle schlugen
erst auf der hintersten Wand auf und ich genoss, meinen
Bruder über den Platz zu jagen. Zurück in der Wohnung
briet ich 24 Eier und wusch mein Haar mit einer Dose
Heinz Tomatensuppe. Mein Bruder sagte:" *Merkst du,
dass du dir soeben eine Dose Suppe über deinen Kopf
gegossen hast? Machst du das auch, wenn Felix da ist?"
Ich antwortete:" Felix und ich sind gute Freunde."
Bevor ich es realisierte, war mein Bruder auf dem Weg
zu Dom und ich begann Felix Wohnung aufzuräumen …*
Bis heute erstaunt es mich, dass mein Bruder keinen
Arzt für mich organisiert oder unsere Eltern
benachrichtigt hatte. Merkte er nicht, dass ich krank
war? Warum dachte er bloß, dass ich bei Felix immer so
war und der mein Verhalten einfach so hinnahm? Ich
glaube, er war furchtbar aufgeregt und wusste nicht, was
er tun sollte.
Also, zurück zum Tatort. In einem paradiesischen
Durcheinander arrangierte ich Felix' Bücher neu, indem
ich alles was schwarz war in der Badewanne versengte
und alles Weiße die Treppe hinunter warf. Außerdem
frittierte ich das Katzenfutter und verteilte dann meine

CDs in der ganzen Wohnung (für mich waren sie fliegende Untertassen, die wie Bumerangs herumsegelten). Meine Gedanken begannen zu rasen und ich wurde immer verwirrter. Die Wohnung verwandelte sich dann in Noahs Arche und ich war Noah, also begann ich mit meiner Arbeit … Ich ließ das Badewasser laufen, baute eine Brücke die Treppen hinunter und begann, alles nach unten zu werfen. Dann rutschte ich ins Wohnzimmer und begann dort den Teppich blau anzustreichen. Dom rief mich etwa um sieben Uhr an und ich meinte, dass ich „ernsthafte psychische Probleme" hätte. Ob ich wohl ihn und Harvey im Pub treffen könnte?

Also verließ ich meine Arche und machte mich auf den Weg in eine andere Welt. Es war schrecklich, als würde man mich mit einer Million Mikrotropfen aufspießen. Ich war so verdammt abgehoben, als würde LSD in meinem Blut kristallisieren und ich eine Überdosis nach der anderen erleben. Ich brauchte für einen zehn Minutenweg zwei Stunden. Jeden Meter blieb ich stehen, weil ich etwas Bedeutendes zu Sehen schien. Das Problem war, dass ich nicht wusste, wo genau die Bedeutung lag und warum ich stehen geblieben war. Diese Ungewissheit ließ mich ausflippen.

Ich erreichte die Stockwell Station und wusste, dass großes Übel die Menschheit befallen würde, wenn ich nicht drei Dosen Sprite auf der Kreuzung in einem Schluck leer trinke. Ich quasselte einen Jamaikaner eine Stunde lang zu. Er sortierte Posters am Boden. Das einzige, woran ich mich erinnere ist seine Aussage, er sei in Jamaika zwölf Jahre lang Fahrrad gefahren. Ohne Pause? Er musste doch erschöpft sein. Kein Wunder, dass schwarze Männer derart gut Athleten sind und immer die 100 Meter bei Olympischen Spielen gewannen. Nach einer netten Zeit trennten wir uns

wieder und ich brauchte weitere zwei Stunden, um ins
Clapham Pub zu kommen. Leider landete ich im
falschen Pub. Ich bestellte zwei Pints San Miguel. Eines
für mich und eines für Sonia, die zwar nicht da war, zu
diesem Zeitpunkt jedoch bereits nach mir suchte. Sie
sorgte sich, nachdem sie mich telefonisch nicht erreichen
konnte und nach Felix' Schilderung über den Zustand
seiner Wohnung.

Das San Miguel war sehr stark. Für mich war es wie 200
Flaschen Jack Daniels. Offensichtlich hatte man versucht
mich aus der Bar zu schmeißen, nachdem ich jedem
Einzelnen dummes Zeug erzählt hatte. Eine einfühlsame
Bardame rettete meine Situation. Ich erzählte ihr, dass
ich große Angst hätte. Ein Beweis dafür, dass selbst ein
manischer Zustand Angst erregend sein konnte (*also ihr
Ärzte da draußen: versucht etwas aufmerksamer zu
sein, wenn euch ein Manisch – Depressiver erzählt, dass
er sich eigenartig fühlt – möglicherweise könnt ihr ihn
vor einem langen Krankenhausaufenthalt bewahren oder
sogar einen Selbstmord verhindern*). Sie rief mir ein
Taxi. Leider hatte der äthiopische Taxifahrer noch nie
von dem Pub gehört, in dem Dom und mein Bruder auf
mich warteten. In der Zwischenzeit war es allerdings
ohnehin bereits geschlossen und ich ließ mich zu einem
Lokal bringen, in dem ich mich sicher fühlte und das um
diese Zeit noch offen war: *Rileys American Pool und
Snooker* Club an der Wandsworth Road. Ich war dort
Mitglied und hatte zwar kein Geld mehr, jedoch meine
Visa Karte.

Dort angekommen reservierte ich mir sofort einen Profi
– Tisch und begann ein neues Spiel zu erfinden. Ich war
in meiner Realität am Crucible Theater und der beste
Spieler der Welt. *Ich stapelte 10 Stühle übereinander,
entblößte meine Brust weil ich dachte, ich wäre in den
Brunel Rooms in Swindon beim Tanzen… spielte auf*

beiden Tischen ... dann am Boden … Den ganzen Tag
über hatte ich nichts gegessen und so bestellte ich etwas.
Ich spazierte mit nackter Brust umher und es war
offensichtlich, dass es mir nicht gut ging … Der
französische Barmann kam herein und fragte mich, was
los sei. Ich antwortete, dass ich lediglich „Snooker
spiele" und dass alles in Ordnung wäre, da ich „gutes
Geld" bei mir hätte. Er forderte mich bestimmt auf, den
Club zu verlassen. Nachdem ich mich irgendwie
gedemütigt fühlte, kam ich seiner Aufforderung nach.
Außerdem fühlte ich mich schon sehr schwach und
bekam immer mehr Angst – vor mir selbst, meinen
Gedanken und jedem sozialen Kontakt. Angst vor allem
und jeden. Ich wollte zurück zu Felix. Bei ihm würde es
mir wieder gut gehen. Auf ihn konnte ich mich vielleicht
verlassen … Immerhin habe ich seine Wohnung für ihn
aufgeräumt.

…

Es dauerte lange, bis ich wieder an der Stockwell Station
ankam und ich kaufte mir seit vier Jahren erstmals
wieder eine Packung Zigaretten. Ich entschied mich für
Embassy No.1 weil auch Adam Rimmer sie geraucht
hatte. Er hatte telepathische Fähigkeiten und ich wollte
mich mal schnell einklinken um zu sehen, wie es bei ihm
gerade so lief … Ich blieb bei den Bettlern stehen und
entschied mich auch bei ihnen zu bleiben, anstatt in die
förmliche Welt der guten Schule von Felix
zurückzukehren. Sie begrüßten mich und teilten
großzügig ihr Bier und das harte Zeug mit mir. Ich
erzählte ihnen von dem fürchterlichen Gebräu in
Manchester. Wir unterhielten uns ausgedehnt über
Kriminalität, Betteln und die positiven Seiten des Ciders,
den sie tranken. Sie teilten ihre Joints mit mir – der erste

den ich seit Jahren wieder rauchte – und ihre Kippen. Sie
waren nette Menschen, ein bisschen Angst einflößend
zwar, etwas verrückt, aber genial. Ich erzählte ihnen über
Manische Depression und sie scherzten darüber. Genau
das war es, was ich in diesem Moment brauchte - bloß
nicht mit der Realität konfrontieren. Dafür war ich zu
schwach, zu ängstlich und schlichtweg nicht fähig. Die
Manie kontrollierte mein Gehirn und ich musste mich
fügen. Dionysos war in meinem Kopf und bestrafte mich
und jeder Versuch ihn zu stoppen, war vergebens.

*Ein Polizeiwagen blieb neben mir stehen und die Cops
meinten, sie hätten Anrufe von „Mitgliedern aus der
Öffentlichkeit erhalten, die sich ernsthafte Sorgen um
mich machten". Nachträglich denke ich, das war reiner
Blödsinn. Sie sahen mich lediglich mit den „falschen
Leuten" rumhängen und versuchten mich zum
Nachhausegehen zu bewegen. Einem erzählte ich, dass
ich gerne ein Polizist wäre, durch meine Manische –
Depression jedoch leider nicht dazu befähigt war. Ein
Polizeibeamter der seine Aufgabe ernst nahm, hätte sich
um mich gekümmert, jedoch nicht diese Wichser. Sie
setzten mich nur unter Druck, nach Hause zu gehen.*

Ich bat sie um eine Mitfahrgelegenheit und erzählte
ihnen von meiner Angst. Einer von ihnen legte seine
Hand auf meine Schulter und forderte mich auf, weiter
zu gehen. Das war schlechte Arbeit und ein klares
Beispiel dafür, dass die städtische Polizei ihre
Verantwortung nicht wahrnimmt. Ich realisierte, dass ich
keinen Schlüssel dabei hatte. Als ich klopfte, öffnete
Felix ein Fenster und eröffnete mir, dass er mich nicht
reinlassen würde, nachdem ich seine Wohnung ruiniert
hatte. Ich bettelte ihn an mir zu helfen, da ich große
Angst hatte, aber er verweigerte. Als ich ihn fragte, was
ich tun sollte meinte er nur, dass das nicht sein Problem

sei. Verdammte Scheiße, das war einer der schlimmsten Momente in meinem Leben.

Ich irrte Stunden in Battersea herum und versuchte Sonia zu finden. Ich gab jemanden einen Fünfer um mir ein Taxi zu rufen und sie waren sofort weg mit meinem Geld. Das war alles, was ich noch bei mir gehabt hatte. Ich versuchte etwa hundertmal meine Mutter über eine Gratisleitung anzurufen, leider aber war ihre Nummer nicht registriert und ich bekam keine Verbindung. Ich hatte eine Zahl verwechselt und dachte nicht daran, den Namen meines Stiefvaters anzugeben, ich war zu durcheinander. Ich wartete an der Battersea Station auf einen Zug, aber es gab keinen. Ich saß auf den Gleisen, weinte und fror und setzte mir eine Mütze auf, die ich auf den Schienen gefunden hatte. Keine Ahnung was hätte passieren können, wenn ein Zug angerast gekommen wäre. Ich denke nicht, dass ich davor gesprungen wäre. Eher dachte ich daran, darüber hinweg zu fliegen … oder einzusteigen und mich noch weiter zu verirren. Ich dachte fortwährend an Sonia. Sie kümmerte sich und konnte mir helfen. Ich wollte sie mit meiner Krankheit nicht belasten aber ich hatte keine andere Wahl. Ich wählte ihre Nummer und hörte sie weinen. Sie hatte Dom und meinen Bruder getroffen, mich die ganze Nacht gesucht und machte sich große Sorgen um mich. Das rührte mich – endlich   liebte   mich   ein Mensch   auf   eine   völlig   neue   Art. Sie meinte es ehrlich mit mir und in diesem Moment fühlte ich, wie ich mich mit ihrer Seele verband. Ich weinte wie ein Baby. Ich wollte mit einem Taxi zu ihrem Haus kommen. Obwohl ich schon einige Male dort gewesen war, hatte ich den Namen der Straße vergessen. Zu diesem Zeitpunkt war mir jegliche Orientierung abhanden gekommen … *Das kann die fürchterlichste Erfahrung in einer manischen Phase sein. Es scheint, als*

wäre man das einzige Mitglied im Universum.
Scheißangst, Mann. Sonia beschrieb mir den Weg und
meinte, ich sollte mir nur High Street Kensington U-
Bahn und Wohnung 2F merken. Sie würde rauskommen
und für mich bezahlen. Ich brauchte eine ganze Stunde,
um ein Taxi zu finden und kam an ihrem Haus um drei
Uhr morgens an. Dort angekommen eröffnete ich dem
Fahrer, dass ich kein Geld dabei hatte und er sah aus, als
wäre er zu einer Schlägerei aufgelegt. Er war ein
mächtiger, schwarzer Kauz. Sonia kam und bezahlte,
aber meine Angst war nicht gewichen. Ich fürchtete,
dass sie mich verlassen würde, dass es mir nicht gut ging
und vor allem davor, dass meine Krankheit wieder
Kontrolle über mich nahm. Endlich aber wusste ich, was
los war. Ich war sterblich, dann wieder unsterblich …
wieder sterblich … und unsterblich … Die Manie ließ es
wieder rund gehen in meinem Leben, bis nach etwa 10
Wochen eine schwere Depression über mich
hereinbrach. *Jemand kümmerte sich um mich, der nicht
aus meiner Familie oder aus meinem Freundeskreis war.
Ein neuer Mensch.*
Als ich bei Sonia eintraf, war ich dreckig. Meine weißen
Hosen waren über und über mit Schmutz verschmiert.
Sie warf sie weg und steckte mich in die Badewanne.
Vom Kopf bis zu den Zehen wusch sie mich sauber und
ich war scheu, wie damals bei meinem ersten Bad in
Coney Hill. Alleine hätte ich es nicht geschafft. Sonia
richtete uns ein Bett im Wohnzimmer, da sie noch
immer ein Zimmer mit drei Mädels teilte. Ich dachte, die
Vier wären Hexen, die Geisterbeschwörungen
vornahmen und vertuschten dies, indem sie wie Dominas
lebten. Sonia war die Oberin und ich war auserwählt, mit
dieser Göttin zu leben … Nur ihr war es erlaubt, sich um
mich zu kümmern … Ich hatte seit zwei Tagen nicht
geschlafen und war schwach und dünn. Ich versuchte

mich zu entspannen indem ich Handstand auf den
Decken übte und neue Sexualstellungen erfand.
Dann ging ich ins Badezimmer und führte das ultimative
Opferritual für meine Göttin durch. Ich duschte und
cremte mich dabei mit einem Dutzend verschiedener
Cremes, Lotions und Shampoos ein. Mit dieser
Handlung reinigte ich die Welt von aller
Verschmutzung, Untreue und allen Schandtaten, die von
den Politikern angestellt worden waren.
Ich warf Sonias Lederschuh aus dem Fenster, der mir
methaphorisch gesehen als Leine um meinen Hals
diente. Nun war ich ihr alleiniger Besitz und ich würde
nie wieder von ihrer Seite weichen können. Das war in
Ordnung, ich wollte ohnehin nie wieder weg. Davon
hatte ich mein ganzes Leben geträumt. Wenigstens
gehörte ich nun Jemandem… allerdings war das auch
beängstigend … Wir würden für immer zusammen sein
… und das war großartig … aber war es auch die
richtige Entscheidung …? Die Zeremonie sollte mit
einem Fest enden. Ich ging also in die Küche und fühlte
mich wie ein ungehorsamer Junge, als ich das Essen
meiner Herrinnen durchstöberte. Ich fühlte mich, als
würden sie meine Handlungen kontrollieren, gerade so
wie bei Dionysos und Pentheus. Ich wurde in eine Welt
gelockt, die noch kein Mensch vor mir betreten hatte. Ich
war privilegiert. Dionysos überzeugte Pentheus, sich wie
ein Transvestit anzukleiden, um bei den bachanalen
Sprechgesängen Zeuge zu sein. Ich war privilegierter.
Ich war ein elender Sklave meiner Herrin. Was konnte
noch besser sein? Es war besser als ein 3 zu 2,
Manchester United gegen Liverpool in einem FA
Cupfinale.
Als ich in Sonias Wohnung eintraf, fühlte ich mich, als
wäre es mir gerade gelungen, der Hölle zu entkommen.
Tatsächlich befand ich mich aber immer noch mitten

drinnen und sollte auch in den nächsten Monaten dieser Hölle nicht entwischen. Am nächsten Tag brachte sie mich zu meinem Hausarzt, der die genaue Ursache allerdings nicht nennen konnte. Wir warteten einige Stunden am St. Thomas Krankenhaus und sprachen mit dem zuständigen Psychologen. Auch dort konnte man das Problem nicht entziffern, den Code nicht knacken. Ich war ein zu guter Schauspieler. Ich überzeugte sie, dass ich zurechnungsfähig war und würde wieder manisch werden, sobald wir ihnen den Rücken gekehrt hatten. Ich hatte Angst, von Menschen kontrolliert zu werden, die keine Ahnung hatten, was ich gerade durchmachte. Sie wollten mich nur wieder in einen Käfig sperren und mein Leben zerstören. Nicht mit mir, Mann.

Die ganze Aktion verlangte natürlich von Sonia ihren Sold. Vor allem, weil sie so etwas noch niemals zuvor in ihrem Leben gesehen hatte. Meine einzige Möglichkeit stationär aufgenommen zu werden, war ein extrem destruktives Verhalten wie schreien, toben und den Feueralarm auszulösen. Es gab keine freien Betten mehr in St. Thomas also schickten sie mich, Sonia und eine Krankenschwester mit einem Taxi in die Chelsea Charter Klinik. Das war am ersten April und kein schlechter Aprilscherz, verdammt.

Sonia ging bald, sie brauchte dringend Schlaf. Sie hatte sich wirklich aufgeopfert in den letzten Tagen, inklusive ihren zweiten Arbeitstag in ihrem neuen Job, weil sie sich um mich gekümmert hatte. Sie erzählte ihrem Boss sofort davon, was vieles in Zukunft erleichterte. Sie musste sich dringend ausrasten und alles was sie mit mir erlebt hatte erst einmal sortieren. Ich war endlich am richtigen Platz und man begann sofort, mir die nötige Medikation zu verabreichen. Sonia hatte bewiesen, dass sie sich um mich sorgte und für unsere Beziehung alles geben wollte. Diese Tatsache bedeutete mir immer mehr, je besser wir uns kennen lernten.

Als ich in Chelsea eintraf, hatte ich ein Gespräch mit einer netten Ärztin. *Ich dachte, ich wäre bei Record Brakes und man interviewte den Mann, der die Welt endlich in eine Bessere verwandelt hatte ... Ich fühlte mich geehrt und beantwortete jede einzelne Frage höflich und intelligent, Aufschluss - und detailreich. Ich war stolz auf mein Ergebnis... Bald würde ich wegen meiner schwierigen Umstände wegen ausgezeichnet werden – die Welt war von ihrer Unvollkommenheit erlöst. Ich konnte kaum erwarten, mein neues Leben in Ekstase mit Sonia an meiner Seite in Angriff zu nehmen. Es war ein schönes Gefühl, unsterblich zu sein und noch besser war es, dass ich diese Unsterblichkeit auf andere Menschen übertragen konnte... Es ist wunderbar, ein Heiliger zu sein und in dieser Nacht schlief ich durch das Droperidol, das mir verabreicht wurde, tief und fest. Ich träumte von meinem Königreich und den Auszeichnungen ... den Ansprachen, die ich halten würde ... und wie bescheiden ich trotz des unsterblichen Ruhmes trotzdem blieb ... Glücklich über den Partner den ich endlich gefunden habe und der all diese schönen Seiten dieses Lebens mit mir teilen wird ... Wir beide hatten es verdient, ganz nach dem alten Sprichwort:" Man bekommt zurück, was man gegeben hat."* Das Leiden durch das wir gingen, bescherte uns schließlich eine schöne Zukunft.

Meine erste Beratung in der Klinik war mit dem Chef der Sicherheitsabteilung (in Wahrheit, ein anderer Patient). Paul aus Brixton erzählte mir, wie es auf der Station zuging, welche Regeln vorherrschten, wie das Essen war, um welche Zeit wir im Bett sein mussten, etc. Er lachte über meine Offenheit und mein Charisma und ich wusste, dass er seine Arbeit gut machte. Er beherrschte Karate und hatte vor niemand Angst.

Ich ging in den Gemeinschaftsraum, wo jemand gerade fernsah. (Händeschütteln).

„Alles klar, mein Freund", sagte ich.

„Alles klar", meinte Paul.

„Was guckst du dir an?"

„Die Nachrichten."

„Da wirst du mich auch bald sehen. Ich bin der, der den kommenden Atomkrieg verhindern wird können."

„Da bin ich dabei."

„Wie ist es hier so?"

„Ganz in Ordnung. Die Bande ist ganz o.k. Sie lassen dich rauchen. Weißt du was ich meine? Muss aber um 12 hier draußen sein, scheiße. Hast du einen Fernseher in deinem Zimmer?"

„Nein."

„Du solltest sie fragen. Sie werden dir einen besorgen. Dann kannst du dich selbst auf Sendung sehen. Die Welt gerettet, richtig?"

„Genau, richtig. Woher kommst du?"

„Brixton."

„Dann kannst du ja gut auf dich selber aufpassen?", fragte ich nach. Paul nickte und grinste. Ich bot ihm eine Zigarette an.

„Cheers, mein Freund".

„Ich bin Jase. Wie heißt du?"

„Paul".

„Wie ist das Personal?"

„Sind in Ordnung, bis auf den Wichser der heute Nachtdienst hat."

„Der große Kerl am Gang?"

„Ja. Ich würde ihm gern ein paar verpassen."

„Mit Fäusten von deiner Größe würde ich sagen, da kommen ein paar Probleme auf ihn zu."

Paul lacht.

„Du bist in Ordnung und witzig. Ehrlich, ich mag das."

„Wie bist du an diese Schramme gekommen?", ich deute auf das Blut an Pauls Knöchel.

„Training."

„Wofür trainierst du?"

Paul streckt sich und gähnt. „Ich gehe jetzt schlafen. Alles in Ordnung bei dir?"

„Ja, danke Mann."

„Wir sehen uns morgen. Versuche etwas zu schlafen, du Verrückter."

„Ich würde gern, aber ich muss einen Krieg stoppen. Nacht."

Paul geht lachend aus dem Zimmer.

Ich hatte mein eigenes Zimmer und obwohl ich immer noch manisch war fühlte ich mich in meiner neuen Umgebung nicht so wohl, wie im Zimmer meines Vermieters, dessen Teppich ich blau eingefärbt hatte. Ich hatte viele verschiedene Besucher im Krankenhaus. Sonia kam fast jeden Tag vorbei. Der Freund meines Bruders Shaun, Dom, Mark und seine Freundin Carolyn die ebenfalls manisch depressiv ist *(es gibt noch andere Betroffene, die außerhalb eines Krankenhauses leben, um das klar zu stellen)* und meine Eltern. Brad rief mich an (wir wuchsen wieder etwas zusammen, etwa so wie vor einigen Jahren) und auch Felix kam, eine sehr versöhnliche Geste von seiner Seite. Ed aus dem College kam ebenfalls vorbei. Er arbeitete jetzt als neuer Journalist. Er war ein sehr inspirierter Schriftsteller und borgte mir seinen Laptop, damit ich an dem BBC Talente Showwettbewerb 2000 teilnehmen konnte. Das bedeutet mir sehr viel. Ed hatte eine furchtbare Zeit hinter ihm. Sein Bruder hatte im letzten Jahr nach einem schweren Kampf gegen seine Schizophrenie Selbstmord begannen. Außerdem litt er noch am Tod seiner Mutter im Jahre 1999 nach einer langen Krebserkrankung. Ed hatte so viel durchgemacht, dass ich mich ihm sehr verbunden fühlte. Er war auch der erste Bisexuelle in meinem Freundeskreis und je mehr sich unsere Freundschaft entwickelte, desto mitfühlender wurde ich und behandelte immer mehr in meinen Texten Themen über Homosexuelle und Minderheiten. Das erweckte meinen Wissensdurst in Soziologie. Er wurde ein sehr guter Freund und der erste Schriftsteller in meinem Leben, dem ich nicht die Kehle aufschlitzen wollte. Außerdem war er extrem intelligent und es war erfrischend, intellektuelle und künstlerische Inhalte mit jemandem zu diskutieren, der sich nicht anmaßend verhielt.

Wie auch immer. Meine Freunde mussten jede Menge Gequatsche über sich ergehen lassen, während ich in meiner manischen Episode war. Sie erzählten mir, dass ich sie nie zu Wort kommen ließ und grandiosen Gedanken nachhing. Ich erzählte meinem Bruder, dass ich für England Rugby spielen wollte und er besorgte mir einen Rugbyball. Also telefonierte ich mit dem Wasps Rugby Club wegen eines Probetermins. Ich erhielt keine Antwort. Außerdem hinterließ ich eine Nachricht beim Gloucester Rugby Club über eine mögliche Teamaufstellung fürs nächste Spiel. Es war eine Zusammenstellung der besten Spieler, mit denen ich früher gespielt hatte. Die Hälfte von ihnen spielte kein Rugby mehr. Auf der Station war ich nicht sonderlich beliebt. Meine Manie, mein Intellekt und meine Eitelkeit waren zu viel für die Menschen dort. Ich rauchte 40 Embassy täglich und die Leute waren nur nett, wenn sie mich anschnorrten. Verdammte Bastarde. Ich langweilte sie indem ich ständig erzählte, dass aus mir ein berühmter Schriftsteller werden würde. Ich würde meine

Krankheit und auch die ihre durch das Niederschreiben unserer Erfahrungen heilen.

Meine Arroganz übertraf die von Tim und er war der beliebteste Patient auf der Station. Tim war 31, reich, modisch, ein Künstler, manisch depressiv und wurde mit ECT behandelt. In der Gruppe gerieten wir ständig aneinander, jedoch alleine verstanden wir uns ganz gut. Manchmal ging ich in sein Zimmer und stöberte durch seine CD Sammlung. Wir hörten Moby und verschiedene Tanzsongs. Ich versuchte ihn aus seiner Depression zu heben, er jedoch wollte lieber nicht darüber reden. Er erzählte mir, dass Dr. Tannock (mein zuständiger Arzt) sein Arzt in den letzten fünf Jahren gewesen und der Beste war, mit dem er je zusammengearbeitet hatte. Tim war während seiner Zeit in der Army zu einer Gefängnisstrafe verurteilt worden, weil er seinen Feldwebel verprügelt hatte. Seine Malereien waren umwerfend und er hatte bereits einige für viele Tausend Pfund verkauft. Auf den ersten Blick sehen sie wunderschön aus. Bei genauerer Betrachtung jedoch wird einem etwas unheimlich. Unsere Medikation hat uns einander näher gebracht. Er wechselte nach sieben Jahren von Sodium Valporate zu Lithium und ich wechselte nach sieben Jahren von Lithium zu Sodium Valporate. Wir tauschten Erfahrungen aus und gaben uns wichtige Ratschläge. Es war, als tauschten wir unsere Leben. Manchmal wurde er ängstlich und suchte dann die Einsamkeit. Für mich war das in Ordnung. Ich respektierte seine Privatsphäre und war froh, nicht auf ECT zu sein. Zum ersten war ich froh, dass man es mir nicht empfohlen hatte und zweitens jagte mir der Gedanke an Elektroschocks Angst und Panik ein. In meinen Vorstellungen war es, als würde man in meinem Gehirn tausende Kabel verlegen. Es fühlte sich falsch an, obwohl die Ärzte viel davon hielten.

In meinen manischen Phasen wirke ich auf andere sehr unsensibel. Das ist nicht meine Absicht, mehr ein unterbewusster Hilfeschrei. Eine der wenigen Male in denen ich Liebenswürdigkeit von den anderen Patienten erhielt, war, als wir das Video *American Pie* im Gemeinschaftsraum sahen. Ich brüllte mir die Augen aus dem Kopf, weil der Film meinem Empfinden nach den Menschen Angst einjagte. Er erinnerte mich an meine Schulzeit, als die Mädchen mich „Mondsüchtiger" nannten und die Jungen meine Manchester United Anhängerschaft in ihren Paraden durch den Dreck zogen. Ich hatte bis zu diesem Tag völlig verdrängt, wie sehr diese schrecklichen Momente in meiner Kindheit meine Ängste als Erwachsener beeinflussten. Katie, die aufgrund ihrer Heroinabhängigkeit auf der Station war, tröstete und umarmte mich während des gesamten Films. Sie meinte die ganze Zeit über: "Weine nicht. Wir lassen dich nicht allein. Wir sind alle hier bei dir. Wir müssen einander helfen." Ich wiederholte immer wieder, dass die Welt ein böser Fleck ist und dass es „nicht fair ist, wenn Menschen einander schaden."

Einer der Typen, Trevor, ein Söldner der Army, versicherte mir, dass „jeder für mich da sei." und keiner mich leiden sehen wollte. Sie wollten, dass es mir besser ging, so wie ich das auch für sie wollte. Er hatte nach einem bewaffneten Überfall der Natwestbank acht Jahre im Gefängnis verbracht. Weil er seinen Mund gehalten hatte, bekam er 20,000 Pfund nach seiner Entlassung. Was zum Teufel wusste er? Sein Kopf war Schrott. Er versuchte zweimal die Woche sich mit Tabletten umzubringen und war ständig beim Magen auspumpen. Alles was ihm fehlte war eine liebe Frau, die sich um ihn kümmerte. Jedes mal wenn Sonia zu mir kam, küsste er sie zweimal auf die Wange, wie in Spanien üblich. So nahe war ihm bisher noch keine Frau gekommen. Ich

versuchte, möglichst meine Eifersucht nicht zu zeigen.
Meine Mutter hatte mir immer eingetrichtert, dass
Mädchen eifersüchtige Männer nicht ausstehen können
und sich eher davon machen. Einmal aber musste ich
durchgreifen. Es war, als ein neuer Patient auf der
Station auftauchte.
Sonia und ich saßen gemeinsam auf der Terrasse, auf der
Dutzende Stühle herumstanden und ein großer Zaun
Flüchtige von einem Fluchtversuch abhalten sollte. Ein
sehr attraktiver junger Mann in weiter Kleidung kam
nach draußen und fragte, ob er sich zu uns setzen dürfe.
Eine Krankenschwester folgte ihm, setzte sich neben die
Tür und zündete sich eine Zigarette an. Sonia und ich
hielten Händchen und küssten uns. Er fragte mich, wer
ich sei und nachdem ich immer noch manisch war,
antwortete ich „Snoop Doggy Dogg."
Er fragte Sonia, ob er sie küssen dürfe. Sie meinte, er
könne sie auf die Wange küssen – wie das bei Freunden
eben üblich sei. So küssen die Spanier immer, also war
es mir egal. Er küsste sie erst auf die Wange und dann
auf den Mund. Sie sei seine Freundin, meinte er dann
lakonisch. Ich sprang auf und schrie: "Was soll das, du
Arschloch?" Ein Dutzend Personal kam nach draußen
gerannt und packte ihn, zerrte ihn nach drinnen, bevor
ich ihm die Seele aus dem Leib prügeln konnte. Ich sah
ihn nie wieder. Sie haben ihn wahrscheinlich in eine
geschlossene Abteilung nach Brixton gebracht. Ein
furchtbarer Ort, voll gepackt mit wirklich Angst
erregenden Typen. Und ich habe Paul unwissentlich
dorthin gebracht. Eines Nachmittags vor diesem Vorfall
zeigte er mir einige Karateübungen und als ich ihm eine
mitgab, bluteten meine Knöchel. Als mich ein
Krankenpfleger fragte, wie das passiert war erzählte ich
es ihm und kurz darauf wurde er versetzt.
Normalerweise wurde man darüber einige Tage im

Vorhinein informiert, nicht Paul. Man duldete auf der Station keine Art von Gewalt. Mir war das eigentlich recht – mein Aufenthalt wurde ohne Paul etwas erträglicher.

In der Kantine aß ich immer alleine, denn keiner wollte neben mir sitzen. Alle saßen bei Tim. Das Essen war besser als in jeder anderen Klapsmühle, denn das Krankenhaus war privat, ansonsten jedoch lief alles ab wie überall sonst auch. Das Personal kommandierte uns herum und kümmerte sich einen Dreck. Eine Monotonie aus Ketten rauchen, literweise Tee trinken, Medikamentenvergabe, Fernsehen, schreiende und weinende Menschen. Ich fühlte mich eher wie ein Name und eine Nummer, als ein menschliches Wesen. Meine Eltern kamen gemeinsam vorbei, das half mir. Sonia ließ mich mit ihnen immer alleine. Einmal war meine Mutter furchtbar aufgebracht weil ich den Wunsch äußerte, meinen Vater einen Tag alleine für mich zu sehen. Es wurde der schönste Tag, den ich jemals mit ihm verbracht hatte. Wir spazierten durch Chelsea und den Damm entlang, und sprachen darüber, wie ich meine Krankheit besiegen würde, über Sport und das Leben allgemein. Dieser Tag brachte uns einander näher. Hätten wir das schon Jahre vorher gemacht, wäre uns viel Streit und diese große Kluft die immer zwischen uns gelegen war, erspart geblieben. Wir hätten uns viel Leiden erspart. Trotzdem bereue ich nichts.

Sonia und ich spazierten am Wochenende viel durch den Battersea Park und küssten und kuschelten und flirteten zwischen den Bäumen. Mit jeder Woche wuchsen wir mehr und mehr zusammen. Sie war mein kostbarster Schatz. Ob ich meine Zähne putzte oder beim Essen war, ich träumte ständig von ihr. Sie wurde wichtiger für mich, als ich mir selbst. Sie war eine Wohltat und nach dem psychologischen Modell der Transaktionsanalyse war ich das Kind und sie die Erwachsene. Ich konnte mit meinen eigenen Problemen nicht umgehen, also tat sie es für mich. Manchmal verwirrten mich ihre Rollen: sie war eine Mutterfigur, meine Herrin, ein Engel und auch meine Freundin. Ich sah zu ihr auf und konnte kaum glauben, wie stark sie war: jeden Tag nach der Arbeit kam sie bei mir vorbei, noch keinen Bissen im Magen und immer ein Lächeln im Gesicht. Sie wurde nie wütend oder nervös – alles was sich ein Mann von seiner Freundin eben wünscht. Dann, eines Tages baute ich großen Mist.

So gesehen war es nicht ganz meine Schuld, denn ich war immer noch manisch und mir nicht immer im Klaren, was ich gerade anstellte. Trotzdem ist es eine der Taten in meinem Leben, die ich am allermeisten bedauere. Ich wünschte, ich könnte die Zeit zurückdrehen und das Geschehene auslöschen. Im Krankenhaus war ein schwarzes Mädchen, das an Anorexie litt. Sie war 17 Jahre und ihr Name war Patricia. Eines Abends klopfte sie weinend an meine Tür und erzählte von einem Patienten der sie daran hindern wollte, aus ihrem Zimmer zu gehen und dann versucht hätte, sie zu vergewaltigen. Sie wollte aus Angst dem Personal nichts melden. Also fühlte ich mich verantwortlich, Bescheid zu geben, dass er sie zwar nicht belästigt, allerdings physisch daran gehindert hatte, ihr Zimmer zu verlassen. Außerdem wollte ich ihr Versprechen, dass sie alles ihrem Vater erzählen würde. Sie wusste nicht wie, also schrieb ich ihr ein Gedicht und teilte ihr so mit, wie sie an die Sache rangehen könnte. Sie bat mich, in meinem Zimmer ein Bad nehmen zu dürfen. Für mich war es in Ordnung, denn ich fühlte mich für ihr Wohlbefinden verantwortlich. Sie hatte niemanden, der ihr beistand. Ihr Vater war ein Reggae DJ. *Ich verstand ihn (obwohl wir einander nie getroffen*

*haben), wie ich mich auch mit MC Buzbee verstand. Wir
verbanden uns einfach telepathisch und gemeinsam
veränderten wir die Welt... Immerhin war ich Gott ...
und ich trug das schwarz – goldene Siegel von Jesus ...
der lebte ein paar Türen weiter auf der gleichen Station
...*

*Er war ein Mann mit manisch depressiver Diagnose und
er verehrte mich ... als er mich zum ersten Mal sah,
wusste er, dass ich ein ganz besonderer Mensch bin ...
Für den Rest meines Lebens würde er meinen
Anweisungen Folge leisten ... ich würde ihm eröffnen,
dass er Gott allein dient. Nachdem Patricia mit ihrem
Bad fertig war und sich ankleidete, trug ich ihr das
Gedicht vor. Sie nahm es und setzte sich zu mir aufs
Bett. Ich war nervös. Ich allein war verantwortlich für
ihre Sicherheit, ihr Schutzengel. Es war meine Pflicht,
als ihr weißer Gott auf sie acht zu geben, wo ihr
schwarzer Gott – ihr Vater – nicht bei ihr sein konnte...
Vor allem musste ich sie in ihre Aufgabe als Heiler
initiieren. Wenn sie einmal wusste, wie man andere heilt,
konnte sie ihre Kräfte positiv einsetzen.* Sie küsste mich
auf den Mund und unsere Münder waren für einen
kurzen Moment aneinander, als ein Krankenpfleger in
das Zimmer stürmte.

Patrick, ein großer Schwarzer der jeden Patienten gern
unter Druck setzte, erzählte überall herum: „Er hatte
seinen Schwanz schon draußen". Ich war verdammt
wütend. Eine irische Krankenschwester, seine
Vorgesetzte, begleitete ihn. Ich verteidigte mich, dass
dies völliger Blödsinn sei und sie müsse es ja wissen, wo
sie doch zur gleichen Zeit ins Zimmer gekommen waren.
Wie hätte ich in zwei Sekunden meinen Schwanz wieder
zurückstecken sollen? Ich hatte nicht mal an Sex gedacht
… Ich war Gott. … Ich brauchte keinen Sex … Ich hatte
eine Freundin … Patricia ging und ich wollte eine

schriftliche Erklärung abgeben. Dies tat ich auch und es gab keine Antwort darauf. Per Gesetz wäre das allerdings Aufgabe der Leitung gewesen.

Ich erzählte Sonia sofort die ganze Geschichte und sie war tief verletzt. Was muss sie sich gedacht haben? *„Wie konnte er sich nur so verhalten, wo ich doch immer so gut zu ihm war? Dieser Bastard. Ich liebe ihn und er behandelt mich so. Für wen hält er sich eigentlich? Liebt er mich oder braucht er mich nur für Sex? Wie krank ist er? Wusste er, was er tat oder nicht? Ich weiß nicht, was hier los ist und morgen will ich ihn nicht sehen. Ich werde wieder mehr Zeit mit meinen Freunden verbringen. Er regt mich auf. Er hat mir das Herz gebrochen."*

Ich weiß nicht, warum ich das getan habe. Ich war verwirrt und manisch und hatte grandiose Gedanken. Es ging mir nicht gut und ich war nicht in guter psychischer Verfassung, als es passierte. Trotzdem fühlte ich mich schuldig. Wie konnte ich nur so in meine Manie fallen und dann wieder nicht? Eigentlich war das eine eigenartige Sensation. Tatsache ist, eine Manie verhält sich wie ein Elektroschock. Einen Moment lang verspürst du nichts und dann lähmt sie dich. Du bist dir darüber nicht im Klaren, es ist einfach da. Um den Zustand meines Gehirns zu diesem Zeitpunkt zu analysieren, würde ich hochwertige, medizinische Analysen durchführen müssen und es gäbe wahrscheinlich kein verwertbares Ergebnis. Es war offensichtlich, dass ich nicht in meiner vollständigen psychischen Verfassung war und ich werde das Geschehene immer bereuen. Ich hoffte nur, dass Sonia meiner Manie und mir vergeben würde. Was mich dazu brachte es zu tun, weiß ich bis heute nicht. Es war nicht ich. Jemand spielte mit meinem Verstand. Dionysos oder jemand anderer, aber ich habe keinen von ihnen je sehen.

Der nächste Tag war der erste, an dem Sonia nicht zu
Besuch kam. Ich weinte den ganzen Tag und erzählte
allen Patienten, was passiert war. Sie wussten, dass es
mir schlecht ging und wir einander liebten und trösteten
mich, dass alles wieder gut werden würde. Sie meinten,
dass Sonia mir vergeben würde, weil sie mich liebte und
weil ich so etwas nie tun würde, wenn mein Verstand
gesund wäre. Wir gehörten einfach zusammen. Einer
von ihnen, Pete, ein Millwall Fan der mit 36 Exctasy von
seinem Motorrad gefallen war, wollte sich für mich bei
Sonia einsetzen. Er sprach mit ihr sehr lange und
versicherte ihr, dass sie das Einzige wäre, worüber ich
den lieben langen Tag schwärmte. Das Gespräch schien
etwas in Bewegung zu bringen und ein paar Tage später
gingen Sean, Sonia und ich zu einem Essen ins
Amerikanische Restaurant. Sonia sagte kaum ein Wort
und aß nur Salat. Ich realisierte erst, wie sehr ich sie
verletzt hatte und fühlte mich wie der Teufel persönlich.
Unsere Herzen waren gebrochen und ich sehnte mich,
dass sie wieder füreinander schlagen würden.
Bei manchen Frauen reicht der „Sei nett und halte sie
scharf" – Spruch völlig aus. Nicht mit Sonia, sie ist
außergewöhnlich. Wir hatten ein wahres Ziel und
versuchten gemeinsam darauf zuzusteuern. Wenn man
nett zu seinem Partner ist und ihn sein lässt, wie er ist,
kann es sein, dass er dich für selbstverständlich hält, egal
wie sehr er dich auch liebt. Ebenso wenn du manchmal
mit deiner Zuneigung etwas wartest, schmelzen sie dir in
der Hand. Sonia und ich zerschmolzen regelrecht
ineinander, denn wir liebten uns wirklich. Wir arbeiteten
gemeinsam an den Problemen, die sich uns in den Weg
stellten. Wir diskutierten Probleme aus, ohne einander
anzuschreien und versuchten so rationell als möglich zu
bleiben, wenn einer wütend oder schmollend war. Wenn

du noch „Liebe auf den ersten Blick" dazu addierst, erhältst du als Ergebnis die wahre Liebe.

Am 15. Mai wurde ich nach St. Thomas transferiert und mein Hoch mutierte in tiefe Depression. Die depressive Phase wurde durch einen Vorfall noch verschlimmert. Tim hatte sich in der Vorwoche in seinem Zimmer erhängt. In der gleichen Nacht war ich noch bei ihm, wir spielten uns durch seine CD Sammlung und versuchten uns gegenseitig aufzumuntern. Um etwa 11.30 Uhr klopfte ich an seine Tür.

„Ich hoffe es macht dir nichts aus, dass ich dich besuche. Ich würde gerne Musik hören."

Tim hielt sich seine Stirn und sah besorgt drein.

„Nein, alles klar. Komm rein."

„Wie wär's mit Fat Boy Slim?"

„Klar … aber nicht zu laut."

„Wie geht's dir?"

„Beschissen."

„Mir auch. War die ECT Behandlung heute in Ordnung?"

„Darüber will ich nicht sprechen."

„Tut mir leid."

„Schon in Ordnung." (Er legt sich auf das Bett und schließt seine Augen):

„Die Melodie ist gut."(Ich mache es mir im Stuhl bequem)

„Yeah." (Beide sitzen wir mit geschlossenen Augen, und hören *Talking About My Baby* von Fat Boy Slim. Ich drücke auf Repeat und wir hören den Song zweimal, bewegungslos.)

„Ich gehe jetzt besser. Alles Gute, Tim." (Er nickt, kratzt sich an der Stirn, blickt niedergeschlagen und schließt die Tür ab.)

Verdammt, ich war wohl der Letzte, der ihn lebend gesehen hat. Dieser Gedanke ließ mich nicht mehr los.

Tim war tot. Armer Tim. Hätte ich irgendetwas tun
können, um seinen Selbstmord zu verhindern? Bin ich
schuld daran, dass ich es nicht verhindern konnte?
Tragisch, aber ich weiß, dass ich nichts dagegen hätte
tun können. Es war sein eigener Entschluss und ich
musste nach diesem Vorfall noch besser auf mich selbst
achten. Das war's also mit Tim. Sein Leben war vorbei,
fertig; und es musste so enden. Diese verdammten
Bastarde haben nicht gut genug auf ihn aufgepasst. Sie
hätten ihn gerettet, wenn sie sich wirklich um ihn
gekümmert hätten, aber sie kamen ihrer Verantwortung
nie nach.
Tim hatte sieben seiner acht ECT Behandlungen
erhalten. Vielleicht hatten sie seinen Selbstmord
ausgelöst? Sicher ist, dass sie ihn nicht davor bewahren
konnten. Die Behandlung hatte jedenfalls nicht
rechtzeitig gegriffen. Die gesamte Station weinte und
das Management setzte mehr Personal ein. Nun
kümmerte man sich, aber es war zu spät. Tim war tot.
Der Beliebteste von uns hatte sich selbst ausgelöscht.
Ich beschuldigte Patrick, dass er uns zuviel unter Druck
setzen würde. Dieser Zuchtmeister war ein Tyrann und
verkörperte alles, was Tim in der Army verachtet hatte.
Sein Verlangen danach, jeden zu kontrollieren hat Tim
möglicherweise an seine Grenzen gebracht. Obwohl ich
sehr aufgebracht über das Geschehene war konnte ich
nicht glauben, wie nun alle reagierten. Alle Patienten
suhlten sich in Selbstmitleid. Sie taten sich selbst mehr
leid, als Tim. Was war mit seiner Familie? Wie haben
sie wohl reagiert? Sollten sie nicht schlimmer betroffen
sein? Natürlich waren sie es. Ich zeigte nicht viel
Emotion. Ich stellte viele Fragen, warum das passieren
musste und wurde immer nur aufgefordert, den Mund zu
halten. Dies war nicht einer dieser vorgegeben
Selbstmordversuche. Keiner dieser falschen Ritz- und

Schnittwunden. Tim wollte es wirklich und hat es durch gezogen. Ein Punkt für ihn – er hatte sich für immer aus diesem Scheißloch befreit und lebte nun in der Ewigkeit. Wenn es kein Leben danach gab, so würde er wenigstens in den Herzen und Gedanken seiner Krankenhausfreunde weiter leben, vor allem durch seinen dramatischen Abgang.

Ich fragte mich, ob ich wohl der Nächste wäre. Er war der einzige, der wie ich Lithium uns Sodium Valporate einnahm. Würde ich mich als Nächster umbringen? Zu diesem Zeitpunkt fiel die Depression über mich herein. Hatte ich soviel Mut wie Tim? Würde ich in die gleiche Zwangslage kommen? Oder war seine viel ernster gewesen? Gab es für ihn Optionen? Warum hat er aufgegeben? Was war der letzte Auslöser? Diese Fragen plagten mein Gehirn in einem Raum, in dem ein Dutzend Patienten weinten.

Ich erinnere mich, wie ich darüber erfahren hatte. Seine Eltern wurden zuerst informiert und jeder wurde in das Wohnzimmer zitiert. Ich wusste, dass etwas nicht stimmte und meine erste Frage war: "Wo ist Tim?" Die weiblichen Patientinnen brachen in Tränen aus und Chris, ein männlicher Patient der ebenfalls in der Army gedient hatte, meinte:" Das wissen wir noch nicht, Jay." Er hielt meine Hand. Katie schrie laut:" Warum verdammt erzählt ihr uns nichts? Ich weiß, dass er tot ist. Verdammt, ich weiß es! Vorher ging es ihm gut. Er hatte seinen eigenen Betreuer der alle 15 Minuten nach ihm gesehen hat. Der wurde dann gestrichen. Und er hat sich umgebracht! Verdammte Bastarde, es ist ihre Schuld. Sie haben ihn umgebracht!" Ich setze mich auf den Sessel und brachte nicht mehr als „Scheiße" raus. Tränen rollten über meine Wangen. Es war die Aufgabe des Personals uns zu informieren, aber nachdem niemand in die Nähe von Tims Zimmer gelassen wurde,

wussten wir Bescheid. Tims Tod schien das ganze
Leiden in uns hoch zu schwemmen und es erinnerte
mich an die eine Million Selbstmorde, die jährlich
weltweit stattfinden.

Der Direktor verkündete in aufrichtiger Haltung, was
jeder bereits befürchtet hat. Er war der Mann, der auf
meine Beschwerden über Patrick nicht reagiert hatte. Er
wirkte sehr trivial. Aber war es das? Ich wusste, dass
Tim ihn auch gehasst hatte und er sollte ein Auge auf
Patrick haben. Das Personal beantragte mehr
Unterstützung. Das Problem war, dass die meisten nicht
auf Situationen wie diese vorbereitet sind. Wie sollten
sich die Patienten sicher fühlen, wenn sie wie kleine
schlimme Kinder behandelt werden und nicht wie
Erwachsene mit psychischen Erkrankungen?

Nur zwei hatten vorher Einfühlungsvermögen gezeigt.
Greg, eine australische Krankenschwester die zuvor
siebzehn Jahre als Ingenieurin gearbeitet hatte und eine
Schottin namens Pamela. Der Rest von ihnen war
überhaupt nicht nett und viel intensiver mit Zigaretten
rauchen und Zeitung lesen beschäftigt als das verwirrte
Leben von kranken Menschen wieder in Ordnung zu
bringen. Am gleichen Tag noch hatte ich ein Gespräch
mit einer Ärztin. Sie war aus Südafrika und ebenfalls
empathisch. Sie kümmerte sich um ihre Patienten und
versuchte ihnen sowohl psychologisch als auch
medizinisch zu helfen. Ihr Zugang war komplett
gegenteilig zu dem von Dr. Tannock, der 100% rational
war.

Am Morgen von Tims Todestag blieben einige der
Patienten in ihren Zimmern und dem Wohnzimmer und
trauerten, während andere in die Kunstgruppe gingen,
um Gedichte zu seiner Erinnerung zu schreiben. Tims
Bilder wurden an der Anzeigentafel angebracht. Eines
davon war das Bild mehrerer Vögel, die über das

wunderschöne Meer und den blauen Himmel flogen. Sie wirkten frei. Ich sah auf das Datum und stellte fest, dass das Bild nur zwei Tage vorher entstanden war. Ich musste der schwer depressiven Jean, aber Frau von Welt, die Tim sehr nahe gestanden war erzählen, was passiert war. Sie war verzweifelt und wurde von einer Krankenschwester in ihr Zimmer begleitet. Die Kunstgruppe war die einzig kreative Aktivität, die angeboten wurde. Es gab noch Gruppen wie „Wie gehe ich mit meiner Krankheit um?" und „Wie verstehe ich meine Krankheit?" oder „Entspannung".

Ein paar Tage davor bemalte ich einen Aschenbecher in den Farben der spanischen Flagge für Sonia. An einer Seite stand „Sonia Te Quiero" geschrieben und an der gegenüberliegenden Seite „Jason Te Quiero". Es sah wirklich super aus und ich war hoch erfreut festzustellen, dass Jason und Sonia praktisch Anagramme waren. Das „I" und das „J" können sehr ähnlich dargestellt werden, vor allem künstlerisch. So wirkte mein Geschenk noch romantischer.

Ich fühlte mich verpflichtet zu leben, Selbstmord erschien mir zu selbstsüchtig. Ich liebte Sonia und meine Familie zu sehr und hätte sie nie derart verletzen können. Dieser Tag gehörte Tim und ich schrieb ihm ein sehr persönliches Gedicht über seine positiven und schönen Eigenschaften. Wir wechselten uns ab, trugen unsere Gedichte vor und der Therapeut schrieb ein Gemeinschaftsgedicht, in dem er aus jedem von unseren eine Zeile herausnahm und sie dann zusammenstellte. Er war ein netter Mann, ein Buddhist der seine Arbeit in den Dienst des Helfens stellte und es war offensichtlich, dass er seinen Beruf liebte. Er hatte fantastische Fähigkeiten, Menschen zu führen und war in meiner manischen Zeit sehr geduldig mit mir gewesen. Einmal

meinte er, dass ich „wirklich erstaunlich" sei und ich
fühlte mich geschmeichelt.

Später an diesem Morgen gab es eine
Diskussionsgruppe, wie wir mit Tims Tod umgehen
könnten. Ich nahm nicht teil weil mir zu Ohren
gekommen war, dass manche Menschen keine große
Freude mit mir dort gehabt hätten. Sie wollten keinen
Altphilologen philosophieren hören, der seine eigenen
anthroposophischen Theorien aufstellte, um aus dieser
Welt eine Bessere zu machen. Sie wollten sich in ihrem
Selbstmitleid suhlen und sich ihr Mitleid von den
anderen Gruppenmitgliedern abholen. Einige wollten
wahrscheinlich mehr – die Wurzel des Übels und einen
Schuldigen finden – aber niemand besaß die Intelligenz,
um tatsächlich etwas zu erreichen. Sie brauchten jemand
mit Grips. Darum verstanden Tim und ich uns nicht in
der Gruppe. Er wusste, dass ich der einzige in der
Gruppe war, der Grips hatte wie er und wir verstanden
uns nur dann prächtig, wenn wir zu zweit waren.
Traurigerweise war er der einzige auf der Station
gewesen, mit dem ich mich wirklich verbunden fühlte.
Üblicherweise zwinkerte ich ihm beim Essen zu, wenn
alle anderen gerade seinen Arsch küssten. Er lächelte
immer zurück. Das allerletzte was er zu mir gesagt hatte
war: "Magst du Kajagoogoo?" Ich grinste: "Yeah, die
sind in Ordnung." Ich konnte sie nicht ausstehen, aber
das war die Antwort, die er erwartete. Es gab eine
Affinität zwischen uns und für mich war es das
Traurigste an ihm. Für meine Familie tut es mir immer
noch leid und ich ärgere mich über das Krankenhaus.
Meiner Meinung nach war es ihre Aufgabe, auf ihn acht
zu geben und sie waren unfähig gewesen, seinen Tod zu
verhindern und haben noch ihren Beitrag dazu geleistet.
Die Erinnerung an Tim blieb aus zwei Gründen aufrecht.
Erstens hatte ich Angst davor, genau wie er mein Leben

zu beenden und zweitens wechselte die Dame, der ich von seinem Tod erzählen musste ins St. Thomas Krankenhaus und wollte nicht mehr mit mir sprechen. Ich war so deprimiert über alles was vorging, dass mich ein Gespräch über Tims Tod ernsthaft aufgeregt hätte. Ich war frei von jeder Emotion, außer dass ich mich völlig am Boden fühlte. Die Ressourcen und das Personal am St. Thomas waren schlimmer als in Chelsea. Ich telefonierte einige Male mit Brad und Al Greenwood, meinen 60 jährigen Freund aus Wales. Ich saß herum, rauchte und starrte auf den Big Ben. Von meinem Zimmer aus hatte ich einen fantastischen Blick, konnte ihn jedoch nie schätzen. Ich dachte nur an das Parlament und die Regierung und wie schrecklich man mit psychisch Kranken umging.

Big Ben erinnert mich allerdings an einen Vorfall, den ich im St. Thomas hatte. Gleich zu Beginn, als Sonia mich in das Krankenhaus gebracht hatte saßen wir nachts in einem Straßencafe. Wir betrachteten die Uhr und vor meinem inneren Auge sah ich plötzlich mein Bild als erste Schlagzeile in den BBC Abendnachrichten mit der Information, dass es mir gelungen war, Manische Depression zu heilen. Es war „all in the mind", (*alles im Geiste*) wie George Harrison in Yellow Submarine gesungen hatte.

Während meiner Zeit im Krankenhaus ging ich öfter nach draußen. Manchmal spazierte ich beim Millennium Eye durch die Touristenmengen und fühlte mich bald noch depressiver und paranoider. Also ging ich wieder zurück auf die Station. Es wurden öfter Ausflüge angeboten und ich zwang mich dazu, mitzugehen. Ein Pfleger ging mit zwei von uns in das Tate Modern. Die andere Patientin war eine nervige, manische Australierin die ihr gesamtes Geld in Mailand beim Einkaufen ausgegeben hatte. Sie versicherte immer wie genial es ist, manisch zu sein … Da konnte ich ihr nicht zustimmen. War sie denn nie depressiv? Ich konnte nicht glauben, dass sie mit der Krankheit umging, als wäre alles nur ein guter Witz.

Zwei Mitarbeiter begleiteten uns ins Aquarium. Ich wollte aus Liebe zu Sonia Dali und Picasso sehen. Manche gingen mit, weil es besser war, als auf der ungemütlichen Station herum zu sitzen. Sonia besuchte mich immer noch und wir verbrachten schöne, kuschelige Stunden in meinem Zimmer. In Chelsea hatte man uns beim Liebe machen erwischt, also waren wir im St. Thomas vorsichtiger. Außerdem hatte ich kein Einzelzimmer mehr. Ich teilte mein Zimmer mit Patrick. Er war irischer Alkoholiker. Zum Glück war er anfangs nie da. Dann lief er weg und Sonia und ich hatten mehr Privatsphäre.

Ein Wochenende verbrachte ich in Sonias Wohnung und einmal fuhr ich nach Gloucester zu meinem Vater. Er unterstützte mich sehr und das Band zwischen uns wurde stärker. Er wusste, dass ich in einer kritischen Phase war und hörte mir geduldig zu, als meine Depression sich verschlimmerte. Sie zögerten noch mich auf Antidepressiva zu setzen weil die Möglichkeit davon high zu werden zu groß war, wenn mein psychischer Zustand noch nicht schlimm genug war.

…

Am 12. Juni 2000 wurde ich entlassen und ich werde das dem Krankenhaus nie vergeben können. Eine Krankenschwester entließ mich in dem Wissen, dass ich keinen Platz zum Wohnen hatte. Ich wünschte, jemand hätte sie in meine Position versetzt verdammt. Gerne hätte ich ihr bei der Bruchlandung zugesehen, die ich durchmachen musste. Für wen zur Hölle, hielt sie sich

eigentlich? Margaret Thatcher oder wie? Von Felix'
Wohnung war ich vertrieben und verbrachte eine Woche
in einem Obdachlosenheim in Brixton. Dann lebte ich
eine Weile mit Sonia, aber sie teilte ein Zimmer mit drei
anderen Mädchen in einem Wohnheim. Am
Wochenende mussten wir uns ein Hotelzimmer um 80
Pfund nehmen, denn ihre Zimmerkolleginnen wollten
mich nicht in ihrem Zimmer haben. Sie fühlten sich
nicht wohl, wenn wir herumschmusten und miteinander
schliefen.

Nachdem ich eine Woche gebettelt und geweint hatte,
bot man mir eine Unterkunft in Streatham an. Ich
schämte mich, meine Familie zu besuchen und wenn ich
zu ihnen zurückgekehrt wäre, hätte ich vielleicht nicht
die Kraft aufgebracht nach London zurück zu gehen.
Sonia und ich hätten uns dann möglicherweise getrennt.
Sie bedeutete mir alles. Wäre ich nicht so beharrlich
gewesen, ich wäre bestimmt auf der Straße gelandet. Das
Personal der Vereinigung für Obdachlose waren
Wichser. Sie gaben mir keine Wohnmöglichkeiten,
schoben mich immer hinten an und beantworteten keine
meiner Fragen. Sie behandelten mich wie ein Stück
Hundescheiße, dass man von seinem Absatz kratzt. Sie
waren Afrikaner, konnten kein gutes Englisch, schienen
schlechter gebildet als ich und wollten bestimmen, wie
mein Leben weiterging!

Mein zuständiger Beamter telefonierte mit Felix und
versuchte ihn zu überreden, mich wieder bei ihm
aufzunehmen. Dies war die größte Demütigung meines
Lebens. Ich weinte auf der anderen Seite einer kugel-
und schalldichten Abschirmung. Diese hatte die
Aufgabe, wie ich das verstand, das Personal vor
Übergriffen ihrer Klienten zu schützen. Sehr berechtigt,
wenn man ihre Vorgehensweise verfolgt. Ich spreche
nicht davon, dass es nicht immer gerecht ablaufen kann,

aber sie kümmerten sich tatsächlich einen Dreck um ihre Klienten. Sie glaubten mir nie ein Wort, verloren ständig wichtige Dokumente und behandelten mich argwöhnisch und unfreundlich obwohl ich immer versuchte, ruhig, höflich und so positiv wie möglich zu bleiben.

Als ich im Wohnheim in Streatham ankam, war ich erleichtert über ein Einzelzimmer. Man hatte mir im Obdachlosenheim erzählt, dass ich möglicherweise in einem Bett in einem zwölf – Personenraum schlafen musste. Der Raum war klein und mit dem notwendigsten ausgestattet, die Gegend Schrott aber wenigstens hatte ich etwas Eigenes und musste mich nicht vor Eltern, Freunden und vor allem Sonia schämen. Jeden Nachmittag beeilte ich mich, Sonia in Bayswater abzuholen.

Meine Mutter kaufte mir ein Handy und ich konnte einfacher Kontakt mit Sonia oder meinen Freunden aufnehmen. Es stellte sich als sehr hilfreich heraus und erleichterte Sonia, mich zu lokalisieren. Ich wurde immer deprimierter und meine Stimmung erhellte sich lediglich in Sonias Gegenwart. Ich lebte um sie zu sehen und sie musste angenommen haben, dass es mir besser ging, als ich das nach außen hin zeigte. Ich hielt mich vom Alkohol fern und versank in einer Depression. Ich beobachtete die Landstreicher, die sich vor dem Wohnheim betrinken und ihr Leben wegwerfen. Jeden Tag sah ich den Iren, mit dem ich in St. Thomas ein Zimmer geteilt hatte. Er bettelte um Kleingeld und trank den gleichen 8,4% Cider, den ich in Manchester in mich hineingekübelt hatte. Einmal sprach ich ihn an und er erkannte mich nicht einmal. So wollte ich nicht enden. Dafür war noch genug Würde in mir erhalten geblieben. Zu diesem Zeitpunkt flehte ich meine Psychiaterin an, mich auf Antidepressiva zu setzen. Sie gab mir nur flüchtige Kommentare wenn ich ihr erzählte, dass ich mit den Gedanken spielte mich vor die U-Bahn oder von einem hohen Gebäude zu werfen. Sie versuchte zwar, mich aus der Stimmung rauszuholen, dennoch arbeitete sie meiner Meinung nach unprofessionell. Sie war aus dem orientalischen Raum und ich erkannte nicht, ob sie meine Zwangslage belächelte oder ob das ihr natürlicher Blick war.

Ich erinnere mich an zwei Vorfälle, in denen mein Vater wütend mit mir wurde. Im Garten erzählte ich ihm, dass ich Angst hätte, Sonia zu verlieren da die ganze Situation ihr zuviel werden könnte. Er schnappte und meinte: „Um Gottes Willen, sie ist auch nur ein Mädchen." Ich meinte, dass ich sie liebte und er meinte, ich sollte mich zusammenreißen. Ein anderes Mal brachte er mich zu meinem Bruder und seiner neuen Freundin Angela. Ich traf sie zum ersten Mal. Ich sprach darüber wie dringend ich Antidepressiva brauchte, der Arzt sie mir jedoch verweigerte. Ich hörte nicht mehr auf, von meiner Depression zu sprechen und mein Vater schrie mich an: „Verdammt, kannst du dich nicht einfach mal rausklinken!" Ich begann zu weinen und erzählte, wie ich mich fühlte: Ich wäre schwach, und wüsste nicht, wie lange ich noch unter ihnen sein würde … ich wollte mich umbringen … für jeden war ich nur eine Last. Ich konnte es nicht mehr länger ertragen. Es war mir gleichgültig, ob ich am Leben war oder nicht.

Mein Vater legte seinen Arm um meine Schulter und strich mir über den Rücken. Er war entsetzt: „Jay ich bin für dich immer da, OK?" Ich durfte so lange ich wollte und es brauchte bei ihm bleiben. Er beruhigte mich, dass alles wieder in Ordnung käme und wir uns zusammen da durchschlagen würden. Er meinte, dass er die Psychiaterin anrufen würde, wenn sie mir bei meinem nächsten Besuch keine Antidepressiva verschreiben wollte.

Ich fragte mich des Öfteren, was Sonia von meinem Bruder hielt und umgekehrt. Ich war erfreut und erleichtert herauszufinden, dass sie einander gut leiden konnten. Mein Bruder hatte die vergangenen drei Jahre damit verbracht, seine eigene Firma aufzubauen. Je mehr Erfahrung er sammelte, desto ambitionierter wurde er. Er gründete eine Firma, die Ölgemälde und Bilder verkaufte. Seine Ideen waren sehr innovativ und er arbeitete Tag und Nacht um sein „Imperium", wie er es nannte, zum Laufen zu bringen. Allerdings hatte er nur einen schwachen Kredit bekommen und war ständig in Geldnöten. Deshalb waren seine Geschäfte immer am Stoppen und wieder am Starten. Von unserer Familie erhielt er nicht die Begeisterung für seine Geschäfte, wie er sie sich erhofft hatte, außer von mir. Ich vermittelte ihm immer wieder gute Kontakte zwischendurch. Nur die Zeit wird es bringen, ob Dr. Crichton eines Tages abheben wird. Wenn nicht, sieht er sich von genug Schönheit in dieser Welt umgeben, um eine glückliche Existenz zu führen.

Um seine Ausgaben abzudecken lag er Mutter, Vater, mir, Nan und Großmutter ständig in den Ohren, ihm aus zwei Gründen Geld zu leihen. Zum ersten meinte er, er hätte das verdient so wie wir ihn in der Vergangenheit behandelt hatten. Zum zweiten glaubte er daran, dass eine Familie dazu verpflichtet war, ihren Mitgliedern in finanziellen Nöten zu helfen. Ich versuchte mich da heraus zu halten. Wenn es zur Familie kam, stellte ich mich nie auf eine Seite. Ich machte meinem Bruder klar, dass er von mir kein Geld mehr bekommen würde und endlich sorgsamer mit seinem umgehen sollte. Er sollte endlich Prioritäten setzen.

Die ganze Geschichte stresste mich zu sehr. Wenn ich zuviel über meine Familie nachdachte, wurde ich ängstlich. Wenn ich Angst hatte, stieg mein Blutdruck.

Wenn mein Blutdruck zu lange zu hoch war, wurde ich schnell high. In meiner Therapie war mir klar geworden, dass ich mit allen Alltagssorgen fertig werden konnte, außer es ging um meine Familie. Die Erinnerungen an sie, wenn wir uns trafen – alles war immer sehr emotional. Ich hielt es nicht aus, wenn sie sich ständig gegenseitig kritisierten oder sich um den anderen sorgten. Ich wollte gute oder eben keine Neuigkeiten. Ich war zu schwach, um all diese unterschiedlichen Stränge miteinander zu verweben.

Mein Bruder verbindet derart tiefe Liebe und Mitleid zu Kunst und Schönheit, dass es manchmal kaum zu glauben ist. Er liebt Beethovens Musik, Kunstbetrachtung und Philosophie. Er ist unglaublich belesen und als Liebhaber sehr romantisch. Er ist immer für mich da, wenn ich Hilfe brauche. Es kümmert ihn nicht, wenn ich ihn in den frühen Morgenstunden wecke und dann aufgebracht oder high bin. Manchmal scheint es sogar, als hätten wir eine metaphysische Verbindung. Wenn ich ihn anrufe, denken wir oft an die gleichen Dinge.

Er ist dermaßen interessiert an Objekten, der Welt und dem Universum, dass er dazu tendiert, ungewöhnlich viel darüber zu sprechen. Aus diesem Grund ist es oft schwer, ein Wort in seiner Gegenwart einzuwerfen. Er ist ein brillanter Kopf. Manchmal möchte man seine Worte mitdiktieren, weil sie soviel Sinn für einen selbst und die gesamte Menschheit zu haben scheinen. Er versteht, wie das Universum funktioniert und warum sich Menschen eben so verhalten wie sie es täglich tun. Allerdings wechselt er immer von einem Extrem in das Nächste. Einmal ist er der perfekte Gentleman und bald darauf der Typ an der Bar ohne einen Penny in der Tasche. In einer Minute spaziert er im Smoking aristokratisch zum Ball, die Nationalflagge schwenkend,

in der nächsten sieht man ihn im gammeligen T - Shirt,
kaputten Jeans und löchrigen Socken.
Wie auch immer, Angela war eine 25 jährige
Bildhauerin aus Glasgow, deren Mutter sich um
Obdachlose kümmert. Als sie Harvey traf, der zu dem
Zeitpunkt 29 war, trug er ein Mönchskostüm im Garten.
Angela und ihre Mutter waren vorbeigekommen, um
meine Großmutter zu bitten, einen reformierten
Entlassenen bei sich zuhause aufzunehmen. Angela,
Harvey und ich waren ein paar Mal gemeinsam weg und
ich war froh, meinen Bruder dermaßen glücklich zu
sehen. Ich wünschte, dass das für ihn immer so bleiben
würde. Wie auch immer die Geschichte ausgehen würde,
ich war Angela dankbar meinem Bruder wieder zum
Lieben verholfen zu haben. Mit ihr zusammen zu sein,
half ihm über seine Frauenfeindlichkeit hinweg zu
kommen und es erweckte seine romantische Seite
wieder zum Leben. Das hieß, dass mein Bruder über
seine schlechten Erfahrungen mit Frauen hinweg war
und in Zukunft wieder fähig sein würde, sich auf die
Liebe einzulassen. Dann würde er in seinen alten Tagen
nicht alleine sein, wie meine Großmutter das war.
Harvey ist ein armer reicher Mann mit gebrochenem
Herzen. Immer wenn ich wieder krank wurde, traf ihn
das sehr hart. Tatsache ist, wären wir nicht durch diese
harten Erfahrungen gegangen, würden wir nicht jetzt
dermaßen entschlossen an unserem Erfolg arbeiten. Mit
meiner Familie bin ich nun im Reinen und Harvey wird
das auch sein, bald schon. So kann meine Mutter endlich
aufhören zu denken, dass „alles ihre Schuld" ist. Bitte
Mum, denke nie wieder daran, eine Überdosis zu
nehmen. Mein Bruder und ich sind stolz darauf, wie wir
sind! Du kannst das Leben jetzt genießen. Auch Dad. Ihr
habt es beide verdient.

Blut ist dicker als Wasser und ich liebe jeden einzelnen in meiner Familie. Deine Familie kannst du dir nicht aussuchen, aber du kannst dich damit abfinden und auch wenn Freunde kommen und gehen, deine Familie bleibt üblicherweise immer in deiner Nähe. Sie lieben dich, wie du bist – nicht dafür, was du ihnen geben kannst oder mit ihnen anstellst. Das ist jedenfalls die Idealvorstellung und in meinem Fall trifft sie auch Gott sei Dank zu.

Als ich beim nächsten Mal meine Ärztin sah, setzte sich mich auf Efexor. Diesmal funktionierte ich sogar sexuell und eine Wirkung stellte sich schon nach Wochen ein. Ich hatte lange genug durchgehalten, um nicht wie Tim zu enden. Es gab Momente, da befürchtete ich aufgeben zu müssen, jedoch der Wille zu kämpfen und zu leben, waren stärker als der Wunsch zu sterben. Ich erzählte Sonia einmal, dass ich mich umbringen wollte, wäre sie nicht so wichtig für mich. Derart aufgebracht habe ich sie noch nie gesehen. Sie meinte, es wäre unfair sie so unter Druck zu setzen. Es war, als würde ich sie erpressen, bei mir zu bleiben. Wenn sie mich verließe würde ich mich umbringen und sie würde sich die Schuld dafür geben. Zu diesem Zeitpunkt war ich dermaßen deprimiert, dass ich von mir dachte, ich würde die Wahrheit sagen. Menschen haben eine Menge Vorsätze. Schau dir Robert de Niro in der russischen Roulette Szene in *Deer Hunter* an. Man bringt ihn bis ans Limit und er hält durch. Ich weiß nicht, ob ich ohne Sonia überlebt hätte. Ich bin froh, das nie herausfinden zu müssen. Gott sei Dank hab ich auch ihr diese Erfahrung erspart.

Nach vier Monaten Antidepressiva war mein Leben wieder erträglicher. Sonia und ich hatten unsere Höhen und Tiefen aber entwickelten eine tiefe Beziehung. Sie ging mit ihren Freunden in den Ferien nach Biarritz und ich überlebte ohne sie. Einige Monate zuvor wäre das undenkbar gewesen. Meine Stimmung war stabil genug, um uns einen Urlaub auf Korfu zu ermöglichen. Wir mieteten uns ein Auto und liebten die schlangenförmigen Straßen. Ich plagte meinen Berater, den Hausarzt und den Psychologen, mir eine Wohnung in Vauxhall zu organisieren. Am 15.Oktober 2000 stimmten sie mir zu und ich bekam meine eigene Wohnung. Sie war leer und ich erhielt ein 1000 Pfund Stipendium aus dem Sozialfond für die wichtigsten Einrichtungsgegenstände. Das war eine große Hilfe und ich schulde einer der Angestellten dieser Abteilung großartige Unterstützung. Sie ist Asiatin, arbeitet im Büro und gab mir den Hinweis, um dieses Geld anzusuchen. Ohne sie wäre ich nie darauf gekommen und sie war sehr nett und half mir mit den Formularen. Einige Monate später sah ich sie wieder und dankte ihr noch einmal. Sie war froh dass ich wieder auf meinen eigenen Beinen stand und meinte, es wäre schön, eine ihrer „Erfolgsgeschichten" vor sich zu haben. Und in diesem Wohnheim gab es nicht allzu viele Erfolgsgeschichten.

Kapitel 11 – So ist es

Also, im Oktober 2001 bezog ich zum ersten Mal in meinem Leben meine eigene Wohnung. Ich war stolz und hatte viel Freude damit, diesen leeren Platz mit meiner Einrichtung zu füllen und mit meiner Identität zu prägen. Außerdem sind es lediglich 15 Minuten Gehzeit zum Krankenhaus und die Wohnung liegt im ersten Stock – d.h. weniger Möglichkeiten für Einbrecher, um mich zu überraschen.

Meine Mutter und mein Vater halfen mir beim Einrichten und er malte das Wohnzimmer in Magnolie aus – auch er liebt es wie ich, einen Raum in dem man viel Zeit verbringt, gemütlich und warm zu gestalten. Es war ein Neustart und alles begann langsam Form anzunehmen. Klar ist allerdings, dass ich mich in meiner Wohnung nur halb so wohl fühlen würde, hätte mein Vater nicht unglaublich viel Zeit, Liebe und Einsatz aufgewendet, um alles sauber und funktionell zu gestalten.

Alles in allem ging es endlich aufwärts in meinem Leben. Es war eine große Erleichterung, als mir die zuständigen Behörden versicherten, dass ich nie aus dieser Wohnung delogiert werden könnte – auch nicht im Falle einer neuerlichen Erkrankung. Alle zwei Wochen ging ich zu meinem Psychologen und mit der Zeit konnte ich mir auch eingestehen, dass ich ihn tatsächlich brauchte. Nachdem meine innere Bereitschaft zur Zusammenarbeit gegeben war, begannen wir gemeinsam an einem intensiven Konzept zu arbeiten, um einen Rückfall zu verhindern. Carol Busch, meine Psychologin, ist eine im mittleren Lebensalter stehende, sehr intelligente und gelehrte Dame, unterstützte mich dabei, meinem Leben wieder Perspektiven zu geben und realistische Ziele für die Zukunft zu setzen.

Wichtigerweise konzentrierten wir uns auf die ersten Warnsignale, die auftauchten bevor ich high wurde und auf eine neue Episode zusteuerte. Wir erfassten dabei neun Warnzeichen:

Das erste Anzeichen ist *Energie*: mehr Energie als gewöhnlich ist eine potentielle Gefahr, da sie zu übermäßiger Aktivität verleitet und einem schneller die Organisation des Alltaglebens aus den Händen gleitet. Also, gut darauf achten. Das zweite Anzeichen einer beginnenden Episode ist *Schlaf*: zwei bis drei Stunden später als gewöhnlich abends schlafen zu gehen, dann Einschlafschwierigkeiten und schließlich weniger Stunden als üblich zu schlafen (fünf bis sechs Stunden). Eine dritte Warnlampe sollte aufleuchten, wenn *Alkohol* ins Spiel kommt: ein halbes Pint Lagerbier löst bei mir ein flaues Gefühl im Kopf aus, bringt mich durcheinander und mein Herzschlag steigt an. Meine Stimmung ändert sich und ich kann depressiver, stiller, verwirrter, selbstbewusst und grandios werden. Das vierte Anzeichen ist *Koffein*: kleine Mengen Kaffee oder Coca – Cola lösen Angstgefühle aus und mein Herz schlägt schneller. Fünftens, *Diät*: Ich esse weniger qualitatives Essen, koche weniger selbst und esse mehr Fastfood – vor allem Burger. Sechstes Anzeichen: *Kopfweh und Migräne*. Siebtes Warnsignal: die Art, wie ich meine *Sozialkontakte* gestalte. Ich werde viel gesprächiger mit Freunden und Fremden, bin untoleranter und kritisiere andere ständig. Ich beschwere mich über schlechte Bedienung, fühle mich in Gesellschaft öfter unwohl, suche mir Zuspruch bei meinen „verrückten" Gedankengängen, mache mir ständig Gedanken, wie andere über mich denken. An acht Stelle steht das Gefühl von *Einsamkeit*: ich fühle mich immer einsamer und suche verstärkt den Kontakt zu meiner Familie und alten Freunden; oder versuche neue Freunde zu gewinnen. Abschließende Kategorie: *Sex*. Ich werde perverser und unterwürfig, verliere den Kontakt zur Realität und bin in Gedanken auf „meine Herrin" fixiert.

Die Ausarbeitung dieser Warnzeichen mit meiner Psychologin ist auf einen längeren Zeitraum ausgerichtet und eine große Hilfe, sollte meine Situation wieder einmal außer Kontrolle geraten. Kombiniert mit der richtigen Medikation spielen sie eine Schlüsselrolle, um ernste Episoden abzuwenden und mich „vom Irrenhaus" heraus halten. Ich werde nie die Möglichkeit haben herauszufinden, wie schwerwiegend meine Erkrankung in Vergleich zu anderen ist, aber ich hüte mich davor, Nachforschungen anzustellen. Ich bin entschlossen, alles für eine stabile Gesundheit zu tun. Der Boxer, der äußerst hart getroffen war, schaffte es, sich wieder aufzurichten und fand genug Stärke in sich selbst und Hilfe in der Stärke jemand anders:

Still seein' Sonia
Bein' honest with ya
Hope we can be together
Forever and forever
Your love is true to me
As mine will always be
So sorry to hurt you
What was I supposed to do?
Hope we can get through it
I was evil when we met
For that I'll always regret
We're so close now
That I've taken this vow
Always to be faithful
Rather than be so hateful
You've been so loyal

Manie in Dosen

Removed my hate with toil
I was scared of life
Been through so much strife
Now I'm so much stronger
Just hang on a little longer
I love you more than anything
Our happiness is the key thing
Thanks for your help and aid
For that you didn't get paid
I'll never forget your tender love
My wonderful magical dove ...

Durch eine wundervolle Frau aus einem anderen
Kulturkreis wurde diesem Mann eine Art von
Menschlichkeit zuteil, die heiliger ist als alles, was er
jemals zuvor erlebt und erfahren hatte. Sie zu treffen und
mit ihr zusammen zu sein half ihm dabei, all die
Schmerzen aus seiner Vergangenheit verheilen zu lassen
und zum ersten Mal war er er selbst. Er entdeckte seine
Identität ohne Anmaßung und Vorwände und wie auch
immer das Ende aussehen würde, er war ihr für immer
dankbar. Sonia Fernandez Bascones war ein Schlüssel zu
Jason Peglers neuem Leben.
Stolz, Entschlossenheit, Frustration, Ärger und der
Wunsch anderen die Erfahrung ähnlicher Tyranneien zu
ersparen werden ihn in seiner Arbeit immer vorantreiben
und er wird kämpfen, solange er kann. Obwohl ein
Außenseiter, wird er immer an einen Sieg glauben und
ohne Limit Runde für Runde kämpfen. Jemand muss
K.o. gehen, außer es kommen beide zur Vernunft und
stoppen den Kampf.
Er kämpft um psychische Gesundheit, kämpft für die
armen, verrückten Bastarde, die durch die
Krankenhausgänge irren und mit dem Gedanken spielen,
sich umzubringen. Er kämpft für die Leute, denen man

aufgrund ihrer Hautfarbe immer mit Vorurteilen gegenübertritt. Er kämpft für die Erinnerung an die Juden, die dem Holocaust zum Opfer gefallen sind. Er wird seiner eigenen traurigen Vergangenheit Frieden schließen, um einem leidenden Kollegen zur Seite zu stehen. Möglicherweise konnte er einem 17 Jährigen mit Manischer Depression dabei helfen, seine Krankheit zu akzeptieren und es würde ihm eine Menge Schmerzen und Leid sparen. Betroffenen könnten viele schlimme Erfahrungen erspart bleiben. Das, in der Tat, ist sein Lebensziel. Und wenn es das Leben *eines* armen Kerls ist, der seine Krankheit annehmen und damit leben lernen kann. Dann, und nur dann, hatten sich die Selbstreflexionen und all die Analysen gelohnt.

Kapitel 12 – Kieferprobleme

Mit November 2000 schien sich alles nach oben hin zu
entwickeln. Ich hatte mich in meiner Wohnung gut
eingelebt und im Laufe der Zeit wurde ich mit meiner
Krankheit versöhnlicher. Manche Tage waren allerdings
schwieriger als alle anderen. Ich war immer noch
depressiv und musste auf die Einnahme meiner
Medikamente und auf eine Veränderung meiner
Stimmungslage achten. Wenn ich beispielsweise die
Dosierung meiner Antidepressiva zu früh verringerte,
würde ich wieder depressiver sein, allerdings konnte
eine erhöhte Dosis neuerdings eine manische Phase
auslösen. Wie jede Episode konnte diese dann die Letzte
sein. Game over – das Spiel ist aus, du bist Geschichte.
Ich war versorgt mit Valium, um mich in gestressten
Situationen entspannend zu können. Ich war viel
verwundbarer als Menschen, die nicht an bipolaren
Störungen litten und konnte mein Leben nur in einer Art
und Weise leben, die meinen Umständen entsprechen
würde. Trotzdem wusste ich Wichtigerweise, dass ein
Teil meiner Krankheit psychologischen Ursprungs war
und das es mir möglich war, trotzdem ein anständiges
Leben zu führen und nicht aufzugeben. Der Ball, bis zu
einem gewissen Ausmaß jedenfalls, war in meiner
Hälfte. Ich wollte nicht zu einem Hypochonder werden,
der seine Ziele, Träume und Ambitionen nicht mehr
verfolgte. Jedes Mal wenn ich auf den Boden gekracht
war, bin ich wieder aufgestanden, denn ich bin ein
Überlebenstyp.
Meine positive Einstellung, die ich mir selbst zugelegt
hatte, wurde noch einmal strengstens geprüft, als ich im
Dezember 2000 noch eine Episode – oder ein ernsthaftes
Aufblitzen, wie meine Psychiaterin es nannte – erlebte.
Ein bemerkenswerter Unterschied zu den vormaligen

war das Ausbleiben einer Einweisung ins Krankenhaus.
Ich war früher aufmerksam geworden und das ersparte
mir immenses Leiden. Es traf mich hart wie immer,
jedoch die Arbeit an den Präventionsmaßnahmen hatte
mein Bewusstsein geschärft. Ich versuchte wie
Mohammed Ali zu handeln, als er von Joe Frazier in
ihren unglaublichen Kämpfen geschlagen wurde. Ali
meinte, dass ihn Frazier dermaßen hart traf, dass er
nichts spüren konnte. Sein Körper war völlig taub.
Auslöser war meiner Meinung nach die Fertigstellung
des ersten Teils meiner Memoiren am 30. November
2000. Mein Rückfall traf eine Woche später ein. Ich
hatte das größte Ziel meines Lebens zu diesem Zeitpunkt
erreicht und trotzdem brach ich augenblicklich danach
zusammen. Hatte mich die Auseinandersetzung mit mir
selbst überfordert? Tja, geholfen hatte es offensichtlich
gar nichts. Ich setzte mich selbst unter Druck, indem ich
in acht Wochen   50 000 Wörter schaffen wollte. In
Anbetracht meiner Verfassung und der Bedeutsamkeit
der Aufgabe hatte ich mich überschätzt. Meine Mutter
hatte mich gewarnt, aber ich kämpfte zu verbissen. Ich
hatte mich mit meinen Million – Ziel – Freunden Mark,
Sean, Felix und meinem Bruder gemessen. Ich kämpfte
zu hart, um mit meinem Freund, dem Journalisten
Dominic auf einer Augenhöhe zu sein und landete dabei
auf meinem Arsch. Der hohe Level meiner Erwartungen
brachte mich zu Fall. Ich selbst war mein eigener,
schlimmster Feind und setzte mich unter Druck, als das
Risiko zu hoch war.

Die Erfahrungen über das Schreiben meiner
Lebensgeschichte war eine Achterbahnfahrt, die sich
völlig von meinen bisherigen abhob. Begonnen hatte ich
im Juli 1998, am Tag nachdem ich von der Barclay Bank
ausgestiegen war. Ich hatte neun Monate lang Vollzeit
gearbeitet – sechs davon bei Barclay's – und die Idee

meiner Memoiren entstand während dieser Zeit. Meine Gesundheit verbesserte sich stetig und ich wollte immer mehr und mehr darüber schreiben. Ich schrieb in zwei Wochen 15 000 Wörter und ich war über das Endergebnis derart aufgebracht, ausgelaugt und gleichzeitig beflügelt, dass ich zwei Jahre lang nichts mehr dazufügen konnte. Zu dem Zeitpunkt als ich wieder daran arbeitete und den ersten Abschnitt fertig stellte, ließ ich erstmal die schlafenden Hunde ungestört. Ich fand mehr über mich selbst heraus und lernte mich den schlimmen Erfahrungen meiner Vergangenheit zu stellen. Mein Ärger, die Frustration, Ausbrüche und Verbittertheit kamen aus den Schränken gekrochen und die Geister aus Green Lane, die Reste aus Gloucester, Manchester und sogar einige aus London hatten sich verflüchtigt. Alles in allem war es eine lösende Erfahrung.

Am gleichen Tag hatte ich einen Termin bei meiner Psychologin und sie gratulierte mir für die Fertigstellung. Ich schaffte es außerdem noch, von meinem Arzt eine Einführung in die Dosierung meiner Medikation zu bekommen. Unglücklicherweise sollte ich bald wie Hamlet enden – der Überhandnahme meiner eigenen abenteuerlichen Veranlagung.

Die Konzentration auf das Thema meiner psychischen Erkrankung machte mich zu einem gewissen Ausmaß wieder verrückt. Verrückt wie ein Hutmacher, in der Tat. Außer diesem, welchen Grund gab es noch? Es war offensichtlich. Meine Medikation war nicht ideal und musste neu eingestellt werden; das brauchte Zeit und jahrelange Erfahrung, um den Unterschied zwischen glücklich, high und zufrieden zu erkennen. Ich wusste, dass mir noch weitere Rückfälle bevor standen und es würde noch eine Weile dauern, bis mir selbst eine Früherkennung möglich war. Tatsache war, dass ich in diesem Fall früh genug Hilfe aufsuchte und ich mich so einige Monate vor der tiefsten Hölle retten konnte – und möglicherweise auch mein Leben. Ich rettete mich selbst davor, zu introvertiert zu werden und aufzugeben. Ich rettete mich vor einer chemischen Depression in einem ungeahnten und unerwünschten Ausmaß. Ich war gerettet, aber das Gefühl war gleich, der Schlag traf mich hart wie die paar Male zuvor und der Einschlag war unbeschreiblich intensiv. Ich war ein bedauernswertes, schwaches und wabbeliges Wrack. Das Gefühl war das eines Fixers auf Entzugserscheinungen und in verzweifeltem Verlangen nach einem Schuss.

Andere Stressoren trugen dazu bei, dass ich wieder high wurde und der massivste war eine Auseinandersetzung mit Sonia. Wir waren uns im Dezember 2000 mittlerweile sehr, sehr nahe und hatten bisher kaum gestritten. Sonia behält ihre Gedanken immer lieber für sich und ich versuchte ständig, schreien, Anschuldigungen und Argumente an den Kopf schmeißen zu vermeiden. Meine Eltern waren mir da schlechte Vorbilder. Sonia und Anna (ihre beste Freundin in London, 20 Jahre alt aus Neapel und im ersten Jahr des Marketingstudiums) wollten dringend aus dem Wohnheim ausziehen, in dem sie seit April 2000 gewohnt hatten. Eigentlich waren sie in der gleichen Woche dort eingezogen, wie ich im Krankenhaus. Ich schlug vor, dass sie in der Zwischenzeit bei mir einzogen, bis sie eine neue Wohnung gefunden hatten. Ich würde auf Annas Habseligkeiten aufpassen, wenn sie für drei Wochen nach Italien zurückging. Sie könnte sich drei Wochen Miete ersparen und Sonia sogar mehr, da sie über Weihnachten für einige Wochen ihre Familie in Spanien besuchen wollte. Ich wollte sie tatsächlich unterstützen, jedoch als ich den Vorschlag vorbrachte, fühlte ich mich plötzlich völlig überfordert. Panik ergriff mich. War die Wohnung nicht doch zu klein für all diese Sachen, die dann zusätzlich herumstehen würden? Alles würde chaotischer als üblich sein und ich wusste, dass ich wieder diese Aufräumaktionen – wie ich das früher schon bei meinen Freunden gemacht hatte – starten würde. Ich sprach mit meinem Psychologen, der mir empfahl mein Angebot wieder zurück zu nehmen, trotzdem wollte ich etwas für die beiden tun. Sie hatten mir soviel geholfen und ich wollte mich endlich dafür revanchieren.

Am Freitagabend des 1. Dezember 2000 ging ich mit Sonia in ein klassisches Konzert, zu Händels *Messias,* in einer Kirche am Sloane Square. Sonia hatte Karten dafür gewonnen. Während der Pause kaufte ich ein Glas Wein für Sonia und während ich an meinem Orangensaft nippte fragte ich sie, ob sie und Anna mir 20 Pfund die Woche für die Miete bezahlen würden, solange sie bei mir wohnten. Ich bin ein sehr wachsamer Mensch, wenn es um Geld geht und dachte, es wäre mein gutes Recht etwas zu verlangen und außerdem würden die beiden sich wieder rascher um etwas Eigenes umsehen.

Sonia rastete aus und wir verließen die Kirche augenblicklich. Für mich war ein sehr romantischer Abend von einem Moment auf den anderen gekippt und das wiederum regte mich auf. Ich realisierte, dass ich ihren Stolz verletzt hatte und war so frustriert darüber, dass sie meine Entschuldigung nicht akzeptierte, dass ich sie anschrie, sie solle sich doch zum Teufel scheren. Es war dunkel und etwa zehn Sekunden später sah ich mich nach ihr um, doch sie war von der Dunkelheit verschluckt. Verzweifelt sah ich mich nach Sonia um und rief ihren Namen, aber sie war weg.

Schließlich sah ich sie wieder im Wohnheim in Bayswater um etwa 11.30 Uhr nachts. Ich erzählte Anna was passiert war und wusste, dass ich auch sie verletzt hatte. Ich hatte mich wirklich egoistisch verhalten und ihren Stolz verletzt. Sonia wollte mich nicht sprechen. Ich konnte sie dann doch zu einem Spaziergang überreden und sie war dermaßen desillusioniert, was unsere Beziehung anbelangte, dass sie eine Beendigung in Betracht zog. Wir weinten beide und wussten, dass alles eigentlich völlig anders zwischen uns laufen sollte, also willigte ich ein und versprach ihnen einen Platz in meiner Wohnung.

Ich durfte bei ihr übernachten und ich ging bald am Morgen. Ich hatte nicht vor, sie anzubetteln – wie ich das mit Meredith getan hatte – bei mir zu bleiben. Ich dachte, dass auch ich meinen Stolz hätte. Außerdem erwartete ich, dass sie zu Dominics 30. Geburtstag an diesem Abend kommen würde. Ich freute mich darauf, Tara wieder zu sehen und vor allem wollte ich Sonia offiziell als meine Freundin vorstellen. Sie kam schließlich und wir spielten den anderen etwas vor.

In den nächsten Tagen sprach ich mit meinen Eltern über das, was ich getan hatte und beide meinten, ich sei im Unrecht. Ihr Urteil überzeugte mich.

Nachdem ich meine Memoiren fertig waren, begann sich meine Stimmung zu heben und ich erlebte alles wieder sehr intensiv. Der Streit mit Sonia ließ meine Ängste wachsen und ich war sehr lebhaft auf Taras Party. Ich hatte vier Flaschen Stella getrunken – mein mögliches Maß in den letzten zwei Jahren – jedoch aufgrund der starken Medikation war ich schnell betrunken. Ich betrunken genug, um mich beim Tanzen auffällig hervor zu tun. Ich tanzte Hip-Hop, intensiv zu House of Pains „Jump around", und etwa 20 Menschen standen um die Tanzfläche und applaudierten. James Brown wäre richtig stolz auf mich gewesen. Ich denke nicht, dass ich manisch war, jedoch zeigt dieser Vorfall, dass ein Manisch – Depressiver sehr vorsichtig sein muss, wenn er sich glücklich fühlt. Der Grat zwischen Glückseligkeit und der ersten Stufe einer Manie ist sehr schmal. Ich hatte mein Alkohollimit seit dem Abend, an dem ich vom Türsteher geschlagen wurde, unter zwei Pints pro Tag halten können.

Am 4. Dezember traf ich einen Typen aus New York in Oxford Street. Er arbeitete für das Obdachlosenheim. Außerdem unterrichtete er an einer Filmschule in Bristol und gab mir eine Adresse, an der ich mein Drehbuch für „Can of Madness" von Fachleuten beurteilen lassen konnte. Das kostete mich zwar 15 Pfund, aber das war es wert. Am Mittwoch den 6.Dezember, fünf Tage nach unserer Auseinandersetzung, lud ich Sonia zu einer Überraschung ein. Ich hatte erstklassige Karten für ein Ballet in West End besorgt.

Wir trafen uns um sieben und ich weinte mir meine Augen aus dem Kopf. Ich eröffnete Sonia, dass ich nicht mit ihr ins Ballet gehen konnte, da ich wieder manisch war. Ich hatte Angst und es war mir unmöglich, mich zu konzentrieren. Ich war krank. Verdammte Scheiße. Nicht schon wieder. Wann war dieser Alptraum endlich zu Ende? Ich hatte keine Kraft mehr. Ich würde das nicht noch einmal schaffen. Ich war zu schwach. Warum ich? Warum zum Teufel ich? Warum konnte es verdammt noch mal zur Abwechslung mal nicht jemanden anders erwischen? Das ist nicht fair. Ich war unglaublich froh, dass Sonia bei mir war. Keine Ahnung, was ich ohne sie getan hätte. Ohne ihre Liebe war ich noch verletzlicher. Ich wäre noch nutzloser. Das Lamm eines Schlachters; „Fleisch ist Mord" – wie Morrissey und Smiths das passend formulieren.

Ich hatte am selben Morgen meinen Arzt besucht und er realisierte gleich, dass ich high war und gab mir entsprechend dafür Medikamente: Diazepam, besser bekannt als Valium, Risperdon, Zimovan, Droperidol

und Procycladin. Wir vereinbarten einen neuen Terin am
Montag den 11. Dezember, um erste Resultate zu
besprechen. Von da an überwachte Sonia genauestens
meine Einnahme.

Ich erinnere mich genau an diesen Zustand. Mein
Termin mit Dr. Richard Haslam war um ein Uhr
nachmittags am Mittwoch dem 6. Dezember, 2001 und
ich war mit Mark am Morgen Squash spielen verabredet.
Er lebte in einer schicken Wohnung in Clapham
Common und war einer meiner besten Freunde in
London. Ich erzählte ihm, dass ich mich high fühlte und
Angst vor einer neuerlichen manischen Episode hätte.
Ich brach in Tränen aus und meinte, dass mein Kopf
schon wieder völlig am Durchdrehen war. Mark strich
mir über den Rücken und bot mir eine Kopie des neuen
U2 Albums an. Im Hintergrund wurde in dem Moment
„A beautiful day" aus diesem Album gespielt.
Anstatt gleich zur Squash – Halle zu gehen, zauberte
Mark erstmal ein erstklassiges Frühstück für mich. Er
stellte MTV an, kochte guten Kaffee und meinte, ich
könnte mich erstmal entspannen. Mark war ein
exzellenter Koch. Immer wieder mischte er seinen
Kaffee mit Brandy und nahm zwischendurch ein paar
tiefe Züge seiner Marlboro Light. Während er kochte,
räumte er pingelig seine Wohnung auf. Er war 29,
beinahe vier Jahre älter als ich und kam aus einer reichen
Familie. Die meiste Zeit seines Lebens hatte er im
Marketingbereich gearbeitet und genoss hin und wieder
ein Gläschen zuviel. Außerdem nahm er manchmal
Pillen und einen Joint lehnte er selten ab. Als er einmal
für eine IT – Firma gearbeitet hatte, regte ihn die
fehlende Genialität an seiner Tätigkeit maßlos auf. Mitte
2001 leitete er eine Computerfirma, die von seinem
Vater aufgebaut worden war. Der Job war von höchster
Anstrengung und er trug eine Menge Verantwortung für

seine Mitarbeiter. Er war geschäftlich sehr viel in Boston unterwegs, jedoch immer für mich da, wenn ich Unterstützung brauchte. Dann zog er mit einer irischen Journalistin namens Maria zusammen. Sie war sehr nett. Erst wohnten sie in einer Wohnung an der Tower Bridge und anschließend in Clapham Junction.

Als ich MTV in Marks Wohnung verfolgte, versuchte ich nach einem bestimmten Schema zu atmen, wie es mir meine Psychologin Carol Busch beigebracht hatte. So sollte sich mein innerer Stress reduzieren. Es war zu spät und ich war schwach und zerbrechlich wie ein kleines Baby. Ich war vertieft in den Bildschirm und verfolgte das eindrucksvollste Video, das ich bis dahin gesehen hatte. Es handelte sich um „Coffee and TV" von Blur und ich begann vor lauter Angst zu weinen. Im Video spaziert ein kleiner Milchkarton durch eine gefährliche Gegend. Plötzlich sieht er einen rosa weiblichen Milchkarton und verliebt sich, jedoch wird sie von einem Auto überrollt, als sie aufeinander zugehen. Ein Tropfen Milch kullert aus seinem Auge, als er sich seine Liebe in dem platten Zustand sieht. Am Ende des Videos wird er von einem Bandmitglied im Mülleimer entsorgt und steigt an der Hand eines Engels in den Himmel auf. Als sie überfahren wurde, regte mich das dermaßen auf, und ich fühlte mich tatsächlich so, als wäre ich der Karton den man in den Müll geworfen hatte. Ich war alles andere als glücklich – ich fühlte mich miserabel.

Mark kam mit dem besten Frühstück, das ich jemals gesehen hatte zurück. Eine königliche Sache. Würstchen, Speck, schwarzer Pudding, Pilze, gegrillte Tomaten, Eier, Bohnen, getoastetes Brot, Kaffee und Orangensaft. Ich aß wie ein Landstreicher, der eben realisiert hatte, dass dies die letzte Mahlzeit für die nächsten drei Monate war. Ich wusste, dieser Moment war einmalig

und mir war bewusst, dass mir wieder einmal einige
Monate Schmerz und Leid bevorstanden. Meine
vergangenen Episoden hatten das eindrucksvoll
bewiesen.

Bald danach gingen wir los und spielten einige Runden
Squash. Mark gewann vier Spiele zu Null, obwohl ich
pro Spiel etwa sechs Punkte machen konnte. Nicht
schlecht eigentlich, denn Mark war ein sehr guter
Gegner. Er war Kapitän seiner Universitätsmannschaft.
Was als nächstes geschah, konnte ich nicht glauben. Ich
bemerkte, dass ich im Zug von Clapham Junction nach
Waterloo neben Geoffrey aus dem TV Programm
„Rainbow" Platz genommen hatte. Er war ebenso bleich
und krank wie ich. Ich erinnere mich an eine
Werbeschaltung im Fernsehen mit ihm, die ich einige
Wochen vorher gesehen hatte. Im Werbespot verspottete
man ihn für eine unzulässige Pensionsvorsorge.
Vielleicht war Geoffrey ebenfalls psychisch krank? Der
Arme. Zippy, George und Bungle waren keine realen
Menschen und der arme Geoffrey hatte davon die ganze
Zeit über nichts gewusst. Kein Wunder, dass er nun
völlig deprimiert darüber war.

Ich schaffte es noch rechtzeitig ins Krankenhaus zu Dr.
Haslam. Ich war den ganzen Weg von der Waterloo
Station bis nach St. Thomas gelaufen und Dr. Haslam
realisierte sofort, dass ich high war. Tja, verdammt
scheiße also. Das war das erste Mal, dass ein Mediziner
relativ früh erkannte, dass ich high war. Er hätte sich
dafür wirklich eine Medaille verdient. Ich verfluchte
meinen praktischen Arzt, den ich ein paar Wochen davor
gesehen hatte. Mein üblicher Arzt, Dr. Law war außer
Dienst also ging ich zu einem Indischen Arzt. Als ich
ihm erzählte, dass ich mich high fühlte und meine
Antidepressiva reduziert hatte, meinte er ich sollte nach
Hause gehen und mir einen beruhigenden Kamillen-

oder Pfefferminztee gönnen. Idiot. Ein weiteres Mal,
dass mich das System einfach hängen ließ. Ärzte hören
einfach nicht auf mich. Nachträglich betrachtet jedoch
fallen mir dafür eine Menge Gründe ein: sie hatten nie
genug Zeit, auf einen Arzt kommen zu viele Patienten,
sie haben zuviel Papierkram zu erledigen und sie hatten
zuwenig Zeit für einen einzelnen Patienten. Anstatt
dessen, fertigten sie ihre Patienten ab. Ich fühlte mich
wie mein eigener Klon, als ich mit der Rolltreppe
während der Hauptgeschäftszeit nach unten fuhr.
Tatsache ist, wenn dir so etwas passiert, fühlst du dich
völlig fallen gelassen. Du fühlst dich wie ein wertloses
Stück Dreck, nur weil du psychisch krank bist. Du
fühlst, dass du es nicht anders verdient hast und ordnest
dich ständig den anderen unter. Du fühlst dich nicht
menschlich. Du fühlst dich wie ein verdammter
Landstreicher. Nutzlos und völlig umsonst. Ein Verlierer
in jeder Hinsicht.

Ich war zum ersten Mal krank, seit ich unter Dr.
Haslams Behandlung stand. Mit ihm hatte ich mir eine
gute Beziehung aufgebaut. Wir hatten bereits einige
faszinierende Diskussionen in Philosophie, Wissenschaft
und Psychologie hinter uns. Das war die beste
Beziehung zu einem Arzt, die ich seit Kath Porceddu in
Manchester einige Jahre zuvor aufgebaut hatte. Er
kümmerte sich um mich und setzte alle
Behandlungsschritte in eine positive Richtung.

Erst verschrieb er mir Zimovan, eine Schlaftablette.
Schlafen ist meistens das Erste, das wieder ins Lot
kommen sollte. Eine Rückkehr in den gewohnten
Lebensrhythmus und ausreichend Erholung sind in einer
beginnenden manischen Episode unerlässlich. Dann
beschloss er, mir Risperton. Ein typisches Anti –
Psychotisches Medikament, dass milde Antidepressiva
enthielt. Ich sollte jeden Abend 7.5 mg Zimovan

einnehmen. Das Risperton nahm ich drei Tage lang zweimal täglich in einer 1 mg Dosis ein. Danach sollte ich die Einnahme auf 2 mg täglich steigern. Dann verschrieb er mir noch eine weitere Notfallration, sollte ich mich immer noch high fühlen. Nachdem ich mich ständig high fühlte, nahm ich 5 mg Droperidol ein und wartete eine halbe Stunde; fühlte ich mich immer noch high, sollte ich 5 mg Diazepam einnehmen, warten und zum Droperidol zurückkehren. Jedes Mal wenn ich diese Medikamente einnahm, musste ich zusätzlich 5 mg Proclycladin zufügen, um unangenehmen Nebenwirkungen entgegen zu steuern.

In dieser Nacht passte Sonia auf mich auf und ich konnte nicht einschlafen. Am Morgen fühlte ich mich immer noch high. Sonia nahm sich die nächsten zwei Tage frei und begleitete mich ins Krankenhaus. Vorher gingen wir noch gemeinsam frühstücken. Fünf Minuten nachdem wir das Essen beendet hatten, begann ich vor Schmerzen zu schreien. Mein Kiefer begann sich zu winden. Ein Nebeneffekt des Droperidol. Die Schmerzen waren genauso höllisch wie damals vor acht Jahren in Coney Hill. Ich schrie und weinte.

Wir telefonierten mit dem Krankenhaus und ein Arzt verordnete mir alle fünf Minuten eine Procycladin Tablette, bis die Schmerzen weg waren. Während wir noch auf dem Weg von der Scutari Mental Health Clinic nach St. Thomas waren, verschwanden die Schmerzen auch wieder. Das Proclycladin hatte eine rasche Wirkung.

Man schickte uns in das Medizinische Gesundheitszentrum A&E, um dort mit einem Psychiater zu sprechen – das wollten wir jedoch nicht. Vor neun Monaten verbrachten wir dort zwei lange Tage und es war nichts dabei herausgekommen. Wir bestanden darauf, jemandem vom Krankenhausfachpersonal zu sprechen, auch ohne Termin. Schließlich führte man uns zu einer psychiatrischen Krankenschwester namens Jo Bowd. Sie empfahl mir, noch ein Procycladin sofort einzunehmen und vier weitere später. Sie gab mir noch einige Medikamente dazu und Sonia und ich gingen in unsere Wohnung zurück. Sonia war unglaublich stark. Eigentlich war ich fassungslos, dass sie immer noch mit mir zusammen sein wollte, obwohl wir offensichtlich wieder auf schwierige Zeiten zusteuerten. Viele Frauen wären längst eher aus der Geisterbahn ausgesprungen, als sich noch auf einen weiteren Horrortrip einzulassen. Am nächsten Tag traf ich einen anderen Arzt, während Sonia mit schweren Magenkrämpfen zuhause im Bett blieb. Sie war nicht so unbesiegbar wie angenommen – sie war ein Mensch und man musste sich auch um sie umsehen.

In der nachfolgenden Woche war ich schon etwas gelassener, aber immer noch Manisch. Das war das erste Mal, dass man mich in einem manischen Zustand nicht einweisen ließ. Meine Episode bei diesem Mal verlief jedoch völlig anders, als meine manischen Phasen zuvor, entsetzlich war es jedoch allemal. Ich traf Doktor Haslam am Montag den 11. und Mittwoch den 13. und meine Psychologin Carol am Donnerstag. Alle hofften wir, dass ich durch meine Präventionsarbeit einen intensiveren Rückfall abgeschwächt hatte. Wir hofften, dass mich Dr. Haslam mit seiner Medikamentenliste gut versorgt hatte und mir ein Krankenhausaufenthalt erspart blieb. Wir konnten nur abwarten. Emotional war ich schwach wie eine Eierschale und Sonia blieb jede Nacht bei mir, bis zum 21. Dezember, als wir nach Gloucester fuhren.

Trotz meines zerbrechlichen Zustands schaffte ich am 12. Dezember einen Termin bei *Victim Support* (Unterstützung für Betroffene) in Ladbroke Grove wahrzunehmen. Eine Mitarbeiterin namens Caroline war sehr sympathisch und half mir dabei, den Vorfall mit dem Türsteher neun Monate zuvor, genau nieder zu schreiben. Ich war überzeugt davon, dass dieser Vorfall diese neue Episode ausgelöst hatte. Ebenso wusste ich, dass – als ich vierzehn Jahre alt war - das Verhalten meines Vaters meiner Mutter gegenüber und ihr anschließender Auszug aus unserem Haus, der Startschuss meiner Erkrankung war. Allerdings gebe ich keinem von ihnen die Schuld dafür. Eltern sind auch nur Menschen und sie machen Fehler, wie jeder von uns. Das Wichtigste ist, dass ich immer ihre Liebe und ihre Unterstützung genossen habe und daran wird sich auch in Zukunft nichts ändern, denn auch ich liebe und respektiere sie sehr.

Mein Vater war immer für mich da und es gab immer einen Platz für mich zum Schlafen – auch wenn nur das kleine Schlafzimmer übrig blieb. Auch bei meiner Mutter konnte ich immer übernachten. Während ich auf der Uni war, verbrachte ich viel Zeit bei ihr und es gab immer einen Platz für mich, auch in der einen Nacht, als mein Stiefvater Michael sauer auf mich war. Tatsache ist, dass ich mit den Jahren in keinem ihrer Häuser über Nacht bleiben wollte. Ich wollte ihnen mein neues Leben in London zeigen. Ich gestaltete nun mein eigenes Leben in der großen Stadt. Nach meinem letzten Rückfall hatte ich mich entschieden, in London zu bleiben und nun lebte ich sogar in meiner eigenen Wohnung.
Als die Depression überhand nahm, wurde ich zusehends introvertiert und immer weniger aktiv. Meine Stimmung war weit unter Null gesunken und meine Gedanken wurden langsamer und einsilbiger. Wenn Sonia nicht da war, fühlte ich mich unglaublich einsam. Leider war ich hoffnungslos unglücklich, wenn sie ihre Zeit dann mit

mir verbrachte. Sonia musste zur Arbeit und ich holte sie nachmittags immer an der U-Bahn ab. Dann gingen wir in meine Wohnung, legten die Couch um und sahen die ganze Nacht fern. Wir kuschelten die ganze Nacht und beteten, dass die Medikamente ihre Arbeit zufrieden stellend erledigen würden. Ich weinte mir die Augen aus dem Kopf und sie versicherte mir immer wieder, dass ich wieder in Ordnung käme und dass mit uns zwei alles in Ordnung war. Sie musste mir immer wieder versichern, dass ich nicht eine Last für sie war und es mir mit jedem Tag besser ging. Ich hatte schon intensivere Abschnitte hinter mir und mich immer wieder nach oben zurück gekämpft.

Ich habe aufgehört mitzuzählen, wie oft Sonia mir diese Phrasen ins Ohr flüsterte. Während meiner Depression habe ich sie kaum realisiert, man heftet sich einfach an Phrasen und hofft, dass der Schmerz endlich verschwindet. Du möchtest dich ablenken aber es funktioniert nicht – Depression ist wie eine Python, die dich im Schlaf fest umschlingt. Sie packt dich und es dauert eine ganze Weile und braucht eine Menge Unterstützung, bis sie dich loslässt, ohne dir die Luftröhre abzutrennen. Am 16. Dezember 2000 feierten wir unseren Jahrestag. Seit wir uns vor 12 Monaten kennen gelernt hatten, war eine Menge passiert. Sonia bekam mehr, als sie sich ausgehandelt hatte, aber unsere Liebe war immer noch sehr stark und sie kämpfte jeden Tag für mich. Eines Tages sollte sie in Nöten sein, werde ich ihr all ihre Liebe und Loyalität zurückgeben und ihr in gleicher kraftvoller Manier zur Seite stehen. Wir gingen zu einem Chinesen nach Clapham und obwohl ich etwas nervös war, verbrachten wir einen wunderschönen, romantischen Abend zusammen. Wir liebten beide die Ente und die Pfannkuchen mit Hoi Sin Sauce und wir liebten einander.

Manie in Dosen

Als ich in den Zug in Paddington nach Gloucester einstieg fühlte ich mich unsicher, weil ich Sonia für eine Woche nicht sehen würde. Sie würde Weihnachten mit ihrer Familie in Spanien feiern. Es war das erste Mal seit wir zusammen waren, dass wie so lange voneinander getrennt sein würden. Obwohl ich sie fürchterlich vermissen würde, war das ein guter Test für unser Zusammengehörigkeitsgefühl. Sonia flog am nächsten Morgen nach Madrid und dann weiter zu ihrer Familie nach Burgos. Ich verbrachte einige Tage bei meinem Vater und sah meine Nan, meine Großmutter und meinen Bruder, bevor ich zu meiner Mutter weiterfuhr, um mit ihr den Weihnachtsabend zu verbringen. Es wurde immer schlimmer. Am Weihnachtstag las ich die meiste Zeit über an Nietzsche's *Ecce Homo,* seine Geschichte über seine Erkrankung, und die gesamte Ausgabe von John Gray *Männer sind vom Mars, Frauen von der Venus.* Ich dachte, das würde Sonia und mir in unserer Beziehung helfen. Ich spürte, dass wir stark waren, jedoch hatten wir bereits soviel durchgemacht, dass ich durch das Wissen aus dieser Lektüre weitere Unannehmlichkeiten zu vermeiden hoffte. Ich musste sie einfach behalten. Sie war ein Edelstein.

Mein Kiefer schmerzte einige Male und ich nahm sicherheitshalber eine Procycladin. Ich hatte meine Medikamente für alle Fälle immer bei mir. Es war schön, meine Mutter und meinen Vater wieder zu sehen, aber ich war sehr schwach und konfus, dass der einzig zündende Satz in diesen Tagen am Telefon mit Sonia war: „ *Hola, esta* Sonia *por favor, soy* Jason" oder dann, wenn sie mich aus einer Telefonzelle anrief. Dann strahlte mein Gesicht und mein Herz wurde leicht. Ich freute mich für Sonia, dass sie bei ihrer Familie war und versuchte so positiv wie nur möglich zu klingen.

Ich wollte ihre Familie unbedingt kennen lernen,
allerdings nicht zu diesem Zeitpunkt. Sonia hatte ihnen
erst vor ein paar Monaten erzählt, dass sie einen Freund
in London hatte. Sie sind katholisch und mussten sich
wohl erst an diesen Gedanken gewöhnen. Ich mag es,
dass wir völlig unterschiedlicher Herkunft sind. Es
macht das Leben interessanter. Allerdings fühle ich mich
manchmal ausgeschlossen. Ich hatte Angst, dass sie
mich bei unserem ersten Treffen nicht akzeptieren
könnten. Alle hielten große Stücke von ihr, aber wie
würden sie über mich denken? Ich war nicht unbedingt
der Traum aller Schwiegermütter. Ich hatte keinen Job,
trage sackartige Hosen und bin psychisch krank. Ich
sprach nicht mal ihre Sprache und drückte immer noch
meine Mitesser aus. Ich gehörte einer anderen Religion
an. Ich war Christ. Eher schlimmer noch, ich war ein
Christ der atheistisch lebte, wenn ich mir das recht
überlege. Wie sollte Sonia erklären, dass sie sich in so
einen verliebt hatte? Wie konnte sie ihre Mutter, ihren
Vater und ihre zwei Brüder davon überzeigen, dass sie
wahrscheinlich den Rest ihres Lebens mit einem Mann
verbringen wollte, mit dem sie sich kaum unterhalten
konnten?

Als ich am 27. Dezember nach London zurückkam, war
ich in einem miserablen Zustand. Ich verbrachte die
Nacht bei Mark, nahm früh zwei Schlaftabletten ein und
traf mich am nächsten Morgen mit Dr. Haslam. Er fragte
mich nach meiner Befindlichkeit und stellte bald fest,
dass mein Zustand sich verschlechtert hatte. Er führte
das auf mein Wiedersehen mit all den Mitgliedern aus
meiner weit gestreuten Familie in solch kurzer Zeit
zurück. Hatte mich mein exzentrischer Bruder weiter in
den Abgrund gedrängt? Hatte sein geniales Gehirn
zuviel Information in dieser kurzen Zeit auf mich
übertragen? War ich ein gefallener Held wie Ajax?

Fühlte ich mich aufgrund seiner Einzigartigkeit und
Genialität einfach unterlegen? Es gab immer schon einen
unterschwelligen Rivalitätskampf zwischen uns und
möglicherweise war ich wieder einmal nicht wachsam
genug gewesen. Hatte ein unwissentlicher Versuch seine
Manie zu übertreffen meine erst so richtig angeheizt?
Möglicherweise aber hatte Dr. Haslams
Medikamentengebräu nicht ausreichend gut funktioniert.
Er fand keine Erklärung und gab zu, dass Patienten im
psychiatrischen Bereich schlichtweg einer ständigen
Versuch – Irrtum – Prozedur unterliegen. Jeder
Mechanismus arbeitet einzigartig und das macht eine
funktionierende Medikamentenkombination so
schwierig. Ich musste geduldig bleiben. Ich musste da
durch. Ich stand vor einer neuen Episode und wenn ich
Glück und die richtigen Medikamente hatte, würde sie
mich nicht völlig einnehmen.

Die nächsten Tage verblieb ich in einer totalen
Bruchlandung bei Mark. Als wir am vereisten
Bürgersteig von Clapham Common nach Battersea
gingen, sahen mich einige Menschen in einem völlig
aufgebrachten Zustand, aber sie spazierten mit ihren
Hunden an uns vorbei. Möglicherweise waren sie
psychiatrische Krankenschwestern. Mark ging voraus
und ich heulte mir hinter ihm die Augen aus dem Kopf.
Ich machte ihn immer wieder darauf aufmerksam, dass
ich völlig fertig war. Er meinte, ich sei bloß deprimiert
und konnte einfach nicht damit umgehen. Ich sollte mir
keine Sorgen machen, denn Sonia würde bald wieder
zurück sein. Ich schrie weiter und er wusste nicht weiter.
Warum sollte er? Es gibt einfach nichts, dass man einer
depressiven Person sagen kann, damit sie sich besser
fühlt. Da liegt das Problem.

Ich wählte am Handy die Nummer des Krankenhauses
und versuchte Dr. Haslam zu erreichen. Wie immer war

er nicht da. Ich fühlte mich wie der Kojote, der ständig versucht den RoadRunner zu erwischen. Verdammt unmöglich. Dieser Mann war nie dort und eine Nachricht erhielt er meist eine Woche später oder eben gar nicht, weil er vergessen hatte. Als mein Guthaben beinahe abgelaufen war, schaffte es die Sekretärin mich mit dem Leiter der Psychiatrie des St. Thomas zu verbinden. Dr. Davies wusste von meinem Fall und hatte meine Sitzung mit Dr. Haslam an diesem Morgen bereits ausführlich diskutiert. Ich fühlte mich besser mit dem Wissen, dass sich zwei Fachleute mit meiner Situation auseinandersetzten.

Er empfahl mir, in einer Apotheke mehr von den Antidepressiva Venflafaxin, das ich am gleichen Tag zum ersten Mal eingenommen hatte, zu kaufen und die Dosis von 75 mg auf 150 mg zu erhöhen. Der Apotheker telefonierte mit Dr. Davies und händigte mir das Medikament aus. Ich war angsterfüllt weil ich wusste, dass diese Pillen erst in etwa zwei Wochen ihre Wirksamkeit zeigen würden. Verdammt, wie sollte ich bis dahin durchhalten? Ich war erledigt. Mark und ich gingen in die nächste Bar. Er trank einige Pints und ich Orangensaft. Das würde meine Medikation nicht beeinflussen. Ich musste diesmal wirklich vorsichtig sein, denn Sonia sollte mich in einem guten Zustand vorfinden. Sie hatte mir ihre Loyalität und Unterstützung bewiesen und ich wollte ihr das zurückgeben. Ich zeigte ihr so meinen Respekt und bewies ihr damit, dass auch ich Verantwortung in unserer Beziehung übernahm. Sonia kam am 30. Dezember zurück und ich holte sie vom Flughafen ab. Monate später erzählte sie mir, dass sie es nicht fassen hatte können, wie ich damals aussah. Anna war immer noch in Italien, also verbrachte ich die Nacht in ihrem Zimmer. Wir schliefen und kuschelten 24 Stunden lang. Am Neujahrsabend gingen wir zurück in meine Wohnung. Um etwa acht Uhr abends schliefen wir ein und erwachten kurz vor Mittag zu dem Lied von Queen „We are the champions". Als Big Ben schlug, aßen wir Weintrauben und drückten einander, wie es in Spanien Tradition ist.

In den nächsten sechs Wochen sank eine tiefe Depression über mich herein. Aus meinem Gesicht verschwand jegliche Farbe, meine Gedanken waren extrem verlangsamt und meine Ausstrahlung verflüchtigte sich völlig. Ich nahm an Gewicht zu, schlief lange und hatte höllische Angst vorm allein sein. Ich ging nur nicht ins Krankenhaus, weil Sonia jede Nacht mit mir verbrachte. Jeden Abend wartete ich verlässlich vor der U-Bahnstation auf sie. Manchmal traf ich sie in Vauxhall oder eben am Fulham Broadway. Von Fulham zu meiner Wohnung mussten wir uns jedes Mal ein Taxi nehmen und diese 10 Pfund für eine Fahrt rissen ein großes Loch in unser bescheidenes Budget. Anna gegenüber war das nicht fair. Sie war mit Sonia gemeinsam in eine neue Wohnung gezogen und sie hatten kaum Gelegenheit, einander zu sehen. (Wir waren beide froh, dass sie nach einigen Monaten den Italiener Enrico kennen lernte. Er war sehr nett und die beiden verstanden sich wunderbar). Die Wochen vergingen und ich sehnte mich verzweifelt nach Gesellschaft. Ich rief Anna an und verbrachte die Zeit, bis Sonia von der Arbeit nach Hause kam, mit ihr. Anna war sehr verständnisvoll und sie bereitete den Kamillen- und Früchtetee für mich zu, den ich für die beiden mitgebracht hatte. Sie war ein guter Freund und ich bin sehr glücklich, dass meine Freunde während dieser verrückten Zeiten immer bei mir im Abteil sitzen geblieben sind.

Ich war abhängig von ihrer Empathie und erinnere mich immer dankbar an ihre Freundschaft und Loyalität in den grausamen Zeiten der Depression. Loyalität, Liebe und Respekt von meinen Freunden, Sonia und meiner Familie waren der Grund für mein Überleben. Etwas von dieser Überlebensstrategie kann ich meinen barbarischen Instinkten zuschreiben, allerdings war ich in einem Stadium, in dem ich nicht annähernd bewusste auf sie zurückgreifen konnte.

Ich traf meine Psychologin Carol Busch am 8. Januar und bettelte um eine Ausdehnung unserer Sitzungen. Sie meinte nur, ich sollte mich an die Scutari Clinic von A&E wenden. Verdammte Scheiße. Ständig quasselte sie mir mit ihrem positiven, intellektuellen Phrasen die Ohren voll und wenn es ums Eingemachte ging – brumm, brumm, startete sie ihren Wagen. Ich war am Ende, das wusste sie und als es drauf ankam, war ich nur einer ihrer Patienten. Ich war für sie nicht mehr als eine Last und sie wollte keine Verantwortung mehr übernehmen. Die Person, die in den letzten neun Monaten mein Leben gelenkt, mir Ziele gesteckt und mit mir Wünsche und Hoffnungen formuliert hatte, ließ mich einfach fallen. Wenn sie mich so behandelte, konnte das jeder. Aber ließ sie mich tatsächlich im Stich? War das nicht eher eine laute Erinnerung daran, dass ich endlich selbst die Verantwortung für meine Krankheit übernehmen sollte? Wir hatten Regeln aufgesetzt und einige Monate danach meinte sie: „Nur du allein weißt, wie weit du sie biegen kannst." Da wusste ich, dass ich mich fallen lassen konnte, wenn Dr. Haslam nicht erreichbar war. Er war meine Autoritätsperson und verfügte über notwendige Sachkenntnisse, um meine Medikation zu ändern.

Was ich an Dr. Haslam sehr schätzte, waren sein Einsatz und sein Wille, an meine Probleme heranzugehen. Dieser Mann ist extrem intelligent und er kümmert sich tatsächlich um seine Patienten. Ich wusste, dass er sehr

viel recherchierte und als ich am 23. Januar 2001 einen
Termin bei ihm hatte, legte er mir einen genauen Plan
vor, welche Medikation in welcher Dosis meine
Stimmungen stabilisieren könnte. Ich nahm: Risperton
1mg zweimal täglich, Venlafaxine 150 mg einmal am
Tag nach dem Abendessen, Sodium Valporate 600mg
zweimal täglich, Zopiclone 7,5mg am Abend. Dr.
Haslam wies mich ein. Risperton wirkte teilweise auch
Antidepressiv, aber würde mich davor stoppen „high" zu
werden. Es war ein Sicherheitsnetz. Venlafaxin war ein
Antidepressiva von dem ich allerdings high werden
konnte. Sodium Valporat war das eigentliche
Sicherheitsnetz für Manie und Depression. Ich sollte das
gleiche Medikament weiterhin einnehmen, außer vom
Sodium Valporate bis zu 800 mg zweimal täglich.
Das Risperton wurde nach meinem Rückfall dazu
genommen. Zusammen mit dem Valporate verringerte
sich so die Chance weiterer Rückfälle in der Zukunft.
Mit den Medikamenten mussten wir experimentieren
und ihre Wirksamkeit würde sich erst durch Versuch und
Irrtum zeigen. Eine gute Kombination meiner Rückfall –
Präventionsmaßnahen und der richtigen
Zusammenstellung meiner Medikamente sollte weitere
Rückfälle reduzieren helfen und möglicherweise sogar
ausschließen. Ich hatte diese Episode gut in den Griff
bekommen und war froh, dass ich das Krankenhaus
diesmal meiden konnte. Es war eine harte Zeit, aber ich
habe gekämpft und mich gewehrt, bis die Episode von
selbst abgeklungen war.
Mind publizierte im Juli 2001, dass etwa 40% aller
Menschen die Antidepressiva einnehmen, mit sexuellen
Problemen konfrontiert sind. Die gleiche Wahrheit gilt
auch bei anderen Medikamenten. Ich war impotent und
mit Ende Januar 2001 hatte ich keine Erektion mehr. Im
Februar 2001 beschäftigte mich diese Tatsache auf fatale

Art und Weise und das wiederum, trug zu meiner
Depression bei. Ich sprach mit Dr. Haslam. Er verstand,
dass meine sexuelle Funktionsstörung meine Stimmung
wesentlich beeinflusste und wir vereinbarten, das
Risperton abzusetzen und stattdessen 100mg Quetiapine
Tabletten täglich einzunehmen. Ich nahm eine am
Morgen und eine am Nachmittag. Zwischenzeitlich hätte
ich high werden können, was glücklicherweise nicht
passiert ist.
Innerhalb von zwei Wochen konnte ich wieder mit Sonia
Liebe machen. Das half meiner Stimmung und ich fühlte
mich wieder ruhiger. Sonia war unglaublich. Ich konnte
nicht glauben, dass sie immer noch hinter mir stand. Sie
hatte soviel durchgemacht. Wir gingen zu einigen
Sitzungen der Manisch – Depressiven Betroffenenrunde
und es half uns als Paar sehr viel, mit anderen unsere
Erfahrungen, Sorgen und Probleme auszutauschen. Wir
fühlten uns nicht mehr so alleine. Vor allem waren wir
nicht alleine. Wissenschafter denken, dass zwischen 1 –
3% aller Menschen daran leiden. Umgerechnet bedeuten
diese Zahlen, dass etwa 13 Millionen Menschen in
Großbritannien Antidepressiva (Samaritans 2004)
nehmen und weltweit über 1 Million Menschen weltweit
Selbstmord begeht (WHO 2002). Das Problem ist weiter
verbreitet, als wir es wahrscheinlich wahrhaben wollen.
Bis zu einem gewissen Grad hat jeder von uns ein
psychisches Problem, also warum arbeiten wir in dieser
Hinsicht nicht besser zusammen und spielen mit offenen
Karten?
Die Patienten heutzutage werden nicht wie diese armen
Leidenden in die gleiche Zelle wie die Mörder in
Foucaults *Madness and Civilization* gesteckt. Wir waren
nicht alleine, aber die Gruppe an sich zu sehen, ließ
Traurigkeit hochkommen. Literatur über Manische –
Depression war kaum zu finden und wenn, dann war sie

völlig überaltert. Die Telefonnummer, um Mitglied zu
werden, war ebenfalls nicht mehr brauchbar. Die
Leiterin der MDF – Gruppe war kein großes Vorbild. Sie
gab zu, nur schwer mit ihrer eigenen Erkrankung fertig
zu werden und verfolgte einige fragwürdige
Behandlungsmethoden. Sie beschrieb den manischen
Zustand als ein Gefühl der Privilegierten und wollte sich
nicht mit den schrecklichen Anteilen auseinandersetzen.
Die Gruppe an sich war sehr scheu und hinkte in Bezug
auf Inspiration, Positivismus und Zielsetzung. Sie hatten
Angst, aus sich heraus zu gehen und wenn, dann
jammerten sie nur darüber, wie furchtbar ihr Leben war.
Sie suhlten sich im Selbstmitleid, so wie ich das über die
letzten sieben Jahre praktiziert hatte.
Den stärksten Charakter hatte eine ältere Dame um die
65. Sie kümmerte sich seit dreißig Jahren um ihren
betroffenen Ehemann. Ich bewunderte ihren Mut und
ihre Entschlossenheit Sonia erzählte mir, dass sie durch
diese Frau begriffen hatte, wie wichtig es war sich zu
kümmern und trotzdem zu lösen. Tatsache ist, dass diese
Frau sich ständig darüber aufregte, wie schlimm es war,
sich um ein Genie und Professor in Forschung und
Medizin kümmern zu müssen. Durch sie hoffte ich noch
mehr, dass das Medikamentengebräu von Dr. Haslam
lieber früher als später wirken würde. Ansonsten
bestünde die Gefahr, dass ich für Sonia langsam zu einer
nicht mehr tragbaren Last werden und sie sich aus dem
Staub machen würde. Das wollte ich genauso wenig, wie
für Sonia zu einer untragbaren Last werden. So wie diese
alte Frau über ihren Mann sprach, sollte kein Mensch
über mich sprechen müssen. Aus diesem Grund gingen
wir nicht mehr dorthin zurück. Außerdem ging es mir
langsam wieder besser und der Schock dieser Sitzungen
und die Tatsache, dass es nach jeder Episode wieder

bergauf gegangen war, ließen mich zum x-ten Mal neu
beginnen.

Obwohl ich bitterlich depressiv und sehr zerbrechlich
war, ermunterten mich meine Ärzte, Familie, Freunde
und Sonia, mich aus meiner Wohnung, die langsam zu
einem Gefängnis für mich wurde, heraus zu bewegen.
Anstatt mich unter den Bettlaken zu verkriechen, auf
dem Sofa, vor dem Fernseher und verschlafenen
Nachmittagen zu verstecken, meine Blumen beim
Sterben zu beobachten, der Überfütterung – drei große
Kit Kats pro Tag waren Standard – meines Luxuskörpers
beschloss ich schließlich, mich wieder nach draußen zu
wagen. Ich traf Dom einige Male in Canary Wharf zum
Mittagessen. Er lebte in Clapham Junction und Clapham
South mit seiner Freundin Tiggy. Sie hatte einen
positiven Einfluss auf ihn und ich war erfreut, ihn
glücklicher als in Stockwell anzutreffen. Nachmittags
ging ich ins Kino. Meine Pflanzen rettete ich vor ihrem
sicheren Tod, indem ich sie näher zum Fenster stellte
und sie begannen wieder zu wachsen.

Manchmal traf ich Mark zum Mittagessen in Clapham
Junction. Außerdem ging ich mit ihm oder auch alleine
hin und wieder schwimmen. Auch Felix traf ich zum
Essen und wir wurden wieder gute Freunde. Zeit heilt
alle Wunden. Er hatte mir für die Zerstörung seiner
Wohnung verziehen und ich vergab ihm, dass er mich
von dort vertrieben hatte. Also, er hatte eigentlich keine
Wahl. Wäre meine Wohnung dermaßen zerstört worden,
hätte ich mich genauso verhalten. Ich würde keinen
Manischen frei in meiner Wohnung herumlaufen lassen.
Du etwa? Wenn ich Sonia von Vauxhall abholte, ging
ich vorher noch einen Kaffee trinken. Ich begann wieder
zu lesen. Ich löste wieder täglich das Sporträtsel, las die
Zeitung und schließlich einige Kurzromane.

Die Episode schlich langsam aus und obwohl ich wieder um ein paar Kratzer mehr hatte, gewöhnte ich mich langsam an sie. Ich hatte in meinem Leben viele harte Kämpfe überstanden und war hart im Nehmen, körperlich und auch mental. Eine der schrecklichsten Statistiken, die ich jemals gelesen hatte besagt, dass zwischen 13 bis 16% aller Betroffenen sich während einer Episode umbringen. Zum Glück war ich diesmal wieder entkommen. Meine Präventionsarbeit lief hervorragend, mein Wissen über meine Medikamente gab mir mehr Sicherheit und eine gute Unterstützung durch meinen Psychologen und den Chefarzt ermöglichten mir einen stabilen Zustand.

Ein starkes Netzwerk aus professioneller Unterstützung ist unerlässlich, möchte man einen Krankenhausaufenthalt umgehen. Schwestern, Ärzte, auf wen du triffst, du solltest dir so viel als nur möglich Unterstützung vom System holen. Einige von ihnen sind brillant und es ist unerlässlich wenn möglich, ihre Unterstützung zu halten. Sie erleichtern den Kampf gegen die psychische Erkrankung und machen die Umstände etwas erträglicher. Sobald du merkst, dass du high wirst kannst du mit ihnen sprechen und sofort deine Medikation verändern. Ständige Anpassung an Veränderungen ist der Schlüssel zur Vermeidung. Praktische Ärzte sind leider völlig überbucht, jedoch die Regierung versucht, in den nächsten zehn Jahren mehr und mehr von ihnen im ganzen Land zu rekrutieren. In den Krankenhäusern gibt es zuviel Bürokratie. Das Personal verbringt viele Stunden ihrer wertvollen Zeit damit, Formulare auszufüllen und mondäne Prozeduren auszuführen anstatt qualitative Pflegearbeit zu leisten. Es gibt viel zu tun. Regierungen müssen mehr tun. Organisationen für psychische Gesundheit wie *Mind* und *The Manic Depression Fellowship* müssen offensiver arbeiten. Es braucht mehr Subventionen für Menschen mit psychischen Erkrankungen. Die Gesellschaft muss aufgeklärt werden, um das Schicksal der Betroffenen zu akzeptieren. Die Medien müssen in einer verantwortungsvollen, sensiblen und einfühlsamen Art mit diesem Thema umgehen. Ansonsten müsste man sie verwarnen und dann bestrafen. Ich bin ohne Zweifel für eine demokratische Gesellschaft und Ausdrucksfreiheit, aber wie es mit Menschen eben so ist: gib ihnen deinen kleinen Finger und sie wollen die ganze Hand. Pressefreiheit ist eine großartige Errungenschaft. Wo Unschuldige belästigt werden, muss man jedoch klare Grenzen ziehen.

Also, die Episode, die Mitte Dezember 2000 begann, endete Ende Februar 2001 – Puh! Das war die Kürzeste von allen! Als ich noch mit Gina zusammen war, hatte ich einmal den Beginn einer Episode wahrgenommen. Damals war es sehr schwierig, mich selbst wieder als menschliches Wesen anzunehmen, diesmal war das viel einfacher für mich. Ich hatte meine eigene Wohnung und konnte mir sicher sein, dass mich niemand von irgendwo rausschmeißen würde. Ich hatte die Sicherheit meiner Wohnungslage, meinen guten Freunden in London, meiner Familie und meiner Freundin, die ich liebte. Ich war stolz darauf, dass ich diese Episode überstanden hatte und solange ich eine weitere Erkrankung verhindern konnte, war mein Leben erträglich.

Selbst wenn ich wieder einmal krank sein sollte, ich hatte immer einen Platz zum Leben, egal wie übel ich ihn zurichte. Vielleicht könnte ich sie eines Tages sogar kaufen? Die Gefahr sie dann wieder zu verlieren war natürlich größer, jedoch hatte ich nun wirklich realisiert, dass mein Leben immer für eine Überraschung gut war und ich war darüber nicht mehr verbittert. Ich war am Leben mit zwei Beinen und zwei Armen. Ich konnte

sehen, fühlen, greifen, hören, riechen und saß nicht im
Rollstuhl. Ich war nicht einer dieser 100 Meter – Läufer
bei den Paraolympics. Ich bewundere diese Typen, ihren
Mut und ihre Entschlossenheit. Jetzt schauderte mich
nicht mehr wie damals vor meiner Diagnose, wenn ich
sie im Fernsehen sah. Ich nahm es sogar mit Leuten auf,
die über diese Menschen herzogen. Vorher hätte ich das
nie getan. Allerdings war es nicht meine Aufgabe, sie zu
verteidigen. Sie konnten das ganz gut selbst. Sie taten
mir nicht leid. Alles was sie wollen ist Akzeptanz, kein
Mitleid.
Wenn ein Blinder über die Straße möchte, fühlen wir uns
innerlich zerrissen. Sollen wir unsere Hilfe anbieten?
Brauchen sie überhaupt meine Hilfe? Ich helfe gerne,
warte jedoch immer, bis man mich darum bittet. Das
bedeutet nicht, dass ich egoistisch bin. Es bedeutet, dass
ich anderen Menschen ihre Identität zugestehe. Das ist
alles, was ich für psychisch kranke Menschen und
Minderheiten möchte – sie sollen ihr persönliches Leben
in einer multikulturellen und multirassischen Welt leben
dürfen.
Die Wolken lichteten sich und der Himmel war wieder
blau. Ich fühlte mich wie der Vogel in Tims Bild,
angebracht im Kunstraum der Chelsea Charter Clinic.
Ich war immer noch mit Sonia zusammen. Mein
Selbstvertrauen kam zurück und ich konnte wieder mit
Menschen kommunizieren. Ich bekam eine Chance. Der
Mann der an mich glaubte ist ein großartiges
Ratsmitglied, Antroposophe, Philosophe und Freund. Ich
war mit ihm gemeinsam im selben Fitnessstudio. Er gab
mir viele gute Ratschläge und war ein richtig fieser
Boxer. Endlich fand ich jemanden, der mit mir kämpfen
wollte und keine Angst hatte. Wir gingen oft boxen und
ich wurde langsam wieder trainiert. Ich denke dass der
Zeitpunkt an dem wir einander kennen lernten das Ende

einer Episode und den Beginn einer gesunden Phase war.
Obwohl mir langsam bewusst wurde, dass ich ständig in
eine Erkrankung fiel und wieder herausfand, lernte ich
langsam mit ihr zu leben. Ich wusste nie, wie lange eine
gesunde Phase dauern würde, aber ich war dankbar für
jede Minute und nahm nichts mehr für
selbstverständlich.

Mein Vater half mir beim Ausbau meiner Wohnung und
gestaltete mir einen fantastischen Bürobereich. Damit
übertrumpfte er sich selbst. Der BBC gefiel es
dermaßen, dass sie einen Teil einer Dokumentation
namens *Smallpox* darin drehten. Ich sendete den Entwurf
meiner Autobiographie an mehrere Verlage und einer
von ihnen wollte sie gleich veröffentlichen. Ich musste
sie von 66 000 auf 100 000 Wörter erweitern und wusste
dass ich das angehen würde, sobald die Zeit dafür reif
war. Ich begann für einen Computer anzusparen und die
Ausdehnung meiner Büroausrüstung inspirierte mich
schließlich, meine Memoiren zu vervollständigen. Ich
begann mit dem Internet zu arbeiten und entdeckte eine
andere Welt, nahm an einem ausgedehnten
Computerkurs teil und erweiterte so meine IT –
Fähigkeiten. Außerdem ließ ich allen meine Memoiren
lesen, die meine Wege kreuzten (das war von August
2001 bis zum Frühling 2002, jedoch nur wenn meine
Gesundheit das erlaubte). Mein Leben war wieder
lebenswert und ich realisierte, dass ich in einer mir
eigenen Art und Weise glücklich war. Ich hatte die
Möglichkeit Menschen zu helfen, die benachteiligt
waren, vor allem denen mit Manischer Depression.
Wenn ich eine Möglichkeit hätte, mit ihnen zu
kommunizieren, dann würden sie möglicherweise besser
mit sich selbst auskommen. Meine Intention für mein
Buch hallte oftmals in meinem Kopf wider: „Wenn ich
nur einem 17 Jahre alten Jungen mit manischen

Depressionen mit meiner Geschichte helfen konnte, war das all die Mühen und das Leiden wert."

Es gelang mir besser, mit Stressfaktoren umzugehen. Mein Bruder blieb für einige Tage bei mir, und es gelang uns ruhig zu bleiben und eine fantastische Zeit miteinander zu verbringen.

Auch Tom blieb für eine Woche. Er hatte einen Suizidversuch einige Monate vorher überlebt und ich war froh, dass er einige Zeit mit mir verbrachte und vor allem froh, dass er nun wieder fest auf seinen Beinen stand. Er hatte sich von Perry getrennt – ein Schock für mich – und war nun ein freier Mann, wie er das nannte. Seine Gegenwart ließ mich überdenken, ob Sonia und ich aus den richtigen Gründen zusammen waren. Taten wir tatsächlich das Richtige? Wollten wir wirklich den Rest unseres Lebens gemeinsam verbringen? War es wert, alles gemeinsam auszutragen sich in diesem Ausmaß aneinander anzupassen? Würde sie mir jemals für alles, was sie mit mir durchmachen musste, vergeben? Ich wusste, dass ich ihr Liebe, Raum, Zeit und Verständnis geben musste, wann immer sie es brauchte. Ich musste mehr zuhören und rücksichtsvoller sein. Ich musste offener für Kritik werden. Obwohl unsere Beziehung alle Höhen und Tiefen durchmachte und ich mich wie ein Yo Yo fühlte, würde ich immer um sie kämpfen. Ich wollte sie niemals wieder hergeben und zu meinem Glück, fühlte sie sich auch so. Wir waren immer vernünftig und diskutierten Probleme immer aus, wie das nur wenige Paare können. Ich war in den darauf folgenden Monaten sehr geduldig, vor allem wenn sie ihre Zweifel unserer Beziehung gegenüber aussprach. Eines Tages im Juni 2001 – wie von Magie – spürte ich eine merkliche Veränderung in meiner Einstellung, obwohl ich noch immer täglich zwischen verschiedenen Gefühlszuständen herum sprang. Ich hörte auf, Fragen über meine Vergangenheit zu stellen und akzeptierte alles, wie es eben gelaufen war. Ich realisierte, dass ich langsam älter wurde und ich besser meine Gegenwart genießen und nach vorne sehe sollte, anstatt ständig in der Vergangenheit umzurühren. Endlich war ich erwachsen geworden. Ich wurde auch in meiner Einstellung Sonia gegenüber reifer. Ich wusste, dass sie mich und ich sie liebte. Sie wusste, dass ich alles mir Mögliche geben würde, um ihre Wünsche zu verwirklichen und uns zusammen zu halten. Ich begann einfach zu zulassen, was war. Wenn wir uns trennen sollten, gab es noch viele Fische im Meer, aber ich wusste immer, dass ich einen ganz besonderen Fang gemacht hatte und diesen wollte ich unbedingt behalten. Sonia und ich sparten und flogen schließlich nach Barbados in die Ferien. Es war wundervoll. Die Menschen waren sehr freundlich. Ich ging mit Sonia zum Jet – Ski, sie hing an meiner Taille und meinte, dass ich wunderbar sei und wir flogen über die Wellen. Wir nahmen an einer Safari teil und lernten viel über die Geschichte der Insel. Wir fuhren mit einem Katamaran aufs Meer hinaus und schwammen mit den Schildkröten. Wir gingen sogar tauchen und beobachteten wunderschöne tropische Fische im Meer. Es war so romantisch. Ein wunderschöner Fleck Erde. Die Pflanzen- und Tierwelt war unglaublich beeindruckend und wilder als alles, was ich bisher gesehen hatte. Wir hörten den Stahltrommeln zu und unterhielten uns mit Einheimischen. Immer wieder tranken wir Kokosmilch von selbst gepflückten Kokosnüssen. Es war eine wohlverdiente Pause für uns beide und wir planten noch viele davon in der Zukunft.

Meine Schlussfolgerung – Nach vorne sehen

Es ist Februar 2002 und ich habe bisher an keinen
einzigen Tag seit 23 Monaten meine Grenze von zwei
Pints Lager überschritten (oder den Gegenwert dieser
Menge). Mir ist bewusst, dass Alkoholismus in meinem
Leben ein großes Thema ist:
Ich schäme mich nicht für ein chemisches
Ungleichgewicht in meinem Gehirn.
So wie ich jetzt hier sitze und schreibe, habe ich keine
Ahnung wann und ob ich je wieder verrückt werde.
Es könnte jetzt oder erst dann soweit sein, wenn und
dann würde es vor allem von der
Gesellschaft verschlimmert werden.
Trotz meiner Schmerzen und Verletzungen werde ich als
Sieger daraus hervor gehen und mir
meine Nüchternheit nicht nehmen lassen.

Mit meiner Psychologin Carol Busch, habe ich meinen
ersten *Aktionsplan zum Leben* aufgesetzt, um im Falle
einer neuen Episode sofort zu handeln. Dieser Plan sieht
folgendermaßen aus:
Veränderungen der Medikation: Venlafaxin wird
gestoppt, Quetiapin erhöht Diazepam hinzugefügt, mit
Sodium Valporate weitermachen, Schlaftabletten werden
gestoppt oder erhöht, je nach Bedarf.
Um einen guten Rhythmus zu erhalten, immer vor ein
Uhr nachts ins Bett und mindestens acht Stunden
durchschlafen.
Stress reduzieren: Entspannungstraining täglich,
Multitasking unterbinden, Ruhephasen auch während
des Tages fix einplanen, zuviel gesellschaftliche
Verpflichtungen meiden – reduziere oder sage Termine,
wenn nötig, ab.

Ich reduziere oder unterbreche meine Arbeit, wenn
nötig. Wenn man in einem Büro arbeitet, sollte man sich
eher auf die Arbeit als auf die Kollegen konzentrieren.
Überschüssige körperliche oder psychische Energien
durch Sport und Bewegung angemessen abbauen.
Alkohol oder Koffein meiden.
Kontakt zum praktischen Arzt und
Psychiater/Psychologen aufnehmen.
Enge Freunde und/oder Familie zur Unterstützung
kontaktieren.
Am 3. Oktober 2001 verließen Sonia und ich London
nach Bilbao. Von dort nahmen wir dann den Zug nach
Burgos – ich sollte zum ersten Mal ihre Familie treffen.
Sie waren alles, was ich mir von ihnen erhoffte, und
mehr. Sie empfangen mich mit offenen Armen und ich
fühlte mich willkommen und zufrieden in ihrem Haus.
Sonias Eltern sprechen kein Englisch, doch ihre Brüder
konnten einer Konversation folgen. Obwohl ich im
September 2001 zwei Spanischkurse besucht hatte,
musste Sonia sehr viel Übersetzungsarbeit leisten. Wir
hatten eine fantastische Zeit und genossen das Essen, die
Kultur, Kinos und Geschäfte; spazierten am Fluss
entlang und durch die historische Stadt. Sonias Mutter
und ihre Schwägerin waren fantastische Köchinnen, eine
große Freude für mich.
All die Ängste ob und wie ich wohl als Freund ihrer
Tochter und Schwester akzeptiert sein werde, waren wie
weggeblasen. Sie sahen, dass Sonia mit mir glücklich
war. Mit ihnen zusammen zu sein, füllte eine Lücke in
unserer Beziehung. Ich bekam einen großen Einblick in
ihre Vergangenheit und konnte so ihre Erwartungen an
die Zukunft viel besser einschätzen. Alles was wir in
Burgos gemeinsam erlebten, schweißte uns noch mehr
zusammen.

Wir arbeiteten uns durch mehrere hundert Fotos von der Hochzeit ihres Bruders, ihrer Zeit in Amerika, ihre Freunde und Mitglieder aus der Familie. Ich war bewegt, wie viele Menschen Sonia liebten. Ich sah ihre Bücher, ihre Habseligkeiten in ihrem Zimmer, ihre Walt Disney Comic Sammlung und ihre wunderschönen selbst gemalten Bilder, von denen ich vorher noch nichts gewusst hatte. Ich bekam einen Einblick wer sie war, bevor wir uns kennen lernten und ich liebte sie noch mehr dafür. Ich war dankbar, welch ein wundervoller, fantastischer Mensch sie tatsächlich ist.

Im Eingangsbereich gibt es ein großes Bild von Sonia im Alter von acht Jahren. Zu meiner Erleichterung und Freude war sie damals schon so wunderschön, wie sie es heute noch ist. Wir blieben nur drei Nächte, kamen aber an Weihnachten für neun weitere Tage zurück.

Mein Spanisch verbessert sich und wir kommen einander immer näher, wahre Seelenverwandte. Wie jedes Paar haben wir unsere Hochs und Tiefs und keine Ahnung, was uns die Zukunft bringen wird. Wir wissen, dass wir einander lieben und zusammen sein möchten.

…

Am 20.Oktober 2001 war mein bester Freund aus Manchester Tom Robertson gezwungen, sein Leben zu beenden. Er litt an Depressionen und seine Schmerzen waren nicht mehr zu ertragen. Dies war und wird immer die traurigste Erinnerung meines Lebens bleiben. Ich wünschte, ich hätte ihm helfen können. Scheinbar aber, war meine Hand zu kurz. Tom, der soviel Stärke besessen hatte und stetig mir und anderen ausgeholfen hatte, hatte nicht mehr genug Kraft für sich selbst übrig. Ich wusste bis zum Tag seiner Beerdigung nicht, dass er psychisch krank war. Das bedeutete, dass seine Worte –

er wisse genau wie ich mich fühlte – nicht nur leere Floskel gewesen waren. Sie waren ehrlich, aufrichtig und wahrhaftig.

Wenn ich jetzt schreibe, fühlt es sich oft an, als schriebe ich für Tom. Was mit Tom geschehen ist, bestärkt mich in meinem Vorsatz, anderen zu helfen und ich fühle mich Menschen mit psychischen Erkrankungen aber auch denen gegenüber, die Vorurteile haben verpflichtet, mehr zu tun. Solange es mir möglich ist, werde ich nicht aufgeben. Tom hat mich gelehrt, nie das aufzugeben, woran man glaubt. Wir sprachen oft über meine Memoiren und die positiven Effekte, die sie auf die Leser ausüben würden. Ich erinnere mich, als er meinen ersten Entwurf gelesen hatte. Als ich ihn nach seiner Meinung fragte, meinte er mit einem Lächeln: „Das geht tief." Eines ist für mich selbstverständlich: Ob es ein Flop oder aber ein Bestseller wird, ich werde mein Ziel nie aus den Augen verlieren. Ich habe dieses Buch geschrieben, um Menschen zu helfen, sich von ihren Leiden zu befreien.

Manisch – Depressiv zu sein bedeutet für mich, schneller als ich wollte, erwachsen zu werden und ich bin froh, dass ich mein Leben nun in diese Richtung gelenkt habe. Ich versuche neue Rückfälle in Zukunft durch alles mir Menschen mögliche zu vermeiden und lasse anderen meine Herzensangelegenheiten lesen, anstatt sie nur zu meinem eigenen Wohlbefinden auf einem Keyboard oder Bildschirm auszuschütten. Dabei nehme ich mir andere Medien zu Hilfe: Romane, Gedichte, Comicstreifen, Drehbücher, Rap, Kurzgeschichten und Geschichten für Kinder. Es kommt auf meine Stimmung an. Ich fühle mit Menschen, die mehr leiden als durchschnittliche Personen. Ob sie nun Obdachlos sind, mit Down – Syndrom leben, in Afrika oder Afghanistan hungern, aufgrund ihres Glaubens oder Einstellungen

gefoltert oder verfolgt werden – ich möchte helfen. Das
Einzige, das mich in meiner Zeit im Krankenhaus außer
Sonia und meinen Freunden und meiner Familie berührt
hatte, war Nelson Mandela's *Walk to Freedom*. Es gab
meinem Leben eine Perspektive. Dieser Held war durch
mehr Not als ich gegangen und er hatte es geschafft.
Demnach also, wenn er es geschafft hatte, konnte ich das
auch.
Verdammt, wenn ich gesund bliebe, konnte ich also die
Welt erobern … make it a better place … ein
erfolgreicher Mensch werden … den Booker Preis
gewinnen … ein Abgeordneter werden … ins Kabinett
einziehen … Minister … wie Winston Churchill, der
manisch – depressiv war, wie ich …ich bin ein größeres
Talent … denn ich bin Gott … am besten noch der Papst
dazu … um diesen Sterblichen endlich den Frieden zu
bringen … Chipmunkapublishing zum Leben erwecken
… Der Verlag für psychische Gesundheit … Vorurteile
und Diskriminierung reduzieren … eine Million Suizide
pro Jahr stoppen … die erste Marke für psychische
Gesundheit … Oh, und ein Astronaut sein … und fliegen
lernen …So, das reicht erst mal, immerhin kommen
diese Gedanken aus einem manischen Gehirn. Immerhin
bin ich ja dabei, neue Episoden tunlichst zu verhindern
zu suchen … Und niemand von euch sehnt sich nach
einer … nicht ein Einziger, glaube mir.

www.ingramcontent.com/pod-product-compliance
Lightning Source LLC
Chambersburg PA
CBHW031500270326
41930CB00006B/169